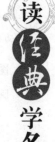

读经典 学名方系列

脾胃病名方

主编 施旭光

编委（按姓氏笔画排序）

林育 钟定沅 洪郭驹

高日阳 曾元桂

中国医药科技出版社

内 容 提 要

本书系统介绍了治疗脾胃病的古今名方，每首方剂从组成、用法、功用、主治、方解、临床应用等方面来编写。全书内容丰富，资料翔实，适合中医院校师生及各级中医师阅读参考。

图书在版编目（CIP）数据

脾胃病名方/施旭光主编 . —北京：中国医药科技出版社，2013.9

（读经典学名方系列）

ISBN 978 - 7 - 5067 - 6109 - 3

Ⅰ.①脾…　Ⅱ.①施…　Ⅲ.①脾胃病 - 验方 - 汇编　Ⅳ.①R289.5

中国版本图书馆 CIP 数据核字（2013）第 075808 号

美术编辑　陈君杞
版式设计　郭小平

出版　中国医药科技出版社

地址　北京市海淀区文慧园北路甲 22 号

邮编　100082

电话　发行：010-62227427　邮购：010-62236938

网址　www.cmstp.com

规格　710×1020mm $\frac{1}{16}$

印张　18¼

字数　248 千字

版次　2013 年 9 月第 1 版

印次　2023 年 9 月第 3 次印刷

印刷　北京市密东印刷有限公司

经销　全国各地新华书店

书号　ISBN 978-7-5067-6109-3

定价　35.00 元

本社图书如存在印装质量问题请与本社联系调换

出版者的话

　　中华医学源远流长，博大精深，是中华民族优秀传统文化的代表，是国家非物质文化遗产保护的重要内容，但随着全球经济一体化的推进，中华传统医药面临着边缘化的危险，中医药的保护、传承和发展工作迫在眉睫，应当引起我们的关注和重视。

　　方剂是中医重要的治疗手段，亦是中医文化的基础和核心内容之一。中医经方的产生可以追溯到商代的初期，由西汉刘向等整理并著录于《汉书艺文志》的《汤液经法》相传为伊尹所作，东汉张仲景在此基础上作《伤寒杂病论》，之后《千金要方》、《外台秘要方》、《太平圣惠方》等世代传承，人们创制总结出了大量的临床经用有效的方剂。这些方剂，经过历代学者们不断地充实和发展，已成为中医学中取之不尽的宝库，有效地指导着人们的临床。尤其是许多经典方剂，更以其科学的组方、合理的配伍、可靠的疗效而经久不衰，至今仍被作为指导临床组方的基础和处方的依据。本丛书收集的名方，即是中医经方的延续，有着重要的实用价值。我们从这些方剂中，筛选出临证各科名方，这些医方出自历代著名医家和经典医籍，同时广泛用于古今中医的临床实践中，具有较高的历史文化价值和很强的实用性。

　　本丛书以现代临床常见病为依据，本着符合现实、方便查阅的原则，参考现代中医学、西医学对疾病的命名和分类进行分册，分为呼吸病名方、养生名方、心系病名方、脾胃病名方、肝胆病名方、肾病名方、脑病名方、糖尿病名方、风湿病名方、妇科病名方、男科病名方、儿科病名方共12个分册，供不同专业的医务工作者及广大中医爱好者阅读和研究使用。

　　需要说明的是，中医讲究同病异治、异病同治的辨证论治原则，一方常常可以多用，在每一个方剂的【临床应用】部分，大部分都有提示和说明。希望读者在阅读本书和临床实践应用时，能够根据情况充分理解方剂的用法，达到灵活运用的目的。

　　先将本丛书的编辑特点和编写体例作统一说明：

　　1. 选方以古方为主，现代方为辅。从古籍中选取的方剂占60%～70%，从现代文献中选取的方剂占30%～40%。近现代名方主要选择一些已经公开的传统老字号配方、民国时期的名老中医和国家级名老中医的验方。

2. 对方剂的介绍较为完整。介绍了每首方的名称、来源、组成、功效、主治、方解、临床应用等知识，有利于全面把握每首医方的特征。

3. 突出方剂的临床实用性。在每首方的临床应用部分，归纳出用方要点，及历代医家应用该方的经验，可以使读者在学习的基础上能尽快将该方运用于临床。

4. 同一病证下的方剂排序，主要依所出文献的年代顺序排列。现代方剂排序也是主要按照作者所处年代排序。

本丛书执行总主编高日阳教授和中国医药科技出版社范志霞主任一起负责丛书的设计规划和组织工作，并负责丛书资料补充和统稿定稿工作。分册主编承担各分册的组织落实工作，并负责分册的资料收集、撰稿和审定稿工作。

我们本着严谨认真的态度编辑本套丛书，但由于水平所限，思虑不周，引证和解释或欠详尽，敬请读者批评指正。

中国医药科技出版社
2013年5月

编写说明

　　脾胃病证是指在感受外邪、内伤饮食、情志不遂、脏腑失调等病因的作用下，发生在食管、脾胃、肠道的一类内科病证。常见病有胃痛、痞满、腹痛、呕吐、呃逆、噎膈、泄泻、便秘等。这些病证在临床上属于常见病、多发病，人群中发病率较高，历代医家对这些病证的病因病机、临床表现、辨证论治等积累了丰富的经验，中医药对这些病证的治疗效果比较好，也总结了不少效果明显的方剂，但这些有效方剂散布在不同的书籍和期刊中，如果能将这些有效的方剂从浩瀚的中医药学书籍中归纳总结出来，并汇编成册，将是广大脾胃肠病患者的福音，也可为广大中医从业人员提供很大帮助。

　　本书根据方剂所治病证的不同，分为下面几个章节，第一章为胃痛名方；第二章为痞满名方；第三章为腹痛名方；第四章为呕吐名方；第五章为呃逆名方；第六章为噎膈名方；第七章为泄泻名方；第八章为便秘名方。每章节下面列出若干名方，名方包括古代名方和现代名方，古代名方后面注明出处，现代方注明献方医家，每组名方下面包括出处、组成、功用、主治、方解、临床应用等内容，其中临床应用部分包括运用要点、随证加减、现代应用、应用经验等。

　　本书的编写还得到林锦銮、施昆浩、林秀贞、施家希等的大力支持，在此对他们的帮助表示衷心的感谢！

编　者

2013 年 5 月

目　录

第一章　胃痛名方

第四章　呕吐名方

第五章　呃逆名方

第六章 噎膈名方

第七章 泄泻名方

第八章　便秘名方

第一章　胃痛名方

胃痛，又称胃脘痛，是由外感邪气、内伤饮食情志、脏腑功能失调等导致气机郁滞，胃失所养，以上腹胃脘部近心窝处疼痛为主症的病证。

胃痛的病因与寒邪客胃、饮食伤胃、肝气犯胃、脾胃虚弱等因素有关。外感寒邪，脘腹受凉，寒邪内客于胃；过服寒凉，寒凉伤中，致使气机凝滞，胃气不和，收引作痛。饮食不节，暴饮暴食，损伤脾胃，内生食滞，致使胃中气机阻滞，胃气失和而疼痛。忧思恼怒，情志不遂，肝失疏泄，气机阻滞，横逆犯胃，胃失和降，而发胃痛。素体不足，或劳倦过度，饮食所伤，或久病脾胃受损，或脾阳不足，失于温煦，均可引起脾胃虚弱，中焦虚寒，致使胃失温养作痛。或热病伤阴，或胃热火郁，灼伤胃阴，或久服香燥理气之品，耗伤胃阴，胃失濡养，也致胃痛。

本病以胃脘疼痛，常伴有食欲不振，痞闷或胀满，恶心呕吐，吞酸嘈杂等为诊断要点。

本病治法上常以理气和胃止痛为基本原则。寒邪客胃者，治宜温胃散寒，理气止痛；饮食停滞者，治宜消食导滞，和胃止痛；肝气犯胃者，治宜疏肝理气，和胃止痛；肝胃郁热者，治宜疏肝理气，泄热和胃；瘀血停滞者，治宜活血化瘀，和胃止痛；湿热中阻者，治宜清热化湿，理气止痛；胃阴亏虚者，治宜滋阴养胃，和中止痛；脾胃虚寒者，治宜温中健脾，和胃止痛。

胃痛是临床上一种常见病证，西医学的急慢性胃炎、消化性溃疡、胃痉挛、胃下垂、胃黏膜脱垂症、胃神经官能症等疾病，以上腹部疼痛为主要表现时，均可参考本病进行辨证论治。

良附丸

【出处】《良方集腋》

【组成】高良姜（酒洗七次，焙干）　　香附子（醋洗七次，焙干）

【用法】二药各研各贮。用时以米饮汤加入生姜汁一匙，盐一撮，为丸服之。

【功用】温胃散寒，理气止痛。

【主治】肝郁气滞，胃中虚寒之胃痛。症见脘腹疼痛，喜温喜按，渴喜热饮，或胸胁胀痛，或痛经，苔白，脉弦紧者。

【方解】本方治证为肝郁气滞，胃有寒凝所致之胃痛。肝郁气滞，横逆犯胃，加之胃有寒凝，故见胃脘疼痛，喜温喜按。胃中虚寒，津不上承，故渴喜热饮。胸胁胀痛、或痛经、苔白，脉弦均为肝郁气滞之表现。方中高良姜味辛大热，温中暖胃，散寒止痛，且用酒洗，以增强其散寒之力，为君药。香附疏肝开郁，行气止痛，且用醋洗，加强入肝行气之功，为臣药。两药相配，一散寒凝，一行气滞，共奏行气疏肝，散寒止痛之功，使肝气得疏，胃寒得温，则诸症自解。

【临床应用】

1. 运用要点　本方疏肝理气药与温里散寒药相配，既能温养脾胃，又能调理肝气，适合于肝气郁结，脾胃虚寒之证。临证以脘腹疼痛，喜温按，苔白，脉弦紧为辨证要点。

2. 随症加减　若寒重者，可加吴茱萸、干姜；气滞重者可加木香、陈皮；若见寒热身痛等表寒证者，加紫苏、生姜，或加香苏散疏风散寒；若兼见胸脘痞闷不食，嗳气呕吐等寒夹食滞者，可加枳壳、神曲、鸡内金、半夏以消食导滞，温胃降逆；若郁久化热，寒热错杂，可用半夏泻心汤，辛开苦降，寒热并调，若胃寒较轻者，可局部温熨，或服生姜红糖汤即可止痛散寒。

3. 现代应用　现代常用于急性胃肠炎、慢性胃炎、肠易激综合征、胃及十二指肠溃疡、肝硬化、胰腺炎等属于肝郁气滞，胃有寒凝者。

4. 应用经验　著名中医学家施今墨老先生及著名中医临床学家秦伯未教

授都认为良附丸治疗肝郁气滞偏寒者具有独特的疗效。[王靖，良附丸古今研究纵横．北京中医药，2009，28（3）：237]

丹栀逍遥散

【出处】《内科摘要》

【组成】柴胡 当归 白芍 白术 茯苓各一钱 丹皮 栀子 甘草（炙）各五分

【用法】水煎服，日1剂。

【功用】疏肝清热，养血调经。

【主治】肝郁血虚，化火生热之证。症见烦燥易怒，月经不调，痛经，经期吐衄，舌红苔薄黄，脉弦虚数。

【方解】本方是逍遥散去生姜、薄荷，加丹皮、栀子而成，故又名丹栀逍遥散。主要用于治疗肝郁血虚内热证。肝郁化火，故烦躁易怒，或经期吐衄；肝郁血虚，故月经不调，痛经；舌红苔薄黄，脉弦虚数，为肝郁血虚内热之征象。治疗上应疏肝清热，养血调经。

方中以柴胡苦平，疏肝解郁，使肝郁得以条达；山栀子，清热泻火，使肝火得以清泻，两药合用为君药。白芍酸苦微寒，养血敛阴，柔肝缓急；当归辛甘苦温，养血和血，归、芍与柴胡相配，补肝体而助肝用，使血和则肝和，血充则肝柔，共为臣药。以丹皮助山栀子清泄肝火；白术、茯苓、炙甘草益气健脾，以化生阴血，共为佐药。炙甘草，兼为使药，可调和药性。诸药合用，共奏疏肝清热，养血调经之功。

本方治证系因肝郁日久，郁久化热，并耗伤阴血。此时，逍遥散已不足以平其郁火，故加丹、栀以清泄肝火，并可活血调经。与逍遥散相比，两方都有疏肝解郁，健脾养血的作用，都可用于肝郁脾弱血虚证。所不同者，丹栀逍遥散并能清泄郁火，适于肝郁血虚，化火生热者。

【临床应用】

1. 运用要点　本方主要用于治疗肝郁血虚，化火生热之证。临证以烦燥易怒，月经不调，舌红苔薄黄，脉弦虚数为辨证要点。

2. 随症加减　肝体阴用阳，阴常不足，阳常有余，郁久化热，易伤肝阴，常选用当归、白芍、香橼、佛手等理气不伤阴的解郁止痛药。若火热内盛，灼伤胃络，而见吐血，并出现脘腹灼痛痞满，心烦便秘，面赤舌红，脉弦数有力等症，此乃肝胃郁热，迫血妄行，可用泻心汤，苦寒泄热，直折其火，使火降气顺，吐血自止。

3. 现代应用 现代常用于慢性胃炎、胃及十二指肠溃疡、肝硬化、口腔溃疡等属于肝郁血虚，化火生热者。

4. 应用经验 王新美、李晓琴运用丹栀逍遥散加减治疗因肝脾不和所致的腹痛取得满意的疗效。[王新美，李晓琴．丹栀逍遥散临床应用举隅．河北中医药学报，2004，(4)：14－15]

失笑散

【出处】《太平惠民和剂局方》

【组成】 五灵脂（酒研，淘去砂土） 蒲黄（炒香）各等份

【用法】 共为细末，每日 3 次，每次 6g，用黄酒或醋冲服；亦可作汤剂，水煎服，用量按原方比例酌定（原方先用醋调二钱，熬成膏，入水一盏，煎七分，食前热服）。

【功用】 活血祛瘀，散结止痛。

【主治】 瘀血停滞证。症见心腹疼痛，或产后恶露不行，或月经不调，少腹疼痛，舌暗或有瘀点，脉弦。

【方解】 本方主治诸痛，皆由瘀血内停，脉络阻滞，血行不畅所致。瘀血阻滞，不通则痛。故宜活血祛瘀为治，使血行得畅，通则不痛。方中五灵脂、蒲黄均入肝经血分，通利血脉而散瘀止痛，相须为用，共为君药，兼以为使。并佐以醋冲服，取其利血脉，化瘀血，以加强活血止痛之功。本方药性平和，合用以奏祛瘀止痛，推陈致新之效。古人谓用本方后，病者每于不觉之中诸症悉除，不禁欣然失笑，故名"失笑散"。

【临床应用】

1. 运用要点 本方活血祛瘀药与醋并用，以加强通经络止痛之功。主要用治瘀血阻滞的各种疼痛证。症见心腹疼痛，舌暗或有瘀点，脉弦为辨证要点。

2. 随症加减　若气滞较甚，可酌加川楝子、元胡以行气止痛；兼寒者，加当归、艾叶以温经散寒；若血滞兼血虚者，可与四物同用，以加强养血调经之功；若产后瘀块停滞以致心腹痛者，可加山楂，并用沙糖调服以化瘀止痛。

3. 现代应用　现代常用于慢性胃炎、心绞痛、子宫内膜异位症、宫肌瘤、宫外孕属瘀血阻滞者。

4. 应用经验　傅有执先生运用失笑散治疗气滞血瘀型胃脘痛均获佳效。[王垒，徐慧，闫政毅．傅有执治疗胃脘痛经验．长春中医药大学学报，2012，28（2）：234－235]

丹参饮

【**出处**】《时方歌括》

【**组成**】丹参一两　檀香一钱半　砂仁一钱半

【**用法**】水煎服（原方以水一杯，煎七分服）。

【**功用**】活血祛瘀，行气止痛。

【**主治**】血瘀胃痛。症见心胃胀痛，痛有定位，脉弦。

【**方解**】本方证因气血瘀滞，不通则痛。治宜祛瘀行气以止痛。方中丹参活血化瘀，由于药性平和，活血而不伤正，重用为君药。檀香、砂仁行气止痛，使气行血亦行，以加强丹参活血化瘀之功，为臣佐药。全方药仅三味，药性平和，气血并治而重在化瘀，使瘀化气畅则疼痛自止。

【**临床应用**】

1. 运用要点　本方活血药与行气药并用，且重用活血药，体现了气血并治、重在化瘀的配伍特点。主要用于治疗瘀血阻滞的心痛与胃痛。临证以心胃疼痛，痛有定处，脉弦为辨证要点。

2. 随症加减　若痛甚可酌加元胡、三棱、莪术，并加理气之品，如枳壳、木香、郁金。

3. 现代应用　现代常用于慢性胃炎、胃及十二指肠溃疡、胃神经官能症、心绞痛因气滞血瘀者。

4. 应用经验　赵富花、刘永刚、何进来运用丹参饮加减治疗因消化性溃疡、子宫内膜异位性痛经等所致的腹痛取得良好疗效。[赵富花，刘永刚，何进来. 丹参饮的临床新用途. 时珍国医国药，2005，（2）：160－161]

清中汤

【出处】《医学统旨》

【组成】 黄连　山栀（炒）各两钱　陈皮　茯苓各一钱半　半夏（姜汤泡七次）一钱　草豆蔻仁（槌碎）　甘草（炙）各七分

【用法】加姜三片，水煎服。

【功用】清化中焦湿热。

【主治】湿热中阻之胃痛。症见胃脘疼痛，痛势急迫，脘闷灼热，口干口苦，口渴而不欲饮，纳呆恶心，大便不畅，舌红苔黄腻，脉滑数。

【方解】本方为治疗湿热中阻之胃痛之常用方。湿热阻胃，胃气不舒，故见胃脘疼痛，痛势急迫；湿性黏滞，加之有热，湿困热，故可见胃脘灼热；湿阻气机，故见纳呆恶心，加之有热，故见口干口苦，渴而不欲饮；湿热下注，故大便不畅；舌红苔黄腻，脉滑数为湿热之象。治以清化湿热，调理脾胃。方中用黄连清热燥湿，擅清中焦之湿热，用为君药；栀子清热燥湿，与黄连合用能使中焦之湿得化，中焦之热得清，为臣药；佐以制半夏、茯苓、草豆蔻祛湿健脾和胃，陈皮理气和中；甘草健脾和中，调和诸药，为佐使药。诸药合用，使得中焦之湿热得以清化，诸症自除。

【临床应用】

1. **运用要点**　本方清热泻火与燥湿化痰药合用，以祛除中焦湿热之邪，从而达到和胃止痛之目的。主要用治湿热中阻之胃痛。临证以胃灼热痛，口干口苦，舌红苔黄腻，脉滑数为辨证要点。

2. **随症加减**　疼痛甚者，加元胡、川楝子、木香以行气活血止痛；湿偏重者加苍术、藿香燥湿醒脾；热偏重者加蒲公英、黄芩清胃泻热；伴恶心呕吐者，加竹茹、橘皮以清胃降逆；大便秘结不通者，可加大黄（后下）通下导滞；气滞腹胀者加厚朴、陈皮以理气消胀；纳呆食少者加神曲、谷芽、麦芽以消食导滞。

3. **现代应用**　现代常用于慢性胃炎、胃及十二指肠溃疡、胃神经官能症、胆囊炎因脾胃湿热者。

4. 应用经验 祁志娟和董宇翔运用清中汤治疗慢性萎缩性胃炎取得佳效。[祁志娟，董宇翔. 辨证治疗慢性萎缩性胃炎 32 例临床观察. 吉林中医药，2010，30（11）：965－966]。林义群运用清中汤加减治疗火郁中脘，胃失和降的胃脘剧痛收到良好的效果。[林义群. 清中汤治郁火胃痛. 新中医，1987，（11）：17]

一贯煎

【出处】《续名医类案》

【组成】北沙参　麦冬　当归身各三钱　生地黄六钱至一两五钱　枸杞子三钱　川楝子一钱半

【用法】水煎服（原方水煎，去渣，温服。口苦燥者，加酒炒川连三至五分）。

【功用】滋养肝肾，疏肝理气。

【主治】肝肾阴虚，肝气不舒证。症见胸胁脘腹疼痛，吞酸吐苦，咽干口燥，舌红少津，脉弦细而数，以及疝气、瘕聚者。

【方解】本方所治之证，是因肝肾阴虚，肝失所养，疏泄条达功能失常所致。肝为刚脏，体阴而用阳，主疏泄而喜条达。肝肾阴虚，肝脉失养，疏泄失调，肝气郁而不舒，故见胸胁疼痛；肝脉郁滞，日久而可成为疝气、瘕聚；肝气郁而化热，横逆犯胃，导致肝胃不和，或胃气上逆，则见脘腹疼痛，吞酸吐苦；虚火上炎，阴虚津不上承，则口燥咽干；舌红少津，脉弦细而数，亦为阴虚有热，肝气不舒之象。治宜养阴柔肝为主，兼舒解其郁。方中重用生地黄，味甘微苦而性寒，质润而多液，滋养阴血而补肝肾，滋水以涵木，为君药。枸杞子补血养肝，滋肾益精，助君药以增强滋养肝肾阴血之用，使阴血得充，则肝木柔和；沙参、麦冬滋养肺胃之阴津，肺胃阴津足，则咽干口燥可愈，而且滋阴润肺，既滋水之上源，尚有清金制木之义，均为臣药。更用当归养肝血，行血滞而调肝之用；川楝子舒解肝郁，兼以泄热，在一派滋阴养血柔肝药中，佐以少量的川楝子配伍当归，一疏气郁，一行血滞，调畅气血，则增强胁疏肝解郁之效，二者同为佐药。

本方于大队养阴药中，少加疏利肝气、调血行滞之药，标本兼顾，补中有行，使补而不滞，共奏滋养肝肾，舒肝理气之效。

【临床应用】

1. 运用要点 本方主要用于治疗肝肾阴虚，肝气不舒证。临证以胸胁脘腹疼痛，咽干口燥，舌红少津，脉弦细而数为辨证要点。

2. 随症加减 若口苦燥者，加酒炒黄连以清热泻火；若大便秘结者，加瓜蒌仁以润肠通便；若虚热多汗者，加地骨皮以清虚热而止汗；若腹痛者，加芍药、甘草以缓急止痛；若胸胁作痛，按之坚硬者，加鳖甲以软坚散结；若舌红而干，阴亏过甚者，加石斛以滋养阴液。

3. 现代应用 现代常用于慢性萎缩性胃炎、胃及十二指肠溃疡、慢性肝炎、经前期紧张综合征、妊娠高血压综合征、皮肤病、慢性肝炎、早期肝硬化、溃疡病、慢性胃炎、肋间神经痛、胸膜炎、神经官能症、慢性睾丸炎等属于肝肾阴虚，肝气不舒者。

4. 注意事项 本方滋阴药较多，故对气郁湿滞，停痰积饮引起的胸脘胁痛，均不宜应用。

5. 应用经验 牛刚等以一贯煎为主方进行化裁，治疗胆囊切除后再发腹痛的疗效显著。[牛刚，丁宪群，张建，等. 一贯煎治疗胆囊切除后再发腹痛的体会. 四川中医，2009，(10)：54~55]

黄芪建中汤

【出处】《金匮要略》

【组成】 芍药六两　桂枝三两　甘草（炙）二两　生姜三两　大枣十二枚　饴糖一升　黄芪一两半

【用法】 上七味，以水七升，煮取三升，去滓，纳饴，更上微火消解。温服一升，日三服（现代用法：水煎取汁，兑入饴糖，文火加热融化，分两次温服）。

【功用】 温中补气，甘温除热。

【主治】 虚劳胃痛，虚劳发热，或虚劳自汗，恶风，面色无华，舌淡苔白，脉细弱。

【方解】 本方为治疗以气虚为主的虚劳胃痛之常用方。虚劳胃脘疼痛，温按则痛减，脉弦缓无力，是中焦虚寒，肝来乘脾所致。脾为生化之源，脾虚则化源不足，心神失养，故心悸，虚烦不宁。生化不足，气血不和，阴阳失调，阴不维阳，则阳气外越而见发热；面色无华，舌淡苔白等为虚寒之象。治疗中当温建中阳而和阴，和里缓急而止痛。方中黄芪、饴糖两药共为君药，黄芪甘温补益健脾；饴糖甘温质入脾，益脾气，养脾阴，并能缓肝之急，温补中焦。芍药用量倍于桂枝，其意一是加强养肝阴、缓肝急之效，二是使桂枝走里不走表；桂枝走里以温通脾阳，脾阳得通则腹痛可止，饴糖质润腻，守而不走，起效慢，但药力持久；桂枝辛温，走而不守，起效快，但不持久，现两药配伍，可使药效快捷以止腹痛，又可令药力持久以温养中气，以上两药共为臣药。炙甘草既能助饴糖、桂枝"辛甘化阳"而温阳益气，又合芍药"酸甘化阴"而和阴缓急；生姜温胃，大枣补脾，合用则升腾中焦之气，共为佐使药。诸药合用，共奏温中补虚，缓急止痛之功。

本方桂枝汤倍芍药，加饴糖、黄芪而成。方中有"酸甘化阴"、"辛甘化阳"的配伍特点。

【临床应用】

1. 运用要点 本方主要用于治疗虚劳脘腹疼痛。临证以脘腹疼痛，时作时止，面色无华，舌淡苔白，脉细弱为辨证要点。

2. 随症加减 若泛吐清水较重者，可加干姜、吴茱萸、半夏温胃化饮；如寒盛者可用大建中汤，或附子理中汤温中散寒；若脾虚湿盛者，可合二陈汤，若兼见腰膝酸软，头晕目眩，形寒肢冷等肾阳虚证者，可加附子、肉桂、巴戟天、仙茅，或合肾气丸、右归丸之类助肾阳以温脾和胃。

3. 现代应用 现代常用于慢性胃炎、胃及十二指肠溃疡、不明原因发热等属于虚劳者。

4. 应用经验 傅有执运用黄芪建中汤治疗胃脘痛，何嘉琳运用黄芪建中汤治疗盆腔炎均获良效。[王垒，徐慧，闫政毅.傅有执治疗胃脘痛经验.长春中医药大学学报，2012，28（2）：234－235；胡翠芳.何嘉琳用经方治疗盆腔炎的经验.浙江中医杂志，2008，43（11）：628～629]

厚朴温中汤

【出处】《内外伤辨惑论》

【组成】厚朴（姜制）　橘皮（去白）各一两　甘草（炙）　草豆蔻仁　茯苓（去皮）　木香各五钱　干姜七分

【用法】上为粗散，每服五钱匕，水二盏，生姜三片，煎至一盏，去滓，温服，食前，忌一切冷物（现代用法：加生姜3片，水煎服）。

【功用】行气除满，温中燥湿。

【主治】寒湿内阻，脾胃气滞证。症见脘腹胀满或疼痛，不思饮食，舌苔白腻，脉沉弦。

【方解】本方常用治寒湿内阻，脾胃气滞之胃脘疼痛证。脾胃位于中焦，主受纳、腐熟和运化水谷。若寒性凝滞，湿性黏腻，脾胃伤于寒湿，则气机壅滞，故令脘腹胀满，甚则疼痛；胃失受纳，脾失运化，故不思饮食；舌苔白腻，脉沉弦，皆脾胃寒湿，气机不畅所致。治宜行气除满，温中燥湿。方中重用苦、辛而温的厚朴，行气消胀，为君药。《本草汇言》曰："凡气滞于中，郁而不散，食积于胃，羁而不行，或湿郁积而不去，湿痰聚而不清，用厚朴之温可以燥湿，辛可以清痰，苦可以下气也"。草豆蔻辛温而燥，能燥湿行气，温中散寒；橘皮、木香行气宽中散寒，共助厚朴行气燥湿，为臣药。干姜、生姜并用以温中散寒；茯苓、炙甘草健脾渗湿和中，均为佐药。炙甘草兼做使药以调和诸药。

本方化湿药与行气药合用，共奏行气除满，温中燥湿之功。

【临床应用】

1. 运用要点　本方主要用于治疗寒湿内阻，脾胃气滞证。临证以脘腹疼痛，不思饮食，舌苔白腻，脉沉弦为辨证要点。

2. 随症加减　若寒甚腹痛，宜加良姜、肉桂以增温中散寒止痛之功；兼胃气上逆，而见恶心呕吐者，酌加半夏、砂仁以和胃降逆。

3. 现代应用　现代常用于急慢性胃炎、肠炎、胃溃疡、胃肠功能紊乱、幽门梗阻等属于寒湿困阻，脾胃气滞者。

4. 注意事项 药性苦辛温燥，胃阴不足者，不宜使用，以免耗气伤阴。服用之间忌一切生冷食品。

5. 应用经验 杨从鑫主任医师运用厚朴温中汤治疗幽门梗阻获得佳效。[李献华. 杨从鑫主任运用厚朴温中汤的经验研究. 中国中医药现代远程教育，2012, 10（7）：16-17]

丁附理中汤

【出处】《伤寒全生集》

【组成】丁香　制附子　炙甘草　干姜　白术　人参（原方未注明用量）

【用法】加生姜，水煎，磨木香、姜汁，温服。

【功用】温阳健脾，和胃止痛。

【主治】寒邪犯胃之胃痛。症见胃脘疼痛，遇寒则甚，呃逆呕吐，舌淡苔白，脉沉。

【方解】本方临床上常用于治疗寒邪犯胃所引起的胃痛。由于寒邪直中，脾胃受寒，寒主收引，故而胃脘疼痛，遇寒则痛甚；寒邪困胃，阻滞气机，胃气不降，则呃逆呕吐；舌淡苔白，脉沉，为里寒内盛的征象。

方中丁香温中散寒，降逆止痛，兼温肾阳；附子大辛大热，温补脾肾阳气并散寒止痛；两者合用，散寒止痛之力倍增，共用为君药。干姜专主中焦，温胃散寒，得附子、丁香相助，其效尤著，为臣药。寒邪直入中焦，易伤脾阳，故佐以甘温之人参，益气健脾，并助姜、附温中健脾；白术健脾燥湿，和胃止痛；两药均为佐药。炙甘草益气和胃，兼调和诸药，为佐使之用。诸药合用，温中健脾，和胃止痛；使寒邪去，胃气得顺，则诸症自除。

本方由附子理中丸加丁香、炙甘草而成。温里药与补益药并用，温阳散寒，补气健脾，是治疗脾胃虚寒，或寒邪犯胃的常用方。

【临床应用】

1. 应用要点 本方主要用于治疗寒邪犯胃之胃痛。临证以胃脘疼痛，遇寒则甚，舌淡苔白，脉沉为辨证要点。

2. 随症加减 呕吐重者，加代赭石、沉香、生姜；吞酸重者，加白豆蔻、海螵蛸；气滞较重者，加香附、厚朴、苏梗；便溏或腹泻重者，加山药、薏苡仁、补骨脂；兼食积者，加炒谷芽、生麦芽、焦山楂、鸡内金。

3. 现代运用 现代常用于急慢性胃炎、胃及十二指肠溃疡、糜烂性胃炎、胃神经官能症等属于寒邪犯胃者。

4. 应用经验 仝小林教授临证运用丁附理中汤化裁治疗胃肠病证。五味药配合得当，治疗中下焦虚寒、火不生土诸证，多获佳效。[王亚军，李宝珍，张晶倩等. 仝小林运用附子理中汤治疗胃肠病症验案4则. 江苏中医药，2011，43（1）：51-52]

小乌沉汤

【出处】《太平惠民和剂局方》

【组成】香附子（擦去毛，焙）二十两　乌药十两　甘草（炒）一两

【用法】上药研为细末，每服二钱，盐汤随时点服。

【功用】行气调中，散寒止痛。

【主治】寒凝气滞之胃痛。症见胃脘疼痛，喜温喜按，嗳气连连，恶心呕吐，舌淡苔白，脉沉弦。

【方解】本方为治疗寒凝气滞胃痛的常用方。胃为阳土，易为寒邪所伤，而致胃气阻滞，不通则痛，故可见胃脘疼痛；寒邪易困脾阳，中焦失于温煦，故见喜温喜按；胃气阻滞，胃失和降，故见嗳气连连，恶心呕吐；舌淡苔白，脉沉弦为寒凝气滞之象。

方中乌药辛温，能入中焦，散寒行气止痛，为君药；香附辛，微苦，长于疏肝理气止痛，与乌药相须为用，行气止痛之力倍增，为臣药；甘草缓急止痛，兼调药和中，为佐使之用。三药合用，行气调中，散寒止痛，使寒散，气复顺，诸症自除。

【临床应用】

1. 应用要点 本方主要用于治疗寒凝气滞之胃痛。临证以胃脘疼痛，喜温喜按，舌淡苔白，脉沉弦为辨证要点。

2. 随症加减 胃痛甚者，加元胡、木香、砂仁；胃纳差者，加麦芽、山楂、神曲；嗳气甚者，加法半夏、陈皮。

3. 现代运用 现代常用于慢性浅表性胃炎、胃及十二指肠溃疡、慢性糜

烂性胃炎等属于寒凝气滞者。

4. 应用经验 李光明医师运用乌沉汤治疗气痛证,在处方用药中凡用辛温行气的药物都应考虑加些辛平或加些辛寒之品,使气之有余,不致于化火化燥。[李光明,刘春花.气病治疗浅谈.光明中医,2003,4(18):14]

独 步 散

【出处】《本草纲目》引《方外奇方》

【组成】香附(米醋浸,略炒为末) 高良姜(酒洗七次,略炒为末) 因寒者,姜二钱,附一钱;因气者,附二钱,姜一钱

【用法】用时和匀,以热米汤加生姜汁一匙,盐一捻,调下。

【功用】温中行气,散寒止痛。

【主治】寒凝气滞之胃痛。症见胃脘疼痛,恶心呕吐,舌淡苔白,脉沉弦。

【方解】本方临床上常用于治疗寒凝气滞之胃痛。肝胃不和,加上寒邪犯胃,气机不利,不通则痛,故见胃脘疼痛;胃气阻滞,胃降失职,则可见恶心呕吐;舌淡苔白,脉沉弦为寒凝气滞之象。治当温中行气,散寒止痛。

方以高良姜主药,该药辛温,入中焦,长于散寒止痛,以酒洗能助良姜散寒通脉;香附为辅助药,该药长于疏肝解郁,理气止痛,以米醋浸能助香附理气止痛。原方注明药量时,偏于气滞者,香附为主药,偏于寒凝者,良姜为主药;佐以生姜汁温胃和中。合而为方,适用于寒凝气滞之胃脘疼痛。

【临床应用】

1. 应用要点 本方主要用于治疗寒凝气滞之胃痛。临证以胃脘疼痛,恶心呕吐,舌淡苔白,脉沉弦为辨证要点。

2. 随症加减 胃痛甚者,加元胡、木香;呕吐甚者,加法半夏、陈皮;胃纳差者,加麦芽、谷芽、神曲。

3. 现代运用 现代常用于慢性浅表性胃炎、胃及十二指肠溃疡、慢性糜烂性胃炎等属于寒凝气滞者。

4. 应用经验 伏新顺运用独步散加减治疗寒邪内阻的腹痛取得良好的疗效。[伏新顺.腹痛的中医辨治.中国中医药报,2012-08-20]

神香散

【出处】《景岳全书》

【组成】 丁香　白豆蔻（或砂仁亦可）各等份

【用法】 上为末，每服五七分，甚者一钱，清汤调下；若寒气作痛者，生姜汤送下，日数服，不拘时候。

【功用】 理气和胃，温中散寒。

【主治】 寒凝气滞之胃痛。症见胸胁胃脘逆气难解，疼痛，呕哕，胀满，痰饮噎膈，舌淡苔白，脉沉。

【方解】 本方常用于治疗寒凝气滞之胃痛。由于寒邪内侵犯胃，气机阻滞，肝气郁结，不通则痛，故而症见胸胁胃脘逆气难解，疼痛；胃中气滞阻滞，胃降失职，胃气上逆而成呕哕；脾胃升降失职，运化失司，气机困于中焦，可见胃脘胀满，痰饮噎膈；舌淡苔白，脉沉为寒凝气滞之象。

方中丁香辛温，入中焦，温胃暖脾，散寒止痛，为君药；白豆蔻辛温，亦入中焦，化湿行气，温中止呕，为臣药；二药合用，共奏理气和胃，温中散寒之功。

【临床应用】

1. 应用要点　本方主要用于治疗寒凝气滞之胃痛。临证以胸胁胃脘疼痛，舌淡苔白，脉沉为辨证要点。

2. 随症加减　胃痛甚者，加元胡、木香；胸胁痛者，加郁金、青皮；呕吐甚者，加法半夏、陈皮；胃纳差者，加麦芽、谷芽、神曲。

3. 现代运用　现代常用于慢性浅表性胃炎、胃及十二指肠溃疡、慢性糜烂性胃炎等属于寒凝气滞者。

丁香止痛散

【出处】《卫生宝鉴》

【组成】 良姜五两　茴香（炒）　甘草（炙）各一两半　丁香半两

【用法】 上药为末，每服6g，沸汤调下，不拘时服。

【功用】散寒止痛。

【主治】胃寒胃痛。症见胃痛，不可忍，喜温喜按，面色苍白，恶心呕吐，舌淡苔白，脉沉。

【方解】本方临床上常用于治疗寒凝胃痛。寒气入经，涩而稽迟，胃中气滞，不通则痛，故令胃痛，甚至痛不可忍；痛甚则可见面色苍白；寒为阴邪，得温始化，故胃痛时喜温喜按，温按则胃减；胃中气滞，升降失职，胃气上逆则恶心呕吐；舌淡苔白，脉沉，均为胃中有寒之象。

《内经》曰：得炅痛立止。炅，热也。故治疗当以温中为主。方中重用辛热之高良姜直入中焦，温中散寒止痛，为君药。丁香辛温，入中焦，温中散寒，降逆和胃；茴香辛温，散寒止痛，理气和中，两药共助高良姜温中散寒止痛之力，为臣药。佐以甘草，和中气于痛损之余。诸药合用，温中散寒，使中焦寒邪尽去，胃气得舒，诸痛自除。

【临床应用】

1. 应用要点　本方主要用于治疗胃寒胃痛。临证以胃痛，喜温喜按，面色苍白，舌淡苔白，脉沉为辨证要点。

2. 随症加减　大便烂者，加白豆蔻、藿香；胃痛甚者，加元胡、木香；恶心呕吐者，加生姜、法半夏、陈皮。

3. 现代运用　现代常用于急慢性胃炎、胃及十二指肠溃疡、慢性糜烂性胃炎、心绞痛等属于胃寒者。

十香丸

【出处】《景岳全书》

【组成】木香　沉香　泽泻　乌药　陈皮　丁香　小茴香　香附（酒炒）荔枝核（煨焦）　皂角（微火烧至烟尽）各等份

【用法】上药为末，用酒糊为丸，如弹子大，每服2丸，开水磨化服。

【功用】温中散寒，行气止痛。

【主治】气滞寒凝之胃痛。症见胃痛，喜温喜按，面色苍白，恶心呕吐，舌淡苔白，脉沉弦。

【方解】本方常用于治疗气滞寒凝之胃痛。由于肝气郁结，横逆犯胃，兼以寒邪内侵，气机阻滞，不通则痛，故见胃痛；寒为阴邪，得温则化，故胃痛而喜温喜按；胃中气滞，升降失职，胃气上逆而致恶心呕吐；舌淡苔白，脉沉为气滞寒凝之象。

方中用木香辛温，善入脾胃肝胆经，行气止痛，调中导滞；乌药辛温，能入中焦，散寒行气止痛，两药合用，一行气滞，一温中寒；为治疗气滞寒凝常用组合，共为君药。沉香行气止痛，助木香行气止痛之功；小茴香温中散寒，能助乌药温中散寒之力，两者均为臣药。陈皮行气化湿止痛，丁香温中散寒降逆，香附行气疏肝止痛，荔枝核行气散结，祛寒止痛，上药配合能助君臣温中散寒，行气止痛之功，皂角利湿舒脾，泽泻利水渗湿；以上俱为佐药。诸药合用，使寒得散，气得顺，诸症自除。本方十味药均具有独自香味，故名曰"十香散"。

【临床应用】

1. 应用要点 本方主要用于治疗气滞寒凝之胃痛。临证以胃痛，喜温喜按，面色苍白，舌淡苔白，脉沉弦为辨证要点。

2. 随症加减 饮食减少者，加麦芽、谷芽、鸡内金；神疲乏力者，加党参、黄芪；呕吐者，加法半夏、陈皮。

3. 现代运用 现代常用于急慢性胃炎、胃及十二指肠溃疡、慢性糜烂性胃炎、疝气等属于寒凝气滞者。

4. 应用经验 张禹教授认为十香丸有行气、散寒、调整胃肠功能、解痉、止痛、能预防疝气复发。［张禹．疝气术后复发怎么办．家庭医药．2011，(5)：33～34］

竹茹清胃饮

【出处】 姚予扬验方（《首批国家级名老中医效验秘方精选》）

【组成】 竹茹 12g 芦根 30g 公英 15g 枳壳 10g 石斛 10g 麦冬 15g 薄荷 6g 白芍 12g 甘草 6g

【用法】 水煎 300 毫升，早晚分 2 次饭前温服，每周服 5 剂。

【功用】 轻清凉润，理气止痛。

【主治】 中焦积热之胃痛证。症见胃脘轻痛，咽干口苦，舌红，苔黄，胃无大热，服清胃散太过者。

【方解】本方为治疗胃肠积热所致胃脘疼痛轻证的常用方。胃中有热，气机不畅，故见胃脘疼痛，因热邪不甚，故痛势较轻。咽干口苦，舌红苔黄为胃热之象。治当以轻清凉润，理气止痛。方中竹茹、芦根性味甘寒，善清胃热，止呕哕，且清热之力较轻，不易伤及胃阳，为君药；臣以公英甘苦而寒，清热解毒，为清胃热之要药；枳壳、白芍、薄荷疏肝、柔肝和胃，行气止痛；石斛、麦冬滋养胃阴，五药均为佐药；甘草益气和中，调和诸药，为佐使药。

本方以清热药为主，配伍少量理气药，诸药合用，使胃中之热得清，脾胃气机得以调畅。

【临床应用】

1. 运用要点 本方主要用于治疗中焦积热之胃痛证。临证以胃脘痛，咽干口苦，舌红，苔黄为辨证要点。

2. 随症加减 胃脘痛甚者，重用芍药（30~60g）、加元胡15g；胃及十二指肠溃疡者，加儿茶10g、瓦楞子粉15g，去石斛；口渴者，加生石膏15g，渴止即去之；便干者加全瓜蒌20~30g；呕吐者加生姜10g。

3. 现代应用 临床常用于慢性浅表性胃炎、顽固性消化性溃疡及溃疡复发证属胃热但服清胃散太过者。

4. 应用经验 姚予扬名老中医常用该方治疗慢性浅表性胃炎、消化性溃疡等，取得较好的效果。[张丰强，郑英. 首批国家级名老中医效验秘方精选. 北京：国际文化出版社，1996]

砂半理中汤

【出处】宋孝志验方（《首批国家级名老中医效验秘方精选》）

【组成】清半夏9g　制香附9g　高良姜9g　炒枳壳（或炒枳实）9g　砂仁（打碎）9g

【用法】砂仁打碎后下，每剂煎2次，日服1剂，分2次温服。

【功用】理气散寒，和胃止痛。

【主治】寒凝气滞之胃痛。症见胃脘近心窝处疼痛，反酸嗳气，或吐涎沫，脘腹胀满，痛引胁背或胸中，舌质淡红，苔薄白或白腻，脉沉迟或弦紧。

【方解】本方为治疗寒凝气滞胃脘疼痛之常用方。寒凝气滞，胃气失和，故可见胃脘近心窝处疼痛，痛引胁背或胸中；胃主降，胃中气滞，升降失调，故见反酸嗳气，吐涎沫；脘腹胀满，舌质淡红，苔薄白或白腻，脉沉迟或弦紧为气滞寒凝之象。治当以理气散寒，和胃止痛。方中半夏、砂仁为君药，半夏燥湿化痰，降逆止呕；砂仁理气和胃止痛。香附、高良姜为臣药，香附舒肝理气，高良姜温中和胃止痛。佐以枳壳（或枳实）消心下痞塞之痰，泄腹中滞塞之气，推胃中隔宿之食，消腹内连年之积。

本方温里药与化痰药、行气药合用，共奏理气散寒，和胃止痛之功，使胃气得疏，胃寒得温，胃气得和，诸症自消。

【临床应用】

1. 运用要点 本方主要用于治疗寒凝气滞之胃痛。临证以胃脘疼痛，反酸嗳气，舌淡红，苔白，脉沉为辨证要点。

2. 随症加减 肝胃痛证，见胃痛连胁，攻撑作痛，呃逆嗳气，苔多薄白，脉弦紧。治疗将香附加至 12g 为主药，余四味药量仍为 9g。若口苦吐酸，为胆火较盛，加生栀子 6~9g；胁痛较重者，可加川楝子 9g。

心胃痛证，见痛引胸中，心悸气短，舌红苔薄白，脉寸尺俱微，动见于关。治疗将高良姜加至 12g 为主药，余四味仍用 9g。若大便色黑即与小肠火有关，可加焦栀仁 3g。

脾胃痛证，见胃脘疼痛，脘腹胀满，神疲乏力，食少纳呆，舌苔白腻，脉缓或大，治疗将炒枳壳（或炒枳实）加至 12g 为主药，余四味药仍用 9g。

肺胃痛证，见胃脘疼痛，肩背拘急痰多咳嗽，动则气少，舌苔白腻，脉寸微关紧尺沉，治疗将清半夏加至 12g 为主药，余四味仍用 9g。若兼大便干燥或不通，为大肠有热，可加大黄 2~3g。

肾胃痛证，见脘痛及腰，腰酸，少腹胀满，行则伛偻，舌苔薄白，脉沉迟或伏，治疗将砂仁加至 12g 为主药，余四味仍用 9g。若腰酸小腹胀甚，可加沉香末 2g（分冲）；同时有小便不利者，可加肉桂末 2g（分冲）。

若中焦痞满，上下不通，此乃兼有三焦症状，可加黄连 2~3g，肉桂末 2g（分冲）。

3. 现代应用 临床常用于慢性胃炎、顽固性消化性溃疡及溃疡复发证属寒凝气滞者。

4. 注意事项 服本方痛止后，可用 5 ~ 10 剂共研细末，温开水调服，每服 6g，日 1 ~ 2 次，以巩固疗效。

5. 应用经验 宋孝志名老中医用该方治疗慢性胃炎、消化性溃疡等，取得较好的效果。[张丰强，郑英主编. 首批国家级名老中医效验秘方精选. 北京：国际文化出版社，1996]

健运麦谷汤

【出处】赵棻验方（《首批国家级名老中医效验秘方精选》）

【组成】麦芽 30g 谷芽 30g 鸡内金 15g 山药 15g 党参 10g 甘草 5g

【用法】加清水浸泡 1 小时，然后置火上煎熬，沸后继沸 5 分钟即可，不宜久煎。

【功用】健脾和胃，复元益气。

【主治】脾虚食积之胃痛。胃脘隐痛，反复发作，饮食减少，或饭后腹胀，嗳气，大便不实，舌淡苔白，脉细。

【方解】本方临床上可用于脾胃虚弱，饮食不消的胃脘疼痛。方中山药性平味甘，补脾气而益胃阴，合党参又能补气。鸡内金甘平，运脾健胃，有以脏补脏之妙，非他药所能及。甘草引药入脾，再加麦谷二芽，共奏复元益气之妙。考麦谷二芽，多认为属于消积破滞之品，而怯用于内伤虚证，于是二药因此而用亦寡。大好良药，宏效莫展，岂不可惜。实则二芽"开发胃气，宣五谷味"（《本草述》），其功用不在破，而在于开胃健脾，脾开胃健，则能运载药力，以达病所，而使药效发挥，功收倍蓰。至于"化滞破积"乃脾胃功能得到开运的必然结果。亦二味功能之馀绪而已。再考二芽之丰功，古人亦早有说论，兹略举一二，以资借鉴。如缪仲淳谓："此药具生化之性，故为脾胃要药"；王海藏谓："胃所虚人，宜服麦芽、神曲"，是皆不破积而轻视二芽。二芽性味平和，禀天地生发之气，开发脾胃而无升腾伤阴之弊。麦芽补脾，谷芽入胃；麦芽主升，谷芽主降，能使脾胃和合，升降有序。而用量特大者，欲使气机更加活泼。现代研究发现，二芽含有多种有益人体的酶与微量元素，可促进人体新陈代谢。此亦类似元气在体内推动、激发功能的表现。

【临床应用】

1. 运用要点 本方常用于治疗脾虚食积之胃痛。临证以胃脘隐痛，饮食减少，嗳气，大便不实，舌淡苔白，脉细为辨证要点。

2. 随症加减 如伤风感冒加香苏饮合用；伤风咳嗽加三拗汤合用；脘腹胀满，大便溏薄加平胃散合用，如此类推，但无论成人、儿童，麦谷芽用量不宜减少。

3. 现代应用 临床常用于慢性浅表性胃炎、慢性萎缩性胃炎、糜烂性胃炎、顽固性消化性溃疡及溃疡复发证属脾虚不运者。

临床凡见内伤或外感而致脾胃健运不及，脏腑功能低下者，均可配伍对症药应用，单用能增进食欲。此外，大病久病之后胃气受伤，食纳不香者也可灵活随症应用。

4. 应用经验 赵棻名老中医用该方治疗慢性浅表性胃炎、慢性萎缩性胃炎、糜烂性胃炎等，取得较好的效果。[张丰强，郑英主编. 首批国家级名老中医效验秘方精选. 国际文化出版社，北京，1996]

滋胃饮

【出处】 周仲瑛验方（《首批国家级名老中医效验秘方精选》）

【组成】 乌梅肉6g 炒白芍 北沙参 麦冬 金钗石斛 丹参 生麦芽各10g 炙鸡内金5g 炙甘草 玫瑰花各3g

【用法】 日1剂，水煎分服。

【功用】 滋养胃阴，舒肝柔肝。

【主治】 肝胃阴虚之胃脘痛证。症见胃脘隐隐作痛，烦渴思饮，口燥咽干，食少、便秘，舌红少苔，脉细数。

【方解】 本方为治疗肝胃阴虚胃脘痛之常用方。胃阴不足，阴虚则火旺，灼伤胃脘脉络，加之肝气横逆犯胃，故可见胃脘隐隐作痛；津液不足，则见烦渴思饮，口燥咽干；阴损及阳，胃腐熟之力减退，故见食少；胃与大肠相连，胃阴不足可致肠燥便秘；舌红少苔，脉细数为胃阴不足之象。方中乌梅肉、白芍味酸敛阴生津，养肝柔肝，共为君药；北沙参、麦冬、石斛等益胃滋阴，与君药相配，一敛一滋，两济其阴，共为臣药；玫瑰花、生麦芽、鸡内金、丹参为佐药，其中玫瑰花理气而不伤阴，生麦芽和胃消食调肝，鸡内金健脾和胃助消化，防阴柔之品呆滞脾胃，丹参活血祛瘀，防久病入络致前瘀。甘草调和诸药，为使药。诸药合用，共奏酸甘化阴，养胃生津之功。

【临床应用】

1. 运用要点 本方主要用治肝胃阴虚之胃脘痛证。症见胃脘隐隐作痛，口燥咽干，舌红少苔，脉细数为辨证要点。

2. 随症加减 阴虚重，口渴甚者，加生地10g；伴郁火，脘中烧灼热辣疼痛，痛势急迫，心中懊恼，口苦而燥，加黑山栀6g、黄连5g；湿热留滞者，呕恶频作，舌苔厚腻而黄者，加黄连、厚朴、佛手各3g；气津两虚，见神疲气短、头晕、肢软、大便不畅或便溏者，加太子参、山药各10g。

3. 现代应用 临床常用于慢性萎缩性胃炎、消化性溃疡并发慢性胃炎久而不愈、胃酸缺乏属胃阴不足，肝气犯胃者。

4. 应用经验 周仲瑛名老中医用该方治疗慢性萎缩性胃炎，消化性溃疡，取得较好的效果。[张丰强，郑英主编. 首批国家级名老中医效验秘方精选. 国际文化出版社，北京，1996]

加味黄连温胆汤

【出处】 谢昌仁验方（《首批国家级名老中医效验秘方精选》）

【组成】 黄连2g 陈皮6g 姜半夏10g 茯苓12g 甘草3g 枳实6g 竹茹6g

【用法】 日1剂，水煎，分2次服。

【功用】 苦降辛通，化滞和中。

【主治】 痰热中困、胃失和降之胃痛证。症见胃脘似饥非饥，似痛非痛，脘中懊恼不安，或兼嗳气痞闷，渐至吞酸停饮，胸前隐痛，舌红苔黄腻脉滑。

【方解】 胃为阳土，多气多血，其致病者，中焦积滞壅遏，不能受纳腐熟使然，以实证为多。慢性浅表萎缩性胃炎及胃窦炎，临床主症为痛、胀、嘈、热，故病机当责之痰热中困，胃失和降。《类证治裁》即云："其状似饥非饥，似痛非痛，脘中懊恼不安，或兼嗳气痞闷，渐至吞酸停饮，胸前隐痛，丹溪谓皆痰火为患，或食郁有热。"故其治宜通不宜滞，当苦辛并用，化滞和中。苦能降而辛能通，和中焦且清痰热，是以选择黄连温胆汤加味，取黄连为君药，苦寒能清胃而降逆。半夏和胃化痰，用姜炮制更增其和胃化痰之功，与川连配伍寓辛开苦降之意，用为臣药。竹茹清中除烦，降逆止呕；枳实下气行滞，更助黄连之苦降；茯苓健脾和胃化痰，陈皮和胃燥湿，以上俱为佐药。甘草调中，兼调和诸药，为佐使之用。方中黄连一味，至关重要。《珍珠囊》载："黄连其用有六：泻心脏火，一也，去中焦湿热，二也；诸疮必用，三也；去风湿；四也；治赤眼暴发，五也；止中部见血，六也。"可见其清热作之强，使用范围之广。使用时可根据患者素质痰热轻重，斟酌其量。如热重者用3g，热轻者用2g，或伍以他药协同之，以使胃中痰热得化气机调畅而复其职。

【临床应用】

1. 运用要点　本方主要用于治疗痰热中困、胃失和降之胃痛证。临证以胃脘似饥非饥，似痛非痛，脘中懊恼不安，舌红苔黄腻，脉滑为辨证要点。

2. 随症加减　肝郁化火，嘈杂反酸加吴萸，为左金温胆；胃酸少加吴萸、白芍乃戊己温胆；脘胀痞满加全瓜蒌即陷胸温胆；肝胃不和，痛涉胁肋加柴胡、白芍，合四逆散意；酸多加乌贼骨、大贝取乌贝散意；痛甚加元胡、川楝子、白芍；伴失眠者，胃不和卧不安也，加秫米、首乌藤、合欢皮；胃脘灼热重用黄连3g，加青木香、蒲公英，寓青蒲饮；胃阴不足加沙参、麦冬、石斛，养胃汤之意；便秘者加瓜蒌仁、火麻仁、郁李仁；脘痞烦热加栀子、黄芩；久痛入络，夹瘀血证者加紫丹参、赤芍。

3. 现代应用　临床常用于慢性浅表性胃炎、萎缩性胃炎、胃窦炎、胃及十二指肠溃疡等属痰热中困、胃失和降者。

4. 应用经验　谢昌仁名老中医用该方治疗慢性浅表性胃炎、萎缩性胃炎、胃窦炎、胃及十二指肠溃疡等，取得较好的效果。[张丰强，郑英主编. 首批国家级名老中医效验秘方精选. 国际文化出版社，北京，1996]

安中汤

【出处】 张镜人验方（《首批国家级名老中医效验秘方精选》）

【组成】 柴胡6g　炒黄芩9g　炒白术9g　香扁豆9g　炒白芍9g　炙甘草3g　苏梗6g　制香附9g　炙元胡9g　八月札15g　炒六曲6g　香谷芽12g

【用法】 水煎，分2次，饭后1小时温服。

【功用】 调肝和胃，健脾安中。

【主治】 肝胃不和之胃脘痛。症见脘部胀满、疼痛，口苦，食欲减退，或伴嗳气反酸，舌质偏红，舌苔薄黄腻或薄白腻，脉弦、细弦或濡细。

【方解】 胃居中焦，与脾以膜相连。胃属腑而主表，脾属脏而主里。脾气宜升，胃气宜降；脾性喜燥，胃性喜润。二者相反相成，犹如称物之"衡"，平则不病，病则不平。其不平的病机，主要是升降的失调，燥润的不适。然需指出，脾胃升降的生理活动，全赖肝胆的疏泄功能。肝胆的疏泄功能减退，则脾胃升降的秩序乖常。于是木郁化热，土壅酿湿，中焦湿热干扰，则脾胃的燥润违和，故表现为脘部胀满、疼痛，甚或嗳气反酸，纳谷不香。其症在胃，但从病机分析，显系肝失条达，少阳津气不展，郁热犯胃侵脾，气机阻滞所致。治疗当遵吴鞠通"中焦如衡，非平不安"的法论，疏肝胆以调升降，适燥润以和脾胃。

方中柴胡入肝经，疏泄肝胆，升清解郁，为君药。黄芩苦寒沉降，泄热除湿，为臣药，君臣相配，为调和肝胃、和解少阳之常用组合。白术、扁豆健脾助运；白芍、甘草缓急安中；苏梗、制香附理气畅膈，温而不燥；元胡、八月札调营止痛，散而能润；炒六曲消胀化滞；香谷芽和胃进食，上药俱为佐药。甘草调和诸药为使。诸药合用，共奏调肝和胃，健脾安中。

【临床应用】

1. 运用要点 本方主要用治肝胃不和之胃脘痛。临证以脘部胀满、疼痛，舌质偏红，脉弦为辨证要点。

2. 随症加减 疼痛较甚，加九香虫6g；胀满不已，加炒枳壳9g；胃脘灼热，加连翘9g（包），或炒知母9g；嗳气，加旋覆花9g、代赭石15g；反酸，加煅瓦楞 15g、海螵蛸 15g；嘈杂，加炒山药 9g；舌红苔剥，去苏梗，加川石斛 9g；便溏加焦楂炭 9g；伴腹痛，再加炮姜炭 5g、煨木香 9g；便结，加全瓜蒌 15g、望江南 9g；腹胀，加大腹皮 9g；X 线示胃及十二指肠球部溃疡，加凤凰衣 6g、芙蓉叶 9g；胃黏膜活检病理示肠腺化生，加白花蛇舌草 30g；腺体萎缩，加丹参。

3. 现代应用 临床常用于慢性浅表性胃炎、胃及十二指肠球部溃疡、胃黏膜肠腺化生等属肝胃不和者。

4. 应用经验 张镜人名老中医用该方治疗慢性浅表性胃炎、胃及十二指肠球部溃疡等，取得较好的效果。[张丰强，郑英主编. 首批国家级名老中医效验秘方精选. 国际文化出版社，北京，1996]

养阴建中汤

【出处】姚奇蔚验方（《首批国家级名老中医效验秘方精选》）

【组成】北沙参 30g　桑寄生 20g　玉竹 20g　青黛 10g　怀山药 30g　白芍 10g　石斛 30g　焦山楂 30g　浙贝母 10g

【用法】将上药置砂钵内加冷水浸过药面，浸泡 10 分钟即可煎煮。煮沸后改用微火再煎 15 分钟，滤取药液约 400 毫升服用。

【功用】养阴建中。

【主治】肺虚肝热、胃阴不足之胃痛。症见胃痛胃胀嘈杂灼热，口干苦，舌质淡红，无苔或少苔，脉细软。

【方解】本方为治疗肺虚肝热，胃阴不足之胃痛之常用方。肺虚肝热，灼伤胃络，故见胃痛胃胀，嘈杂灼热；胃阴受损，津液不足，故见口干苦；舌质淡红，无苔或少苔，脉细软为胃阴不足之象。本方为益胃汤之衍生方，方中重用沙参为君，味甘性寒，功善养阴生津，润燥止咳。玉竹、石斛为臣，养阴生津，与君药相须为用，更增养阴润燥之效。白芍、桑寄生柔肝平肝，淮山药、焦山楂一补一消，益阴健脾；浙贝母、青黛舒肺达肝，解郁清热，上药俱为佐药。全方甘淡味薄，清虚灵达，滋而不腻，清而不泄，清滋之中寓流动活跃之性。用其养胃；又能清肺；用其益气，又能达肝。喻氏治燥热伤肺，善清胃热以肃治节；余治"萎缩性胃炎"用益胃以舒肝肺，用药不同，治法无异。

【临床应用】

1. 运用要点 本方主要用于治疗肺虚肝热、胃阴不足之胃痛。临证以胃痛胃胀嘈杂灼热，口干，舌质淡红，少苔，脉细为辨证要点。

2. 随症加减 胃痛甚者，加元胡、川楝子；大便不通者，加麻子仁、生地；胃纳差者，加鸡内金、麦芽。

3. 现代应用 临床常用于慢性萎缩性胃炎表现为肺虚肝热、胃阴受伤、胃阴不足者。

4. 应用经验 姚奇蔚名老中医常用该方治疗慢性萎缩性胃炎取得较好的效果。[张丰强，郑英主编．首批国家级名老中医效验秘方精选．国际文化出版社，北京，1996]

益气建中汤

【出处】 姚奇蔚验方（《首批国家级名老中医效验秘方精选》）

【组成】 桂枝 10g 白芍 10g 甘草 3g 大枣 3 枚 黄芪 50g 太子参 30g 怀山药 30g 黄精 20g

【用法】 将药置入砂钵内加冷水浸过药面，浸泡 10 分钟，即可煎煮。沸后改用微火再煎 15 分钟，滤取药液约 400 毫升服用。

【功用】 益气建中。

【主治】 中阳不振、肝气升达无力、胃阳不足之胃痛。症见胃痛胃胀，喜暖喜按，遇寒加重，口淡不干，四肢欠温，舌质淡，苔薄白，脉迟或缓。

【方解】 本方源于《金匮要略》黄芪建中汤，但去饴糖之大甘，更加太子参、怀山药、黄精益气养液；为治疗中阳不振、肝气升达无力，胃阳不足之胃痛。中阳不振，肝气不舒，横逆犯胃，故见胃痛胃胀；胃阳不足，温煦失职，故胃痛喜温喜按，遇寒加重；中阳不振，津液运化失常，故可见口淡不干；阳气无法达于四末，故见四肢欠温；舌质淡，苔薄白，脉迟或缓为中阳不足之象。

本方重用黄芪为君补肺制肝，舒达肝气，于温建之中寓展运之用。黄芪甘温味淡，轻虚不壅，于补气之中含上升外达之性，对气虚不足、肝气升达无力者，确为首选良药。陈修园在《伤寒医诀串解》中，主张重用黄芪助少阳生发之气逆转其不利之枢机。桂枝辛甘而温，温阳助气；太子参性平味甘，补气生津，能助黄芪补益中气之功，与桂枝合用又能辛甘化阳，建中阳之气，两药合用为臣药。白芍缓急止痛；黄精、山药益气建中，为佐药。大枣、甘草甘温调中，兼调和诸药，为佐使之用。此方虽经加减，但达到了温不燥液，补不壅气，寓舒肺达肝于建中益气之中，以建中益气之剂，收达肝和胃之用。

【临床应用】

1. 运用要点　本方主要用于治疗中阳不振、胃阳不足之胃痛。临证以胃痛胃胀，喜暖喜按，口淡，四肢欠温，舌质淡，脉迟或缓为辨证要点。

2. 随症加减　食欲不振，大便稀薄，四肢乏力时，加党参、白术；胃脘痛明显者，加元胡、木香。

3. 现代应用　临床常用于慢性胃炎、消化道溃疡表现为中阳不振、肝气升达无力、胃阳不足型之患者。

4. 应用经验　姚奇蔚名老中医应用该方治疗慢性胃炎、消化道溃疡取得较好的效果。[张丰强，郑英主编．首批国家级名老中医效验秘方精选．国际文化出版社，北京，1996]

加味香苏饮

【出处】　董建华验方（《首批国家级名老中医效验秘方精选》）

【组成】　苏梗6g　香附10g　陈皮6g　毕澄茄6g　枳壳10g　大腹皮10g　香橼皮10g　佛手6g

【用法】　日1剂，水煎服。

【功用】　和胃通降，理气止痛。

【主治】　气滞之胃痛。症见胃痛胃胀，脘腹不舒，嗳气，舌质淡，苔薄白，脉弦或涩。

【方解】　本方为治疗气滞之胃痛之经验方。胃脘气滞，气机不行，不通则痛，故见胃痛胃胀，脘腹不舒，嗳气；舌质淡，苔薄白，脉弦或涩为气滞之象。本方以苏梗、香附、陈皮为君药，苏梗入胃，顺气开郁和胃；香附入肝，解郁理气止痛；陈皮行气、和胃、化湿，为脾胃宣通疏利要药，具有能散、能燥、能泻、能补、能和之功，它与苏梗、香附为伍，既能和胃理气，又可舒肝止痛。方中毕澄茄、枳壳为臣药，毕澄茄味辛性微温，具有温中散寒、理气通降作用，专治胃脘胀痛，兼以降逆而止嗳气；配枳壳可消胀除满；佐以大腹皮下气行水，调和脾胃；香橼皮、佛手二药宽胸、除胀、止痛。诸药合用，共奏和胃通降，理气止痛之功。

【临床应用】

1. 运用要点 本方主要用于治疗气滞之胃痛证。临证以胃痛胃胀，嗳气，舌质淡，苔薄白，脉弦为辨证要点。

2. 随症加减 肝郁胁胀者，加柴胡、青皮、郁金；食滞者，加鸡内金、焦三仙；兼痛甚者，加川楝子、元胡；吞酸者，加左金丸、乌贼骨、瓦楞子。

3. 现代应用 临床常用于慢性胃炎、消化性溃疡、贲门松弛综合征、胃肠神经官能症等属脾胃气滞者。

4. 应用经验 董建华名老中医常用该方治疗慢性胃炎、消化性溃疡等，取得较好的效果。[张丰强，郑英主编．首批国家级名老中医效验秘方精选．国际文化出版社，北京，1996]

兰洱延馨饮

【出处】 梁剑波验方（《首批国家级名老中医效验秘方精选》）

【组成】 佩兰 10g　普洱茶 5g　元胡 10g　素馨花 12g　厚朴 5g　炙甘草 5g

【用法】 先将药物用冷水浸泡 20 分钟后煮煎。首煎沸后文火煎 30 分钟，二煎沸后文火 20 分钟，合得药液 300 毫升左右为宜。每天服 1 剂，分 2 次空腹温服。7～10 天为一疗程。

【功用】 芳香解郁，行气止痛。

【主治】 肝郁气滞、湿浊阻脾之胃痛。症见胃脘部灼热感，胁胀嗳气，食欲不振，舌淡苔白厚腻、脉弦等。

【方解】 本方证多由情志不畅，肝胃不和，疏泄失职，湿阻气机所导致。肝胃不和，郁而化热，故胃脘部灼热感，胁胀嗳气；胃气失和，影响其受纳功能，故见食欲不振。舌淡苔白厚腻、脉弦，为肝胃不和，湿浊中阻之象。

治宜疏肝化湿，理气镇痛。佩兰芳香化湿，素馨花疏肝解郁，芳香醒脾，两者为君药。厚朴芳香化湿、行气消胀，以为臣药。佐以元胡行气止痛；而普洱茶味甘，入肝、胃二经，消胀去滞，《纲目拾遗》谓之："清香独绝……消食化痰，清胃生津、功力尤大"；炙甘草益气和中，调和诸药，佐使药。诸药合用，共奏疏肝化浊、行气止痛功效。

【临床应用】

1. 运用要点 本方主要用于肝郁气滞、湿浊阻脾之胃痛。临证以胃脘部灼热感，食欲不振，舌淡苔白厚腻、脉弦为辨证要点。

2. 随症加减 如痛甚可加白芍 15g、广木香 6g；并胁肋胀痛加炒麦芽 15g、郁金 12g；吐酸嗳气加淡鱼骨 15g、佛手花 10g；纳食不馨加炒谷芽 15g、鸡内金 10g。

3. 现代应用 临床常用于胃神经官能症、慢性胃炎、胃癌、胃及十二指肠溃疡等表现为肝郁气滞、湿浊阻脾者。

4. 应用经验 梁剑波名老中医常用该方治疗胃神经官能症、慢性胃炎、胃癌等均取得明显的效果。[张丰强，郑英主编．首批国家级名老中医效验秘方精选．国际文化出版社，北京，1996]

沙参养胃汤

【出处】李振华验方（《首批国家级名老中医效验秘方精选》）

【组成】辽沙参 20g　麦冬 15g　石斛 15g　白芍 20g　山楂 15g　知母 12g　鸡内金 10g　天花粉 12g　丹皮 10g　乌梅肉 10g　陈皮 10g　生甘草 3g

【用法】日 1 剂，小火水煎分 2 次服。

【功用】养阴和胃，理气清热。

【主治】脾胃阴虚之胃痛证。症见胃脘隐痛，脘腹胀满或牵及两胁，嗳气，纳呆食少，少食即饱，胃中灼热嘈杂，口干咽燥，便干，身倦乏力，面色萎黄，形体消瘦，舌体瘦小，舌质红而缺津，少苔或花剥，脉细弱或细数等。

【方解】脾胃阴虚证，其病机变化侧重在胃，胃主受纳水谷，其性以通降下行为顺，喜润恶燥，燥则胃气热，失于通降，气机不畅，不通则痛，故可见胃脘隐痛，脘腹胀满或牵及两胁；胃失通降，气机上逆，故可见嗳气；胃阴不足，无力腐熟水谷，故纳呆食少，少食即饱；胃阴不足，阴虚则火旺，故可见胃中灼热嘈杂，口干咽燥，便干；身倦乏力，面色萎黄，形体消瘦，舌体瘦小，舌质红而缺津，少苔或花剥，脉细弱或细数均为脾胃不足之象。当治以甘凉清补，酸甘养阴，理气和胃。本方是李氏集数十年临床经验，自拟而成的有效验方。方中辽沙参为君药，甘凉濡润，擅入中上二焦，滋养肺胃之阴。麦冬、石斛、天花粉甘凉质润，三药均能助沙参滋胃养阴之功，俱为臣药。佐以白芍、生甘草、乌梅肉酸甘化阴；知母清胃中燥热；山楂、鸡内金消食和胃；陈皮理气和胃，以防甘凉滋腻碍脾；丹皮清血热并行血中之气。全方甘淡味薄，清虚灵达，滋而不腻，清而不泄，恰好针对脾虚病机本质，顺其升降之性，重在健运脾胃，选药精当，配方严谨，故疗效显著。

【临床应用】

1. 运用要点 本方主要用于治疗脾胃阴虚之胃痛证。临证以胃脘隐痛，口干咽燥，舌质红，少苔，脉细为辨证要点。

2. 随症加减 兼气滞者，加枳壳10g、川楝子12g、郁金10g；兼血瘀者，加丹参15g、桃仁10g、元胡10g；阴虚内热、胃逆嗳气者，加竹茹10g、柿蒂15g；心烦易怒，失眠多梦，加焦栀子10g、夜交藤30g；大便干结者，加火麻仁15g；兼脾胃气虚者，加党参12g；若大便出血，加白及10g、黑地榆15g。

3. 现代应用 临床常用于急慢性胃炎、神经官能症、胃癌等表现为脾胃阴虚者。

4. 应用经验 李振华名老中医用本方治疗慢性胃炎、神经官能症、胃十二指肠溃疡等均取得明显的效果。[张丰强，郑英主编. 首批国家级名老中医效验秘方精选. 国际文化出版社，北京，1996]

香砂温中汤

【出处】 李振华验方（《首批国家级名老中医效验秘方精选》）

【组成】 党参12g 白术10g 茯苓15g 陈皮10g 半夏10g 木香6g 砂仁8g 厚朴10g 干姜10g 川芎10g 丁香5g 炙甘草3g

【用法】 日1剂，水煎分早晚2次服。

【功用】益气健脾，温中和胃。

【主治】脾胃气虚、中阳不足之胃痛证。症见胃脘隐痛，喜暖喜按，遇冷加重，腹胀纳差，嗳气泛吐清水，大便溏薄，倦怠乏力，神疲懒言，畏寒肢冷，形体消瘦，舌质淡，舌体胖大，苔薄白，脉沉细无力等。

【方解】本方常用于治疗脾胃气阳两虚之胃痛。因饮食不节，嗜食生冷，损伤脾胃，中焦虚寒，以致脾不运化，胃失和降，气机郁滞，故见胃脘隐痛，喜温喜按，遇冷加重；胃气阳两虚，无力腐熟水谷，故可见腹胀纳差；胃失和降，气机上逆故见嗳气泛吐清水；大便溏薄，倦怠乏力，神疲懒言，畏寒肢冷，形体消瘦为脾胃气阳两虚之象。《景岳全书》指出"胃脘痛证，多有因食、因寒、因气不顺者，然因食因寒，亦无不皆关于气，盖食停则气滞，寒留则气凝。所以治痛之要，……当以理气为主。"故治疗脾胃阳虚证，不仅要温中健脾，还要注意疏肝、理气、和胃，才能达到治疗目的。本方是在上述原则指导下，根据《时方歌括》香砂六君子汤加减而成。方中党参入中焦，益气健脾，补脾胃之气虚；干姜亦入中焦，温中驱寒，振奋脾阳，补脾胃之阳虚，二药一补气，一补阳，气阳双补，俱为君药。白术甘温、茯苓甘淡平，两者合用以健脾益气，助君药补益脾胃之力，是为臣药。陈皮、半夏、木香、砂仁、厚朴理气化痰湿，和胃降逆；丁香温中和胃，助脾运化；配合川芎以行气活血；上药俱为佐药。炙甘草益气调中，兼调和诸药，为佐使之用。诸药合用，虚实兼顾，升降相协，顺脾胃之性，恰中病机。

【临床应用】

1. 运用要点　本方主要用于治疗脾胃气虚、中阳不足之胃痛证。临证以胃脘隐痛，喜暖喜按，畏寒肢冷，舌质淡，苔薄白，脉沉细为辨证要点。

2. 随症加减　兼肝郁甚者加香附 10g、乌药 10g；兼血瘀加丹参 15g、元胡 10g；湿盛泄泻者加薏苡仁 30g、泽泻 10g、桂枝 5g；湿阻呕恶者，加苍术 10g、藿香 15g；食滞不化者，加焦山楂、神曲、麦芽各 12g；阳虚甚者，加制附子 10g；气虚甚者加黄芪 15～30g。

3. 现代应用　临床常用于浅表性胃炎、萎缩性胃炎、反流性胃炎、十二指肠球炎等表现为脾胃气虚、阳虚之患者。

4. 应用经验　李振华名老中医用该方治疗慢性浅表性胃炎、慢性萎缩性胃炎、胆汁反流性胃炎等均取得较明显的效果。[张丰强，郑英主编．首批国家级名老中医效效验秘方精选．国际文化出版社，北京，1996]

肝胃百合汤

【出处】董建华验方（《首批国家级名老中医效验秘方精选》）

【组成】柴胡 10g　黄芩 10g　百合 15g　丹参 15g　乌药 10g　川楝子 10g　郁金 10g

【用法】日 1 剂，水煎，分早晚 2 次服。

【功用】疏肝理气，清胃活血。

【主治】肝胃不和、肝郁气滞血瘀、肝胃郁热之胃痛证。症见胃脘刺痛，饿时加重，入食后缓解，嗳气不舒，口干口苦，舌红苔黄，有瘀斑，脉滑或涩。

【方解】胃主受纳，腐熟水谷，喜润恶燥。脾主运化水谷精微与水湿，喜燥恶湿。胃气主降，水谷得以下行，脾气主升，水谷精微才能输布全身。而脾胃要完成其正常功能，又离不开肝的疏泄作用，脾胃得肝之疏泄，其升降才能正常，功能方可健旺。肝还能为脾散精，疏泄胆汁助消化，条达情志以舒畅气机等。脾、胃、肝在生理上密切相关，一旦发病，又无不相互影响。肝失疏泄，则横逆犯胃克脾，致脾胃受损，运化失司，肝失滋养则疏泄失常，致肝亦病。

胃脘痛的表现虽主要在胃，但无论在临床验证上，还是在病机方面，又无不与肝脾密切相连。本病病因大体可归纳为精神因素和进食因素两个方面。精神因素如忧思恼怒，久郁不解，伤及于肝，肝气不舒，横逆犯胃，胃气失其和降，以致胃脘胀痛。若迁延不愈，可出现肝郁化火犯胃，耗伤胃阴而口干苦，饥而不欲食；灼伤胃络而呕血，黑便；久痛伤及脉络，气滞瘀结，故痛有定处而拒按，甚则脉络破伤而出血；以上均涉及到肝，同时涉及到脾。

从上分析，本病主要由肝、脾、胃此病及彼，相互影响，使三者功能失常所致。治疗胃脘痛，若只治脾胃而不治肝的方法显然欠于周全。故近代医家夏应堂氏指出："至于胃脘痛大都不离乎肝，故胃病治肝，本是成法。"

董建华名老中医根据多年的临床经验，自拟"肝胃百合汤"，该方乃是取

"百合汤"、"丹参饮"、"小柴胡汤"、"川楝子散"、"颠倒木金散"方意，筛选化裁而成。方取丹参饮而不用檀香、砂仁；选"小柴胡汤"而去法半夏；取"颠倒木金散"而不用木香，盖檀香、砂仁、法半夏、木香均属辛温香燥之品，虽能收到暂时止痛之效，但久用则症状反而加重，对治疗本病是不利的。董老认为，本病的发生、发展，气滞为其重要的病机之一，故取性平之柴胡，微凉之郁金，性寒之川楝，微温之乌药以疏肝解郁，理气和胃。乌药虽温，但不刚不燥，能顺气降逆，疏畅胸膈之逆气。与苦寒性降之川楝为伍，相互抑其弊而扬其长，于气阴无损也。久病入络，气滞血瘀，络损血伤，故用丹参、郁金以活血通络，祛瘀生新。气郁久之化火，血瘀久之生热，本方又取黄芩以清解肝胃之热。久病致虚，当以补之。但温补则滞胃，滋腻之药又碍脾，故重用百合、丹参清轻平补之品，以益气调中，生血，养胃阴。

本方在归经上，或入脾胃，或走肝经。合而为之，不燥不腻，能取得多方协调，标本兼顾；疏理调补，相配得当的作用，不仅缓解病情较快，而且宜于久服，从而达到根治的目的。

【临床应用】

1. 运用要点　本方标本兼顾，疏理调补，主要用于治疗肝胃不和之胃痛证。临证胃脘刺痛，饿时加重，嗳气，口干，舌红苔黄，脉滑或涩为辨证要点。

2. 随症加减　上腹痛有定处而拒按，舌质滞暗或见瘀斑者加桃仁10g；腹痛而见黑便者加生蒲黄10~15g；便秘者加火麻仁或瓜蒌仁15~20g，口燥咽干，大便干结，舌红少津，脉弦数者加沙参、麦冬各15g，或加生地12g，瓜蒌15g，神疲气短者加太子参15g，白术12g。

3. 现代应用　临床常用于胃、十二指肠溃疡、慢性胃炎、十二指肠球炎及胃神经官能症等属肝胃不和、肝郁气滞血瘀、肝胃郁热者。

4. 应用经验　董建华名老中医常用此方治疗胃及十二指肠溃疡、慢性胃炎、胃神经官能症等，均取得较好的疗效。[张丰强，郑英主编. 首批国家级名老中医效验秘方精选. 国际文化出版社，北京，1996]

健胃散

【出处】郭谦亨验方（《首批国家级名老中医效验秘方精选》）

【组成】鸡子壳80g 甘草20g 贝母20g 佛手20g 枳实10g

【用法】鸡子壳拣去杂质，洗净烘干，枳实放麸上炒至微黄色。同其他药共研成细粉，放入玻璃瓶内贮存备用。每饭后1小时，调服4g。

【功用】理气解郁，制酸健胃。

【主治】肝郁气滞，火郁中焦之胃痛。症见上腹隐隐作痛，进食缓解，饥则痛显，痛处固定，发作规律，或灼热嘈杂，脘闷腹胀，恶心呕吐，嗳气吞酸。

【方解】本方为治疗肝郁气滞，火郁中焦之胃痛之经验方。胆胃不和，气机阻滞，肝气横逆犯胃，加之火郁中焦，灼伤脉络，故见上腹部隐隐作痛，饥则痛甚；火郁中焦，迫气上行，故见胃脘灼热嘈杂，恶心呕吐，嗳气吞酸；中焦气滞，气机不行，故可见脘闷腹胀。治当理气解郁，和中健胃。方中鸡子壳制酸消饥止胃痛，止血敛疮治反胃，为君药；甘草和中护胃，缓急止痛，为臣药。二者相偕，更增强制酸健胃之功。再合浙贝母之辛散苦泄，开郁散结；佛手、枳实之理气解郁，降浊升清，既可使木郁解而不伤胃，又能防甘草之甘腻壅滞，上药俱为佐药；诸药合用，为治脘痛、反酸之通用方。此方经数十年临床应用，治例甚多，效亦称著。然而，疾病是不断变动进退的，脘痛也一样。此证初起多实，久则寒热交错，虚实间见，始则在经多气滞，久则入络血亦瘀，故又必须辨明虚实、寒热、气血而随症加减。

【临床应用】

1. 运用要点 本方主要用于治疗肝郁气滞，火郁中焦之胃痛。临证以上腹隐隐作痛，饥则痛显，或灼热嘈杂，脘闷腹胀，嗳气吞酸，舌淡红，脉弦为辨证要点。

2. 随症加减 疼痛势急，心烦易怒，嘈杂口苦，舌红苔黄燥，为热郁，加石膏20g、大黄15g、芦根20g、川楝子12g；痛而喜暖，涩冷，肢凉乏力，舌淡苔白，为虚寒痛，加黄芪40g、白芍20g、肉桂10g；痛处固定，拒按，舌紫脉涩，为血瘀，加丹参30g、郁金15g，三七15g、桃仁15；兼有黑便，或便血，加大黄20g、三七15g、花蕊石15g、地榆炭20g、元胡15g。

3. 现代应用　临床常用于胃及十二指肠溃疡、慢性胃炎、十二指肠球炎及胆汁反流性胃炎等属肝郁气滞，火郁中焦者。

4. 应用经验　敦谦亨名老中医常用该方治疗胃及十二指肠溃疡、慢性胃炎、十二指肠球炎及胆汁反流性胃炎等属肝郁气滞，火郁中焦之患者，均取得较明显的效果。[张丰强，郑英主编. 首批国家级名老中医效验秘方精选. 国际文化出版社，北京，1996]

理脾愈疡汤

【出处】李振华验方（《首批国家级名老中医效验秘方精选》）

【组成】党参15g　白术10g　茯苓15g　桂枝6g　白芍12g　砂仁8g　厚朴10g　甘松10g　刘寄奴15g　乌贼骨10g　生姜10g　元胡10g　炙甘草6g　大枣3枚

【用法】取冷水先将药物浸泡30分钟，用武火煎沸，再改文火煎30分钟，取汁约150毫升，再将药渣加水二煎，每日1剂，分早晚2次温服，以饭后2小时左右服用为宜。

【功用】温中健脾，理气活血。

【主治】脾胃虚寒，气滞血瘀之胃痛证。症见胃脘隐痛，喜暖喜按，饿时痛甚，得食痛减，腹胀嗳气，手足欠温，身倦无力，大便溏薄，舌质淡暗，舌苔薄白或白腻，舌体胖大边见齿痕，脉沉细。

【方解】本方为治疗脾胃虚寒，气滞血瘀之胃痛经验方。脾胃虚寒，寒主收引，加之胃脘气滞，不通则痛，故见胃脘隐痛；寒为阴邪，故喜温喜按；胃脘气滞，升降功能失调，故见腹胀嗳气；阳虚无力达于四末，故可见手足欠温，神倦无力；脾胃虚寒，提举无力，故见大便溏薄；舌质淡暗，舌苔薄白或白腻，舌体胖大边见齿痕，脉沉细为脾胃虚寒，气滞血瘀之象。治以温中散寒，理气活血。

本方以《伤寒论》小建中汤合《太平惠民和剂局方》四君子汤为基础，通过临床实践加减化裁而成。方中党参甘平，入中焦，健脾益气；桂枝辛温，温阳通络，两药俱为君药。白术、茯苓、炙甘草益气健脾，与党参相合取四君子之义，增强益气健脾之功；白芍、生姜、大枣、炙甘草与桂枝合用取小建中汤之义，调和营卫，温中补虚，缓急止痛，上药俱为臣药。砂仁、厚朴、甘松、刘寄奴、元胡疏肝和胃，理气止痛活血；乌贼骨生肌敛疮，制酸止痛，为佐药。诸药合用，共奏健脾温中，活血止痛，生肌愈疡之效。

【临床应用】

1. 运用要点 本方主要用于治疗脾胃虚寒，气滞血瘀之胃痛证。临证以胃脘隐痛，饿时痛甚，手足欠温，身倦无力，便溏，舌质淡暗，脉沉细为辨证要点。

2. 随症加减 如溃疡出血，大便色黑如柏油样，加白及 10g、三七粉 3g（分 2 次冲服）、地榆 12g；如语言无力，形寒俱冷，四肢欠温，加黄芪 15~30g，甚至加附子 10~15g；如嗳气频作，加丁香 5g、柿蒂 15g；如食少、胀满，加焦山楂、神曲、麦芽各 12g。

3. 现代应用 临床常用于胃、十二脂肠球部溃疡、糜烂性胃炎、胃神经官能症等属脾胃虚寒，气滞血瘀之患者，可用本方治之。

4. 应用经验 李振华名老中医常用该方治疗胃及十二指肠溃疡、糜烂性胃炎取得较好的疗效。[张丰强，郑英主编. 首批国家级名老中医效验秘方精选. 国际文化出版社，北京，1996]

健中调胃汤

【出处】 李寿山验方（《首批国家级名老中医效验秘方精选》）

【组成】 党参 5g 白术 10g 姜半夏 6g 陈皮 6g 降香 10g 公丁香 6g 海螵蛸 15g 炙甘草 6g

【用法】 先将药物用冷水浸泡 20 分钟，浸透后煎煮。首煎沸后文火煎 30分钟；二煎沸后文火煎 20 分钟。煎好后两煎混匀，总量以 200 毫升为宜，每日服 1 剂，早晚分服，饭前或饭后两小时温服。视病情连服 3 剂或 6 剂停药 1天。待病情稳定或治愈后停药。服药过程中，停服其他中西药物。

【功用】 益气健中，调胃止痛，愈疡制酸。

【主治】 脾气虚偏寒夹饮之胃痛证。症见胃痛、嘈杂、反酸、空腹尤甚，得食稍减，喜暖喜按，嗳气矢气，大便或溏或燥，舌质淡红，苔白滑，脉象沉细或弦。

【方解】 本方为治疗脾气虚偏寒夹饮之胃痛之经验方。脾胃虚寒，输布津液功能失调，湿聚成饮，阻滞气机，加之寒主收引，故见胃痛，喜温喜按；饮停中焦，脾胃升降功能失职，故见嗳气或矢气较多；脾胃虚寒，提举无力，故大便或溏或燥。

方中党参、白术为君药，益气健中，调补脾胃，恢复脾胃运化之功能；姜半夏、陈皮理气化痰，降逆和胃，为臣药；降香化瘀止血，公丁香温中降逆，海螵蛸制酸愈疡，三药俱为佐药。炙甘草和中缓急，兼以调和诸药，为佐使之用。诸药合用，共奏健中调胃、愈疡止痛之功。对脾胃虚弱，气滞停饮，偏虚偏寒之胃痛、嘈杂、反酸诸症有良好效果。

【临床应用】

1. 运用要点 本方主要用于治疗脾气虚偏寒夹饮之胃痛证。临证以胃痛、空腹尤甚，喜暖喜按，舌淡红，苔白滑，脉沉为辨证要点。

2. 随症加减 胃中冷痛较重者，加良姜、荜澄茄；脘腹胀满，嗳气矢气多者，加佛手、香橼皮；泛吐清水，或胃有振水音者，加茯苓、生姜、三七粉（另冲服）。

3. 现代应用 临床常用于胃、十二脂肠球部溃疡、慢性糜烂性胃炎、慢性萎缩性胃炎等属脾气虚偏寒夹饮者。

4. 应用经验 李寿山名老中医用该方治疗胃、十二脂肠球部溃疡、慢性糜烂性胃炎等取得较好的效果。[张丰强，郑英主编. 首批国家级名老中医效验秘方精选. 国际文化出版社，北京，1996]

溃疡止血方

【出处】 谢昌仁验方（《首批国家级名老中医效验秘方精选》）

【组成】 黄芪15g 太子参12g 白术6g 炙甘草5g 当归6g 白芍10g 阿胶珠10g 地榆炭10g 侧柏炭10g 乌贼骨12g 煅龙牡各15g

【用法】 以水两碗约1000毫升左右，煎煮滤液约350～400毫升，每日1剂，每煎2次，早晚分服。

【功用】健脾益气，养血止血，和营定痛。

【主治】脾不统血之胃痛证。症见胃痛、嘈杂、反酸、空腹尤甚，得食稍减，喜暖喜按，大便黑或带血，舌质淡红，苔白，脉象沉细。

【方解】所谓"阴络伤则血内溢"是也。脾胃络损，气不摄血而溢出，故见胃痛，大便色黑或带血；脾胃虚弱，升降功能失调，故嘈杂、反酸；脾胃虚寒，寒为阴邪，故喜温喜按；舌质淡红，苔白，脉象沉细为脾虚之象。气与血密切相关，"气为血帅，血为气母"，《内经》早有所云，故治血当治气为其原则。《类证治裁·血证总论》即曰："气和则血循经，气逆则血越络"、"治血宜调气"。治气者，又有降气、清气、益气之别。此因脾胃虚寒，阴络损伤，治当益气。

本方以太子参、黄芪为君药，两者均能入中焦，补脾益气，又取其甘平微温之性，以祛脾胃之虚寒；白术、炙甘草为臣药，助君药补益中焦之力；佐以当归、白芍、阿胶珠，滋补阴血，使全方气血双补，阳中有阴，和营血而能止痛；乌贼骨收敛止血、且能制酸止痛，《本草纲目》言其主治"唾血，下血"；血"见黑即止"，故用地榆炭、侧柏炭；更以龙牡收敛止血、益气固脱双重作用，防血随气脱之变。本方功能益气摄血、气血双调。固涩而能护膜，且能防止虚脱。

【临床应用】

1. 运用要点 本方主要用于治疗脾不统血之胃痛证。临证以胃痛、反酸、喜暖喜按，舌质淡红，苔白，脉沉细为辨证要点。

2. 随症加减 若肝郁气滞，暴怒伤肝动血，则宜加疏肝和血之郁金6g、焦栀子6g、当归6g、赤芍10g、丹皮6g、牛膝12g，去益气生血之品如黄芪、太子参等；热郁气滞、和降失调、久病伤络者可清中止血，加炒川连3g、陈皮6g、姜半夏10g、炒竹茹6g、茯苓12g、甘草4g；胃阴亏虚，内热耗津伤络者宜养胃阴，酌加沙参12g、麦冬10g、川石斛12g、玉竹12g等，去黄芪、白术。

3. 现代应用 临床常用于胃及十二脂肠球部溃疡出血、慢性糜烂性胃炎伴出血等属脾不统血者。

4. 应用经验 谢昌仁名老中医常用该方治疗消化性溃疡、糜烂性胃炎伴出血者，均取得较明显的效果。[张丰强，郑英主编. 首批国家级名老中医效

验秘方精选. 国际文化出版社，北京，1996]

脘腹蠲痛汤

【出处】何任验方（《首批国家级名老中医效验秘方精选（续集）》）

【组成】元胡9g　白芍12g　川楝子9g　生甘草9g　海螵蛸9g　制香附9g　蒲公英20g　沉香曲9g　乌药6g

【用法】水煎服，一日1剂。或将上药研末为散，开水吞服。

【功用】疏肝解郁，理气养血。

【主治】肝脾（胃）气血不调之胃痛证。症见胃脘疼痛、胀闷、嗳气、反酸，舌质淡红，苔白，脉弦。

【方解】朱丹溪曰："气血冲和，万病不生，一有怫郁，诸病生焉。"引起脘腹痛的病因有多种，但气血郁滞则一。气血郁滞，责之于肝。《素问·至真要大论》有"木郁之发，民病胃脘当心而痛"。故肝胃气郁则脘痛，肝脾气郁则腹痛，并且均可连及胁肋，以其部位为肝气所郁也。肝主升发，脾主运化，肝脾不和，升降功能失职，故见嗳气，反酸。本方即抓住肝胃（脾）气郁这一关键病机，方中以元胡为君，入肝经，疏肝解郁，理气活血；肝气得舒，脾气得运，肝脾调和则诸症皆除。乌药、香附、沉香曲皆为行气之药，行气降气止痛，助君药行气解郁之功；俱为臣药。"肝苦急，急食甘以缓之"，故方中入芍药、甘草，酸甘化阴，缓急止痛，与理气之品相伍，既疏肝气，又缓肝急，二散一收，相辅相成，切中治肝要旨，故取效甚捷。从临床上看，许多脘腹痛都是寒热错杂的，本方加入性偏寒凉的川楝子、蒲公英，寒温并用而专理气血，蒲公英为清热解毒佳品，此药味甘性寒，除用于乳痈及疮疡之外，用以治胃，常能起养护之作用。故凡脘痛偏于热者，亦可加大剂量至30g，每获良效。上药俱为佐药。诸药合用，肝气得舒，脾气复运，肝脾调和，诸症自消。

【临床应用】

1. 运用要点　本方常用于治疗肝脾（胃）气血不调之胃痛证。临证以胃脘疼痛、嗳气、反酸，舌质淡红，苔白，脉弦为辨证要点。

2. 随症加减　脘腹疼痛并有反酸呕吐者，可酌加姜半夏9g、吴茱萸3g；

嗳气多者亦可加越鞠丸（包煎）15～30g。

3. 现代应用 临床常用于急慢性胃炎、胃及十二指肠溃疡、胃神经官能症、慢性肠炎、慢性胆囊炎、胆石症、慢性胰腺炎、内脏植物神经功能紊乱等属肝脾（胃）气血不调者。

4. 应用经验 何任名老中医用该方治疗急慢性胃炎、胃及十二指肠溃疡、胃神经官能症等，均取得明显的效果。[米一鹗主编. 首批国家级名老中医效验秘方精选（续集）. 今日中国出版社，北京，1999]

金延香附汤

【出处】董建华验方（《首批国家级名老中医效验秘方精选（续集）》）

【组成】川楝子10g 元胡10g 香附10g 陈皮6g 枳壳10g 大腹皮15g

【用法】日1剂，水煎2次分服。

【功用】行气解郁，活血止痛。

【主治】肝郁气滞血瘀之胃痛证。症见胃脘疼痛、胀闷、痞塞，嗳气反酸，舌质黯淡，苔白或有瘀斑，脉弦或涩。

【方解】本方为治疗肝郁气滞血瘀之胃痛经验方。肝气郁结，气为血帅，气不行则血滞，不通则痛，肝气横逆犯胃，故见胃脘疼痛，胀闷，痞塞；胃脘气滞，升降功能失职，故可见嗳气反酸；舌质黯淡，苔白或有瘀斑，脉弦或涩为肝郁气滞血瘀之象。方中川楝子行气中之血滞，元胡行血中之气滞；香附入肝理气解郁止痛，主入气分，行气时兼行气中血滞，为气中血药。上述三药配合，既能活血止痛，又能理气宽中，共为君药。陈皮理气和胃化湿，与川楝子、元胡、香附为伍，既能活血止痛和胃，又能舒肝理气，为臣药。佐以枳壳、大腹皮、下气消胀除满，通利大小肠。诸药合用，使气行血畅，诸痛之证自除。

【临床应用】

1. 运用要点 本方是治疗肝郁气滞血瘀之胃痛证的常用方。临证以胃脘疼痛、嗳气反酸，舌质黯淡，苔白，脉弦或涩为辨证要点。

2. 随症加减 如气血郁久，化热化火，伴见灼痛或烧心、反酸者，可加黄连、吴茱萸清火解郁行气，煅瓦楞子化瘀止酸。若见胃脘胀痛，喜温畏寒者，可加用高良姜、肉桂、甘松以行气散寒止痛。如见心烦喜呕、舌红苔黄者，可加山栀、黄芩以清热除烦。

3. 现代应用 临床常用于急慢性胃炎、胃及十二指肠溃疡、胃神经官能症等属肝郁气滞血瘀者。

4. 应用经验 董建华名老中医常用该方治疗急慢性胃炎、胃及十二指肠溃疡等，均取得明显的效果。[米一鹗主编.首批国家级名老中医效验秘方精选（续集）.今日中国出版社，北京，1999]

柴芍和胃汤

【出处】 张镜人验方（《首批国家级名老中医效验秘方精选（续集）》）

【组成】 柴胡10g 炒白芍10g 炙甘草6g 生白术10g 苏梗10g 平地木10g 徐长卿10g 连翘10g 八月札10g 制香附10g

【用法】 每日1剂，水煎2次，早晚分服，连续服药3个月为一疗程，症状好转或消失者，仍应继续服用一段时间，巩固疗效。

【功用】 调肝和胃，健脾运中。

【主治】 肝胃不和之胃痛证。症见胃脘疼痛、痛连两胁，每遇情绪变化时疼痛加重，嗳气矢气后则痛舒，大便不畅，舌淡红苔薄白脉弦。

【方解】 肝气郁结，横逆犯胃，肝胃不和，故见胃脘疼痛，痛连两胁，每遇情绪变化时气滞加重，则疼痛加重，每遇嗳气矢气后气滞得舒，则疼痛减轻；舌淡红苔薄白脉弦为肝胃不和之象。本方乃宗《伤寒论》的芍药甘草汤、《和剂局方》的香苏散、《景岳全书》的柴胡疏肝散加减而成。方中以柴胡入肝经，行肝中之气滞，疏肝解郁，为君药。《素问·藏气法时论》曰："肝欲散，急食辛以散之，用辛补之，酸泻之。"故本方加入芍药酸收，养血柔肝；苏梗的辛香亦有敛木散肝；二药为臣药。佐以香附疏肝理气止痛，白术健脾疏肝；并增入清热的平地木、连翘；止痛的徐长卿，疏肝理气的八月札。甘草益气调中，兼调和诸药，为佐使之用。本方寓温凉通补于一炉，以符衡平之旨，庶几缓缓图功。

【临床应用】

1. 运用要点 本方常用于治疗肝胃不和之胃痛证。临证以胃脘疼痛、每遇情绪变化时疼痛加重，舌淡红苔薄白，脉弦为辨证要点。

2. 随症加减 痛甚加九香虫、炙元胡；胀甚加青陈皮、枳壳、佛手片；嗳气加旋覆花、代赭石；胃酸缺乏加木瓜、炙乌梅；嘈杂可加香扁豆、炒山药；便溏加炒六曲、焦楂炭；便秘加全瓜蒌、望江南；出血加当归炭、仙鹤草、白及片、三七粉；气虚加孩儿参、六君子丸；阴虚加南沙参、川石斛；舌质紫或边有瘀点加当归、丹参等。

3. 现代应用 临床常用于急慢性胃炎、胃及十二指肠溃疡、胃神经官能症等属肝郁气滞血瘀者。

4. 应用经验 张镜人名老中医常用该方治疗急慢性胃炎、胃及十二指肠溃疡等，均取得明显的效果。[米一鹗主编. 首批国家级名老中医效验秘方精选（续集）. 今日中国出版社，北京，1999]

百合荔枝乌药汤

【出处】程绍恩验方（《首批国家级名老中医效验秘方精选（续集）》）

【组成】生百合 40g 川楝子 20g 荔枝核 15g 乌药 15g

【用法】先将上药用适量清水浸泡 30 分钟，再放火上煎煮 30 分钟，每剂煮 3 次，每日 1 剂，将 3 次煎出的药液混合，早饭前半小时和晚间睡前各服 1 次。

【功用】养阴和胃，理气止痛。

【主治】阴虚气滞之胃痛证。症见胃脘痛，腹胀，恶心，吞酸，食少纳呆，舌红苔少脉细数。

【方解】本方为治疗阴虚气滞之胃痛经验方。胃阴不足，阴虚则火旺，灼伤脉络，故可见胃痛；阴损及阳，胃阳虚则腐熟无力，故食少纳呆；胃主通降，气滞则腹胀，恶心，吞酸；舌红苔少脉细数为阴虚之象。方用百合润肺养阴，《本经》称其能治"邪气腹胀心痛"，肺气降则诸气皆降，为君药；川楝子疏肝行气，乌药理气止痛，两药行胃中气滞，为臣药；荔枝核不仅擅治疝气，睾丸肿痛，而且对胃寒气滞的冬痛有较佳疗效，为佐药。诸药合用，养胃阴，行气滞，诸症自除。

【临床应用】

1. 运用要点 本方是治疗阴虚气滞之胃痛证的有效处方。临证以胃脘痛，吞酸，食少纳呆，舌红苔少，脉细数为辨证要点。

2. 随症加减 遇腹胀加枳实、麦芽、香橼皮；胁胀加郁金、木香、青皮；嗳气加木香、莱菔子，痛甚加白芍、甘草；刺痛加蒲黄、五灵脂；吐酸加川黄连、吴茱萸；恶心加藿香、陈皮；口渴饮冷加石膏；口干不欲饮加麦冬、生地、玉竹、玄参；食少加山楂、神曲、麦芽；气短乏力加党参、桂枝；腹泻加白术、茯苓；便秘加火麻仁。

3. 现代应用 临床常用于凡急慢性胃炎、胃及十二指肠溃疡、胃神经官能症等属阴虚气滞者。

4. 应用经验 程绍恩名老中医常用该方治疗急慢性胃炎、胃及十二指肠溃疡等，均取得明显的效果。[米一鹗主编. 首批国家级名老中医效验秘方精选（续集）. 今日中国出版社，北京，1999]

三合汤

【出处】 焦树德验方，《首批国家级名老中医效验秘方精选（续集）》

【组成】 高良姜6～10g　制香附6～10g　百合30g　乌药9～12g　丹参30g　檀香6～9g（后下）　砂仁3～5g

【用法】 每日1剂，水煎2次分服。

【功用】 温中和胃，散郁化滞，调气养血。

【主治】 肝郁气滞之胃痛证。症见胃脘痛，腹胀，嗳气，食少，舌淡红苔薄白，脉弦。

【方解】 本方为治疗肝郁气滞之胃痛经验方。肝郁气滞，横逆犯胃，肝胃失和，故见胃脘痛；肝胃气滞，则腹胀，嗳气；舌淡红苔薄白脉弦为肝郁气滞之象。

本方是良附丸、百合汤、丹参饮三个药方组合而成，故名"三合汤"，其中良附丸由高良姜、香附组成，主治肝郁气滞、胃部寒凝所致的胃脘疼痛。良姜辛热，温胃散寒。《本草求真》说："同香附则除寒祛郁"；香附味辛微苦甘，性平，理气行滞，利三焦、解六郁，李杲曾说它"治一切气"，"消食下气"。二药合用，善治寒凝气滞胃痛。寒凝重者，重用高良姜，因气滞而痛者，重用制香附。百合汤由百合、乌药组成，主治诸气膹郁所致的胃脘痛。百合性味甘平，主入肺胃，降泄肺胃郁气，则肺气降，胃气和，则诸气俱调；配以乌药快气宣通，疏散滞气，温顺胃经逆气。二药合用，既能清泄肺胃郁气，又能防止百合平凉之性有碍中运，再参《本草经》说：百合能"补中益气"，王好古说乌药能"理元气"，故本方更适用于日久不愈，正气渐衰之证。丹参饮为丹参、檀香、砂仁三药组成，是治疗心胸、胃脘疼痛的有效良方。其中丹参味苦性微凉，活血祛瘀，通经止痛。《吴普本草》说它"治心腹痛"；檀香辛温理气，利胸膈，调脾胃。《日化子本草》说它"治心痛"；砂仁辛温，行气调中，和胃醒脾。三药相合，以丹参功同四物，砂仁兼益肾"理元气"、"引诸药归宿丹田"，故对久久难愈、气滞血瘀、正气渐虚的胃脘痛，不但能够活瘀定痛，并能养血、益肾、醒脾、调胃。以上三个药方相合，组成三合汤，则既主气又主血，即主寒又主滞，治疗心腹诸痛，即能治病，又能益人，功效全面。

【临床应用】

1. 运用要点 本方常用于治疗肝郁气滞之胃痛证。临证以胃脘痛，嗳气，舌淡红苔薄白，脉弦为辨证要点。

2. 随症加减 饮食减少者，加谷芽、麦芽、内金；嗳气较重者，加柿蒂、法半夏、陈皮。

3. 现代应用 临床常用于慢性胃炎、胃及十二脂肠球部溃疡、胃黏膜脱垂、胃神经官能症、胃癌属肝郁气滞者。

4. 应用经验 焦树德名老中医常用该方治急慢性胃炎，胃及十二脂肠球部溃疡，胃神经官能症等，均取得明显的效果。[米一鹗主编. 首批国家级名老中医效验秘方精选（续集）. 今日中国出版社，北京，1999]

四合汤

【出处】焦树德验方（《首批国家级名老中医效验秘方精选（续集）》）

【组成】高良姜6～10g　制香附6～10g　百合39g　乌药9～12g　丹参30g　檀香（后下）6～9g　砂仁3～5g　五灵脂9～12g　蒲黄（布包）6～10g

【用法】每日1剂，水煎2次，分服。

【功用】温中和胃，活瘀散滞，理气养血。

【主治】中焦寒凝气滞兼有瘀血之胃痛证。症见胃脘痛，喜温喜按，腹胀，嗳气，口干喜温饮，舌淡黯，苔薄白，有瘀斑，脉弦。

【方解】本方为焦老三合汤的衍生方，主治中焦虚寒气滞兼有瘀血之胃痛。中焦寒凝，阳气被郁，气不行则血滞成瘀，不通则痛，故见胃脘痛；寒为阴邪，故喜温喜按，口干喜温饮；胃脘气滞，则腹胀，嗳气；舌淡黯，苔薄白，有瘀斑、脉弦为寒凝气滞血瘀之象。

本方是在三合汤的基础上加失笑散。其中蒲黄活血散瘀，《本草纲目》中说：蒲黄"凉血、活血、止心腹诸痛，加五灵脂行血止痛，《本草纲目》中说它"治男女一切心腹、胁肋、少腹诸痛，疝痛，血痢腹痛"，二药合用，再配合丹参，活瘀止痛的功效增强，对中焦有瘀血阻络而发生的心腹疼痛有良好疗效。

三合汤是由良附丸、百合汤、丹参饮三个药方组合而成。其中良附丸由高良姜、香附组成，主治肝郁气滞、胃部寒凝所致的胃脘疼痛。良姜辛热，温胃散寒。百合汤由百合、乌药组成，主治诸气膹郁所致的胃脘痛。丹参饮为丹参、檀香、砂仁三药组成，是治疗心胸、胃脘疼痛的有效良方。其中丹参味苦性微凉，活血祛瘀，通经止痛；檀香辛温理气，利胸膈，调脾胃；砂仁辛温，行气调中，和胃醒脾。

三合汤加失笑散四方合用，既有气药，又有血药，既能驱邪，又兼益人，所以对久治不愈的胃脘痛能发挥特有的效果。

【临床应用】

1. 运用要点　本方常用治中焦寒凝气滞兼有瘀血之胃痛证。临证以胃脘痛，喜温喜按，口干喜温饮，舌淡黯，苔薄白，脉弦为辨证要点。

2. 随症加减　兼有呕血、便血者，须改用蒲黄炭、五灵脂炭，再加白及10g、生藕节20g、或藕节炭30g、三七粉2g（分冲）、伏龙肝60～100g（煎汤代水），香附也要炒黑，可加砂仁，如无呕血、便血、但大便黑色，潜血阳性者，也可用蒲黄炭，灵脂炭，或加白及，乌贼骨等。

3. 现代应用　临床常用于慢性胃炎、胃及十二脂肠球部溃疡、胃黏膜脱垂、胃神经官能症、胃癌属中焦寒凝兼有气滞者。

4. 应用经验　焦树德名老中医常用该方治上慢性胃炎、胃及十二脂肠球部溃疡、胃神经官能症等，均取得明显的效果。［米一鹗主编．首批国家级名老中医效验秘方精选（续集）．今日中国出版社，北京，1999］

滋阴通降方

【出处】董建华验方（《首批国家级名老中医效验秘方精选（续集）》）

【组成】沙参10g　麦冬10g　丹参12g　白芍15g　石斛10g　香橼皮10g　枳壳10g　川楝子10g　甘草3g

【用法】每日1剂，水煎服，日服2次。

【功用】养阴通络，理气止痛。

【主治】胃阴不足之胃痛。症见胃脘隐隐灼痛，口干，纳少便干，舌红少苔脉细数。

【方解】胃为燥土，邪客之多热，易化燥伤阴；胃痛日久不愈，气郁化火，亦多灼伤胃阴，阴络受损，则见胃脘隐隐灼痛。胃阴一亏，胃失濡润，则胃失和降，只有津液来复，胃气才能下行。宜用甘凉濡润，但又不可过用滋腻，佐以行气化瘀之品最为灵通。所以方中以沙参为君，入上中二焦，滋养肺胃之阴，和胃生津；麦冬、白芍、石斛滋养胃阴，和胃生津，三药助君药养阴生津之功，以助胃通降，为臣药；佐以香橼皮、枳壳、川楝子行气化瘀，稍佐丹参活血通络，以助气血运行；甘草配白芍酸甘养阴，濡润胃腑。诸药合用，共奏养阴通络，理气止痛之效。

【临床应用】

1. 运用要点　本方主要用于治疗胃阴不足之胃痛。临证以胃脘隐隐灼痛，口干，纳少，舌红少苔，脉细数为辨证要点。

2. 随症加减　兼湿者，养阴化湿合用，可加藿香、佩兰、泽兰、薏苡仁等；兼脾虚便稀者，滋胃与运脾并举，可加砂仁、白蔻、木瓜、茯苓等。

3. 现代应用　临床常用于慢性萎缩性胃炎、胃及十二脂肠球部溃疡、胃神经官能症、胃癌等属胃阴不足者。

4. 应用经验　董建华名老中医常用该方治疗慢性萎缩性胃炎、胃及十二脂肠球部溃疡、胃神经官能症等，均取得明显的效果。［米一鹗主编．首批国家

级名老中医效验秘方精选（续集）. 今日中国出版社，北京，1999］

五花芍草汤

【出处】魏长春验方（《首批国家级名老中医效验秘方精选（续集）》）

【组成】佛手花 6g　扁豆花 6g　绿梅花 6g　玳玳花 6g　厚朴花 6g　芍药 15g
甘草 5g

【用法】日 1 剂，水煎服，早晚各 1 次，饭前半小时温服，1 个月为一疗程，连服 10 日休息 2 日，再服 2~3 个疗程。

【功用】养阴清热，和胃生津。

【主治】阴虚燥热之胃痛。症见脘腹灼热或隐痛，嘈杂，饥不欲食，口燥咽干，大便燥结，舌红少津，苔薄黄或舌光无苔，脉细数或细弱，甚则食难下咽，干呕呃逆。

【方解】本方为治疗阴虚燥热之胃痛经验方。胃阴不足，燥热内生，灼伤胃络，故可见脘腹灼热或隐痛，嘈杂；阴损及阳，阳虚则腐熟无力，故饥而不欲食；口燥咽干，大便燥结，舌红少津，苔薄黄或舌光无苔，脉细数或细弱为阴虚燥热之象。本方治疗采用花类药为主，花类药，质地轻，气味薄，养阴柔肝，开胃生津，柔而不刚，芳香理气，化湿和中，其性不燥；清热凉血，止血缓急，无碍胃气。佛手花微苦微温，入肝胃经，疏肝理气，和胃快隔，为君药。扁豆花甘、淡、平，入脾胃经，解暑化湿，和中健脾；绿梅花味酸涩，性平，入肝、肺二经，有舒肝，和胃，化痰之功效；玳玳花味甘、微苦，疏肝和胃，理气解郁；厚朴花苦、微温，归脾、胃经，功能理气，化湿；四味合用为臣药。芍药味酸，酸能敛津为佐药。甘草味甘，功能益气调中，与芍药合用，酸甘化阴，以达养阴生津之效，为佐使药。诸药合用，共奏养阴清热，和胃生津之功。

【临床应用】

1. 运用要点　本方常用于治疗阴虚燥热之胃痛。临证以脘腹灼热或隐痛，口燥咽干，舌红少津，苔薄黄或无苔，脉细数为辨证要点。

2. 随症加减　纳食不香者，加鸡内金、神曲；口干甚者，加沙参、麦冬；大便不通者，加玄参、火麻仁。

3. 现代应用 临床常用于慢性萎缩性胃炎、胃及十二脂肠球部溃疡、胃神经官能症、胃癌等属阴虚燥热者。

4. 应用经验 魏长春名老中医常用该方治疗慢性萎缩性胃炎、胃及十二脂肠球部溃疡等，均取得较好的效果。[米一鹗主编. 首批国家级名老中医效验秘方精选（续集）. 今日中国出版社，北京，1999]

香砂益胃汤

【出处】章真如验方（《首批国家级名老中医效验秘方精选（续集）》）

【组成】沙参15g 麦冬10g 山药15g 天花粉10g 石斛10g 生地10g 玄参10g 白芍10g 玉竹15g 木香10g 砂仁6g

【用法】每日1剂，水煎2次，温分服。

【功用】养阴益胃。

【主治】胃阴虚之胃痛。其特点是胃脘闷痛，干哕不适，不思饮食，甚至无食欲感。甚者可见皮肤枯皱，肌肉萎缩，舌瘦瘪带赤，唇干齿枯。

【方解】本方为治疗胃阴虚胃痛之经验方。胃阴不足，燥热内生，灼伤胃络，故见胃脘闷痛；胃阴不足，无力腐熟水谷，故见干哕无力，不思饮食；阴津不足，无力充养皮肤及肌肉，故皮肤枯皱，肌肉萎缩，舌体瘦瘪，唇干齿枯。治当以养阴益胃。方中沙参、麦冬甘温，入上中二焦，滋阴生津，补益肺胃之阴，为君药；玄参、生地、石斛、玉竹甘凉濡润，养胃生津，助君药滋阴养胃之功，为臣药；山药、天花粉养胃生津兼能健脾；白芍养阴能缓急止痛；木香、砂仁二味理气和胃健脾；俱为佐药。诸药合用，养阴而不滋腻，理气健脾而不伤阴。

【临床应用】

1. 运用要点 本方常用于治疗胃阴虚之胃痛。临证以胃脘闷痛，不思饮食，苔少，脉细为辨证要点。

2. 随症加减 大便秘结者，加熟大黄；饮食减少者，加神曲、鸡内金。

3. 现代应用 临床常用于慢性萎缩性胃炎、胃及十二脂肠球部溃疡、胃神经官能症、胃癌等属胃阴虚者。

4. 应用经验 章真如名老中医常用该方治疗慢性萎缩性胃炎、胃及十二脂肠球部溃疡、胃神经官能症等，均取得较明显的效果。[米一鹗主编. 首批国家级名老中医效验秘方精选（续集）. 今日中国出版社，北京，1999]

慢萎胃复元汤

【出处】赵棻验方（《首批国家级名老中医效验秘方精选（续集）》）

【组成】潞党参15g 生黄芪15g 麦芽30g 稻芽30g 淮山药15g 鸡内金12g 青皮6g 陈皮6g 菟丝子（布包）15g 枸杞子12g 甘草6g

【用法】每日1剂，水煎2次，早晚分服。

【功用】扶脾益肾，生化气血。

【主治】脾肾两虚，气阴不足之胃脘痛。胃脘不适，或隐隐作痛，饮食减少，气短懒言、神疲乏力，口干咽燥，或腰膝无力，舌淡苔白，脉细。

【方解】本方是治慢性萎缩性胃炎属气阴两虚证的常用方。气阴两虚，胃体失养，故见胃脘不适，或隐隐作痛；气阴不足，脾胃受纳与运化失司，故饮食减少；脾肾不足，腰膝失养，故腰膝无力；气短懒言、神疲乏力，口干咽燥，舌淡苔白，脉细，为气阴不足的征象。方中党参入脾经，健脾益气；菟丝子入肾经，补肾培元，二者合用，补益脾肾，脾肾本为气血生化之源，脾肾建则气血生化无穷，共为君药。黄芪、淮山药健脾益气，二药助党参补益脾胃之功；枸杞子补肾培元，助菟丝子补肾之效，以温煦脾胃，俱为臣药。麦芽、稻芽、鸡内金健脾消食；青皮、陈皮理气导滞以健脾，俱为佐药。全方通过益气，补肾，消食，理气以助脾胃运化，达到气血平和，阴阳平衡。

【临床应用】

1. 运用要点 本方主要用治脾肾两虚，气阴不足之胃脘痛。临证以胃脘不适，饮食减少，气短，乏力，口干，舌淡苔白，脉细为辨证要点。

2. 随症加减 如见气滞血瘀，则加三棱6g，莪术6g，元胡9g，佛手干9g。如有出血，加白及粉（冲）15g，仙鹤草12g。如胃镜见胃黏膜灰黄或糜烂，有淡黄色黏液覆盖其上，脉弦数，苔黄腻，加佩兰叶10g，绵茵陈10g。如见黏膜灰白或糜烂，有黏滑分泌物较多，脉弦或濡，苔黄腻，加苏梗9g、藿香9g、川朴9g。如有幽门螺旋杆菌感染，加蒲公英12g，证偏寒者，再加苍术9g；证偏热者，再加连翘9g。如有胆汁反流，加木香7g，郁金12g，川楝子 10g，金钱草 9g。如有异常化生或增生，加乌梅 9g，桃仁 9g，红花 4g，赤芍 9g。大便秘结者，加郁李仁 9g，火麻仁 12g。另取番泻叶 6g 泡茶，频频饮用。大便黏滞不爽者，加枳实 9g，川厚朴量用至 12g，大腹皮 9g。舌面津少或少苔，剥苔者，加石斛 12g，天花粉 15g。有胃酸减少，加山楂 15g 或乌梅 12g。

3. 现代应用 临床常用于慢性萎缩性胃炎、慢性浅表性胃炎属气阴两虚者。

4. 应用经验 赵棻名老中医常用该方治疗慢性萎缩性胃炎临床症状不明显者，治疗后复查胃镜，效果明显。[米一鹗主编. 首批国家级名老中医效验秘方精选（续集）. 今日中国出版社，北京，1999]

加味芍药甘草汤

【出处】祝伯权验方（《首批国家级名老中医效验秘方精选（续集）》）

【组成】杭白芍 15g 甘草 10g 香附 15g

【用法】日 1 剂，水煎 2 次，早晚分服。

【功用】舒肝理气，和胃止痛。

【主治】肝胃气滞之胃痛。症见胃脘疼痛，牵及两胁，胸满腹胀，嗳气，口苦，或伴反酸，呕恶，发病多与情志有关，舌苔淡黄或薄白，脉弦或沉弦，弦滑。

【方解】本方为祝老由《伤寒论》之方演变而来，主治肝胃气滞之胃痛。肝胃气滞，不通则痛，故见胃脘疼痛，痛连两胁；胸满腹胀，嗳气，口苦，或伴反酸，呕恶为气滞之象；每遇情志不舒，肝郁则气滞愈盛，则诸证加重。舌苔淡黄或薄白，脉弦或沉弦，弦滑为肝胃气滞之象。

方中杭白芍味苦酸微寒，性平无毒，可泻肝火，安脾和血，缓中止痛，为君药；甘草味甘，性平无毒，生肌止痛，疗诸痈疮疡，通行十二经，为臣药；香附为臣药，辛微苦、甘平，入肝、三焦二经，有理气解郁、调经止痛之功用，乃血中气药，与芍药甘草汤合用，以达辛通和营，治胃脘久痛不愈之目的。

【临床应用】

1. 运用要点 本方主要用治肝胃气滞之胃痛。临证以胃脘疼痛，牵及两胁，嗳气，多与情志有关，舌苔淡黄或薄白，脉弦为辨证要点。

2. 随症加减 虚者，加党参、白术、或黄芪；寒者，加高良姜、肉桂或熟附子；热者，加条芩、黄连或黄柏；实者，加大黄（炒焦）、枳实；吞酸，加吴茱萸、黄连；调气，加木香、砂仁或沉香；和血，加当归、或丹参；痛甚，加元胡；吐甚，加半夏或竹茹；便燥，加郁李仁或火麻仁；便泄，加黄连，或茯苓；出血，加藕节、乌贼骨或三七。

3. 现代应用 临床常用于胃及十二指肠溃疡、糜烂性胃炎，十二指肠球炎等属于肝胃气滞者。

4. 应用经验 祝伯权名老中医常用该方治疗胃及十二指肠溃疡、糜烂性胃炎等，均取得较明显的效果。[米一鹗主编. 首批国家级名老中医效验秘方精选（续集）. 今日中国出版社，北京，1999]

溃疡速愈方

【出处】祝伯权验方（《首批国家级名老中医效验秘方精选（续集)》）

【组成】酒大黄10g 焦三仙10g 鸡内金10g 枳壳10g 厚朴10g 青皮10g 木香3g 没药（或乳香）3g

【用法】日1剂，水煎2次，早晚分服。

【功用】理气消积，活血愈疡。

【主治】气滞血瘀之胃痛证。症见胃脘定时作痛，恶食拒按，嗳腐吞酸，腹满便秘，或因胃热盛，胃气上逆而胸满，恶心，嗳气呃逆；或胃有积滞而食入即吐或反酸，便血等，舌暗苔白，脉弦涩。

【方解】本方为治疗气滞血瘀之胃痛之经验方。气滞血瘀，不通则痛，故见胃脘定时作痛；胃脘气滞，升降失调，故见恶食拒按，嗳腐吞酸，腹满便秘。舌暗苔白，脉弦涩为气滞血瘀之象。方中酒大黄能活血，行滞；使运化复常，气血通畅，为君药。没药祛瘀生新，生肌长肉，使溃疡病灶由里往外生长，促进溃疡迅速愈合，为臣药。焦三仙、鸡内金以消食滞助运化；枳壳、厚朴、青皮、木香诸药调气止痛，上药俱为佐药。诸药合用，气得行，瘀得化，诸症自除。

【临床应用】

1. 运用要点 本方主要用于治疗气滞血瘀之胃痛证。临证以胃脘痛，嗳气呃逆，舌暗苔白，脉弦涩为辨证要点。

2. 随症加减 恶心加陈皮 10g、竹茹 10g；胸闷呃逆加醋代赭石 10g、旋覆花 6g；胃胀痛加沉香 0.6g（分冲）、元胡 3g、郁金 10g；胃酸多加陈皮 10g、珍珠母 g、郁金 10g；食滞加焦楂 10g；胃热盛选加黄芩 10g、丹皮 10g；湿盛加茯苓 10g、泽泻 10g、车前子 10g（包）；便血或大便潜血选加小蓟 10g、生地炭 10g、侧柏炭 10g、藕节炭 10g、棕榈炭 10g、莲房炭 10g；胃阴虚去厚朴、大黄，加麦冬 10g、天花粉 10g、石斛 10g。

3. 现代应用 临床常用于胃及十二指肠溃疡初期、糜烂性胃炎等属于气滞血瘀或胃热有积滞者。

4. 应用经验 祝伯权名老中医常用该方治疗胃及十二指肠溃疡初期、糜烂性胃炎等，均取得明显的效果。[米一鹗主编. 首批国家级名老中医效验秘方精选（续集）. 今日中国出版社，北京，1999]

肝胃百合汤

【**出处**】夏度衡验方（《首批国家级名老中医效验秘方精选（续集）》）

【**组成**】百合 15g 甘草 6g 柴胡 10g 郁金 10g 乌药 10g 川楝子 10g 黄芩 10g 丹参 10g

【**用法**】日 1 剂，水煎，早晚分服，1 个月一疗程。

【**功用**】调肝和胃活血。

【**主治**】肝胃气滞之胃痛证。症见胃脘胀满，攻痛连胁，嗳气，矢气则舒，性情急躁，舌淡苔薄白，脉弦。

【**方解**】本方为治疗肝胃气滞之胃痛之经验方。肝胃气滞，不通则痛，故见胃脘胀满，攻痛两胁；胃主降，胃中气滞，通降同时受损，则嗳气；舌淡苔薄白，脉弦为肝胃气滞之象。

方中以百合调中利气，而扶土抑木，为君药。柴胡疏肝解郁，调畅气机，为臣药。郁金属血中之气药，以降胃气而解郁，活血而止痛；乌药与川楝为伍，疏肝降胃，顺气止痛；黄芩性味虽属苦寒，但与辛温之乌药相配，能避寒凉之性而取苦降之用，以降胃气。丹参、郁金活血通络，以治血而调气，上药俱为佐药。甘草益气调中，兼调和诸药，为佐使之用。综观全方，从调畅肝胃气机入手，以复其脾胃之升降，从而达到治肝安胃之功。

辨证加减：①肝胃郁热型：症见胃脘灼痛，得冷则舒，泛吐酸水，口干口苦，心烦易怒，大便干结，舌质偏红，苔黄或黄腻，脉弦数。本方加蒲公英15g，生牡蛎15g。②寒热相杂型：症见胃脘胀痛或堵闷，嗳气则舒，口苦而干，烦躁失眠，纳少腹胀，神疲乏力，舌质红苔薄白或黄白相兼，脉小弦。本方加蒲公英15g，良姜3~6g。③脾胃虚寒型：有偏虚寒与偏气虚两种情况。偏虚寒者症见胃脘冷痛，大便溏薄，舌质淡苔白，脉小弦。本方加良姜6g，党参10g。偏气虚者症见胃脘隐痛，得食痛减，倦怠乏力，纳少便溏，面色无华，舌质淡苔白，脉小弦。本方加黄芪10g，党参10，升麻10g。

【临床应用】

1. 运用要点　本方主要用于治疗肝胃气滞之胃痛证。临证以胃脘胀满，攻痛连胁，嗳气，性情急躁，舌淡苔薄白，脉弦为辨证要点。

2. 随症加减　吞酸加生牡蛎或瓦楞子；嘈杂加沙参；得碱痛甚者加乌梅或五味子；刺痛不移加桃仁；大便色黑如柏油样加生蒲黄；胸背胀与彻背痛加九香虫（少量）；胃脘挛急而痛加白芍；腹胀如盘，呕吐频作，加枳实、白术；大便秘结加火麻仁。

3. 现代应用　临床常用于胃及十二指肠溃疡、慢性胃炎等属于肝胃气滞者。

4. 应用经验　夏度衡名老中医常用该方治疗胃及十二指肠溃疡、慢性胃炎等，均取得明显的疗效。[米一鹗主编．首批国家级名老中医效验秘方精选（续集）．今日中国出版社，北京，1999]

萎胃汤

【出处】陈福如验方（《中华当代名中医八十家经验方集萃》）

【组成】黄芪20~30g　白术　山楂各20g　茯苓30g　法半夏　元胡　灵芝各20g　莪术10g　陈皮6g　炙甘草3g

【用法】水煎服，日1剂。

【功用】健脾益气，和胃降浊，祛瘀通络。

【主治】脾虚湿盛之胃痛证。症见胃脘疼痛，嗳气，眼睑或皮下水肿；舌质淡胖，苔白腻，脉缓弱。

【方解】本方为治疗脾虚湿盛之胃痛经验方。脾主运化，脾虚则运化失职，聚而成湿；症可见胃痛，嗳气，眼睑或皮下水肿；舌质淡胖，苔白腻，脉缓弱为脾虚湿盛之象。方中用黄芪、白术甘温，入脾经，健脾益气以化湿，为君药。茯苓、半夏以化湿降浊，二药助君药健脾渗湿之功，为臣药。莪术、元胡以祛瘀通络，改善病灶的微循环；灵芝益气扶正，可增强免疫功能；山楂活血化瘀，消食和胃；陈皮理气和胃，以上诸药共为佐药；炙甘草，益气和中，调和诸药，为佐使药。

【临床应用】

1. 运用要点　本方主要用于治疗脾虚湿盛之胃痛证。临证以胃脘疼痛，嗳气，眼睑或皮下水肿；舌质淡胖，苔白腻，脉缓弱为辨证要点。

2. 随症加减　若湿浊重，见便溏，苔白厚腻者，加苍术、藿香以苦温燥湿、芳香化湿；若脾胃虚寒者则益肉桂、良姜温中散寒，或合理中汤；若肾气不足，五更雷鸣腹泻，怕冷，脉微细，合四神丸或附桂理中汤；若大便软或溏而难排量少，可加炒莱菔子20～30g。

3. 现代应用　临床常用于慢性萎缩性胃炎或合并肠上皮化生及不典型增生属脾虚湿盛者。

4. 应用经验　陈福如名老中医常用该方治疗慢性萎缩性胃炎或合并肠上皮化生及不典型增生，取得较好的效果。[连建伟主编．中华当代名中医八十家经验方集萃．北京：知识产权出版社，2013]

益气清胃汤

【出处】何世东验方（《中华当代名中医八十家经验方集萃》）

【组成】黄芪15g　川黄连6g　三七5g　吴茱萸5g　五灵脂12g　白及10g　甘草5g

【用法】水煎服，日1剂。

【功用】补气健脾，温中清胃，行血祛瘀，生肌敛疡。

【主治】脾胃虚弱，寒热错杂，血瘀气滞之胃脘痛。症见胃脘胀痛，嗳气反酸，腹胀纳差，恶心呕吐，舌淡红，久病或可见舌黯、瘀斑，苔白或薄黄，脉细，或兼弦、涩。

【方解】 脾胃虚弱，寒热错杂，胃气失和，故胃脘胀痛，嗳气反酸，恶心呕吐；脾胃受纳与运化失常，故腹胀纳差；久病血瘀气滞，故见舌黯、瘀斑，苔白或薄黄，脉细，或兼弦、涩。治宜补气健脾，温中清胃，行血祛瘀，生肌敛疡。

方中重用黄芪补益中土，温养脾胃，能助脾之运化是为君药。三七甘，微苦温，可止血散瘀，消肿定痛；五灵脂甘苦温，能通利血脉，散瘀止痛，善治胃脘寒痛，与三七合而活血化瘀、止痛之力较好而共为臣药。川连与吴茱萸苦辛寒热同用，清胃与温中相配，用来调节寒热，辛开苦降，又有泄肝制酸止痛之功，取左金丸之治胃佐泄肝，制其胜之义，白及收敛生肌，能促进溃疡愈合而共为佐药。甘草甘平补脾益气，又可调和诸药，是为使药。

【临床应用】

1. 运用要点 本方常用于治疗脾胃虚弱，寒热错杂，血瘀气滞之胃脘痛。临证以胃脘胀痛，嗳气反酸，纳差，舌淡红，苔白或薄黄，脉细为辨证要点。

2. 随症加减 如腹胀重加青皮、郁金、木香行气开郁消胀；痛甚加川楝子、元胡以疏肝行气止痛；嗳气、恶心频作加半夏、旋覆花以降逆止呕；寒重加干姜温中散寒；夹食滞加神曲、鸡内金以消食导滞；血瘀明显者可加当归、蒲黄以活血化瘀；嘈杂反酸者，可加珍珠粉、牡蛎、海螵蛸以制酸。

3. 现代应用 临床常用于顽固性消化性溃疡及溃疡复发证属脾胃虚弱、气滞血瘀者。

4. 应用经验 何世东名老中医常用该方治疗顽固性消化性溃疡及溃疡复发，效果明显。[连建伟主编.中华当代名中医八十家经验方集萃.北京：知识产权出版社，2013]

陈氏胃痛方

【出处】 陈镜合验方（《中华当代名中医八十家经验方集萃》）

【组成】 党参30g 白术12g 高良姜10g 丁香（后下）6g 白蔻仁（后下）10g 海螵蛸15g 浙贝10g

【用法】 水煎服，日1剂。

【功用】温中健脾、行气降逆。

【主治】虚寒型胃痛。症见上腹闷痛、反酸、喜按、喜热饮、寒凉生冷饮食可诱发、舌质淡白、舌苔薄白，脉迟或大而无力。

【方解】本方为治疗虚寒型胃痛之经验方。阳气不足，虚寒内生，寒为阴邪，主收引，故可见胃痛，喜温喜按，喜热饮；寒凝气滞，胃降失职，故可见反酸；舌质淡白、舌苔薄白，脉迟或大而无力为虚寒之象。方中高良姜辛温，入脾经，温中健脾，散寒止痛，为君药。党参、白术入脾经，温中健脾益气，二药能助高良姜温阳散寒之效，为臣药。丁香、蔻仁行气降逆；海螵蛸、浙贝制酸，四药皆为佐药。诸药合用，共奏温中健脾，行气降逆之功。

【临床应用】

1. 运用要点 本方是治疗脾胃虚寒胃痛的有效方剂。临证以上腹闷痛、反酸、喜按、喜热饮、舌质淡白、舌苔薄白，脉迟为辨证要点。

2. 随症加减 兼腰酸脚软、畏寒肢冷肾阳虚者，加肉桂5g、熟附子10g先煎；气短懒言、面色无华者加北芪、当归；无反酸者可去海螵蛸、浙贝；痛连两胁者加柴胡、川楝子。

3. 现代应用 临床常用于慢性胃炎、胃及十二指肠溃疡、萎缩性胃炎等属于虚寒者。

4. 应用经验 陈镜合名老中医常用于治疗慢性胃炎、胃及十二指肠溃疡等，均取得明显的效果。[连建伟主编.中华当代名中医八十家经验方集萃.北京：知识产权出版社，2013]

胃痛方

【出处】陈福生验方（《中华当代名中医八十家经验方集萃》）

【组成】救必应30g　元胡15g　台乌15g　广木香10g　厚朴10g　生三七（先煎）10g　丹参15g　甘草6g

【用法】水煎服，日1剂。

【功用】理气活血，通络止痛。

【主治】气滞血瘀型胃脘痛。胃脘疼痛如针刺，痛有定处，拒按，食后痛甚，或伴黑便，舌质紫黯或见瘀斑，脉涩或弦。

【方解】本方为治疗气滞血瘀之胃脘痛经验方。气滞血瘀，不通则痛，故见胃脘疼痛如针刺，痛有定处；每因时候及情志变化时气滞愈盛，痛亦加重；舌质紫黯或见瘀斑，脉涩或弦为气滞血瘀之象。

方中生三七功善活血止血，有止血不留瘀，化瘀不伤正之特点；配元胡行血中之气滞，气行则血行，二药共为君药。丹参活血化瘀、木香行气止痛，二药共助君药以活血化瘀、通络止痛，为臣药。佐以救必应以清热解毒、祛湿止痛；台乌合厚朴以理气和中。甘草缓急和中，兼调和诸药，为佐使之用。诸药合用，行气活血而不耗血动血，调畅气机而胃痛自止。

【临床应用】

1. 运用要点　本方是治疗气滞血瘀型胃脘痛的一首有效处方。临证以胃脘疼痛，拒按，食后痛甚，舌质紫黯，脉涩或弦为辨证要点。

2. 随症加减　气滞重者，酌加枳实、佛手、苏梗等理气止痛；反酸明显者，加用海螵蛸、浙贝母、白芍等制酸和胃；兼湿热者，选用蒲公英、虎杖、绵茵陈等清热，土茯苓、川草薢、砂仁等祛湿；兼肝郁，加郁金、夏枯草、麦芽等疏肝缓急；兼食积者，酌加布渣叶、山楂、谷芽、鸡内金等消食除胀；寒凝者，选加干姜、佛手、荔枝核、川芎等温中散寒。

3. 现代应用　临床常用于慢性胃炎、胃及十二指肠溃疡、萎缩性胃炎、糜烂性胃炎等属于气滞血瘀者。

4. 应用经验　陈福生常用该方治疗慢性胃炎、胃及十二指肠溃疡等，取得较好的效果。[连建伟主编．中华当代名中医八十家经验方集萃．北京：知识产权出版社，2013]

第二章　痞满名方

　　痞满是由外邪内陷，饮食不化，情志失调，脾胃虚弱等导致中焦气机不利，或虚气留滞，升降失常而成的胸腹间痞闷满胀不舒的一种自觉症状，一般触之无形，按之柔软，压之无痛。

　　痞满的病因与多方面因素有关。外邪侵袭肌表，若治疗不得其法，滥施攻里泻下，脾胃受损，外邪乘虚内陷入里，结于心下胃脘，阻塞中焦气机，升降失司，遂成痞满。暴饮暴食，或恣食生冷，或食谷不化，阻滞胃脘，痞塞不通，易发生痞满。脾胃失健，水湿不化，酿生痰浊，痰气交阻，中焦气机不利，升降失司，而成痞满。多思则气结，暴怒则气逆，悲忧则气郁，惊恐则气乱等，造成气机逆乱，升降失职，也易成痞满。素体脾胃虚弱，中气不足，或饥饱不匀，饮食不节，损伤脾胃，健运失职，气机不利，而生痞满。

　　本病以胃脘部痞塞，满闷不舒为主症，并有按之柔软，压之不痛，望无胀形的特点。起病缓慢，时轻时重，呈反复发作的慢性过程。

　　本病的治疗原则本着实者泻之，分别施以泻热，消食，化痰，理气等法；虚则补之，施以温补脾胃之法。由于本病证常呈虚实夹杂之候，所以治疗时常补消并用。邪热内陷者，治宜泻热消痞，和胃开结；饮食停滞者，治宜消食和胃，行气消痞；痰湿内阻者，治宜除湿化痰，理气宽中；肝郁气滞者，治宜疏肝解郁，理气消痞。

　　胃脘部满闷不舒是临床上很常见的一个症状，西医学中的慢性胃炎、胃神经官能症、胃下垂、消化不良等疾病，当出现上腹部满闷为主要表现时，可参考本病证进行辨证论治。

枳实消痞丸

【出处】《兰室秘藏》

【组成】 干生姜一钱 炙甘草 麦芽曲 白茯苓 白术各二钱 半夏曲 人参各三钱 炙厚朴四钱 枳实 黄连各五钱

【用法】 水泛为丸或糊丸,每服6~9g,温开水送下,日2次。亦可水煎服,用量按原方比例酌定(原方为细末,汤浸蒸饼为丸,如梧桐子大,每服五七十丸,白汤下,食远服)。

【功用】 行气消痞,健脾和胃。

【主治】 脾虚气滞,寒热互结证。症见心下痞满,不欲饮食,倦怠乏力,大便失调,苔腻微黄,脉弦无力。

【方解】 本方所治之痞满,乃因脾胃虚弱,升降失司,寒热互结,气壅湿聚所致。脾胃虚弱,气机郁滞,则心下痞满,不欲饮食;脾虚不运,则倦怠乏力,大便不调;苔腻微黄,脉弦无力,为脾虚气不足,寒热错杂之象。治宜行气消痞,健脾和胃。方中以枳实行气消痞实为君药。厚朴下气除满,助枳实以增强消痞除满之功,为臣药。黄连清热燥湿;干姜温中祛寒;半夏和胃降逆散结,三药相合,辛开苦降,寒热并调,并助枳、朴行气消痞除满;麦芽消食和胃;人参、白术、茯苓、炙甘草补中健脾祛湿,以上共为佐药。炙甘草调和诸药,兼使药之用。方中枳、朴用量独重,且黄连用量大于干姜,故本方消重于补,清大于温,其治当属实多虚少,热重寒轻之证。

【临床应用】

1. 运用要点 本方消补兼施,以消为主;温清并用,而以清为主。苦降辛开以苦降为主。因枳实剂量较重,目的在于消痞,故名"枳实消痞丸"。临证以症见心下痞满,不欲饮食,倦怠乏力,苔腻微黄,脉弦无力为辨证要点。

2. 随症加减 偏寒者,应减黄连用量,加重干姜用量,或适加高良姜、肉桂以温中散寒;脾虚甚者,应重用人参、白术以加强健脾之功;胀甚者,可酌加陈皮、砂仁以行气消胀。

3. 现代应用 现代常用于慢性胃炎、慢性支气管炎、胆囊炎、脂肪肝、胃肠神经官能症属脾虚气滞湿聚，寒热错杂者。

4. 应用经验 梁超运用枳实消痞丸治疗痞满取得较好的临床效果。[曾玉玮. 梁超治疗痞满经验. 河南中医，2012，32（3）：37]

枳术丸

【出处】《内外伤辨惑论》

【组成】枳实（麸炒）一两 白术二两 荷叶原方未著用量

【用法】同为极细末，荷叶裹烧饭为丸，如梧桐子大，每服五十丸，多用白汤送下，无拘时。

【功用】健脾消痞。

【主治】脾虚气滞，饮食停聚之痞满。症见胸脘痞满，不思饮食等。

【方解】本方为治疗脾虚气滞，饮食停聚之痞满之常用方。脾胃虚弱，运化失常，食积停滞，阻滞气机，生湿化热，故见胸脘痞满；脾胃运化无力，故见不思饮食。治当以健脾消痞。

方中以辛苦微寒的枳实为君，行气消痞，降气破积，除胃中痞闷，白术健脾燥湿利水为臣，以运化水湿。如此则脾旺气行，水气自消。两药一消一补，攻补兼施，互相为用，而消大于补为其特点，此方作丸剂，取其缓而不伤正。

【临床应用】

1. 运用要点 本方主要用于治疗脾虚气滞，饮食停聚之痞满。临证以胸脘痞满，不思饮食，舌淡苔白，脉细为辨证要点。

2. 随症加减 脾虚甚者，应重用白术，再加人参以加强健脾之功；胀甚者，可酌加陈皮、砂仁以行气消胀；纳差者，加麦芽、谷芽。

3. 现代应用 现代常用于慢性胃炎、慢性肠炎、消化不良、肠结核、胆囊炎、肝硬化、胰腺炎等属脾虚气滞，饮食内停者。

4. 应用经验 郭月平运用枳术丸加味治疗功能性消化不良取得较好的疗效。[郭月平. 枳术丸加味治疗功能性消化不良. 山西中医，2010，26（12）：56]

健脾丸

【出处】《证治准绳》

【组成】白术（炒）二两半　白茯苓二两　木香（另研）　黄连（酒炒）　人参各一两五钱　神曲（炒）　陈皮　砂仁　麦芽（炒）　山楂（取肉）　山药　肉豆蔻（面煨熟纸包槌去油）各一两　甘草七钱半

【用法】研末为丸，每服二至三钱，一日2次，温开水送下，亦可作汤剂，水煎服，用量按原方比例酌定（原方上为细末，蒸饼为丸，如绿豆大，每服五十丸，空心服，陈米汤下）。

【功用】健脾和胃，消食止泻。

【主治】脾虚食积之痞满证。症见食少难消，脘腹痞闷，大便溏薄，倦怠乏力，苔腻微黄，脉象虚弱等。

【方解】本方证由脾胃虚弱，运化失常，食积内停所致。脾失健运，食积内停，故食少难消，大便溏薄；脾胃虚弱，气血生化不足，故倦怠乏力，脉象虚弱；食积内停，气机壅滞，则脘腹痞闷。食积化热，则苔腻微黄。治当健脾与消食并举，宜健脾和胃，消食止泻之法。

方中人参、白术、茯苓用量居多，重在补气健脾运湿以止泻，共为君药。臣以山楂、神曲、麦芽消食和胃，除已停之积。再佐以肉蔻、山药健脾止泻；木香、砂仁、陈皮理气开胃，醒脾化湿，且使全方补而不滞；黄连清热燥湿，以除食积所生之热。甘草既能补中益气，又能调和诸药，为使药。如此配伍，补气健脾与消食行气同用，共成消补兼施之剂，以达补而不滞，消不伤正之效。

【临床应用】

1. 运用要点　本方主要用于治疗脾虚食积之痞满证。临证以饮食减少，脘腹痞闷，大便溏薄，苔腻微黄，脉虚弱为辨证要点。

2. 随症加减　若脾胃虚寒，并无热象者，当去黄连，加干姜以温中祛寒；湿者，可加大腹皮、泽泻以行气化湿。

3. 现代应用　现代常用于慢性胃炎、慢性肠炎、消化不良、肠结核、胆囊炎、肝硬化、胰腺炎等属脾虚食积者。

4. 注意事项 若由饮食不节，暴饮暴食而致积滞属于正邪俱者，不宜使用本方。服药期间，忌食生冷、油腻之物。

5. 应用经验 侯崇远运用健脾丸加减治疗小儿脾胃虚弱所致的厌食症疗效肯定，症状改善明显。[侯崇远.小儿健脾丸治疗小儿厌食症的临床效果观察.中国中医药资讯，2012，4（5）：254－254]

半夏泻心汤

【出处】《伤寒论》

【组成】半夏（洗）半升　黄芩　干姜　人参各三两　黄连一两　大枣十二枚　甘草（炙）三两

【用法】水煎服（原方七味，以水一斗，煮取六升，去滓，再煮，取三升，温服一升，日三服）。

【功用】辛开苦降，和胃除痞。

【主治】痞证。症见心下痞闷或胀满，不痛，伴肠鸣下利，恶心呕吐，苔腻而微黄，脉弦数。

【方解】痞证是胸腹间气机升降失常的一种自我感觉。其病因病机有多种，有因湿热阻滞，有因寒热互结，有因气虚气滞。本方治证，按原方作者所言，系因"柴胡汤证具，而以他药下之"所致。"柴胡汤证具"，按理宜用和解法，医者却用苦寒泻下法，以致误下伤及中阳，脾胃阳虚，升降失常，故见心下痞；与此同时，少阳之邪热则乘虚内犯肠胃，故见肠鸣下利，苔腻微黄。此时，寒热互结，正虚邪实，治疗上，寒（湿）非温不散，热非寒不清。但是单用辛温散寒之法则邪热更甚，单用苦寒泄热之法则更伤脾阳，惟以上两法有机结合，才是正道，此即"辛开苦降"法的由来。本方以辛温之半夏为君，一是取其辛温散结之性，以散寒热（或湿热）之互结；二是取其和胃降逆之性，以降胃气之上逆。干姜辛热，温中散寒，芩、连苦寒，降泄邪热，共为臣药，君臣相伍，共奏辛开苦降之效。然痞证之病机与误下伤中阳，脾虚失运有关，故又选用人参、大枣甘温益脾，复"脾主升"之职，与半夏相伍，有升有降，脾胃之运化则可自如。使以炙甘草调和药性，与干姜，大枣相伍，辛甘化阳以助脾胃之运化。

【临床应用】

1. 运用要点 本方苦辛并进以散其寒热互结，补泻兼施以调其虚实并见，是辛开苦降法的代表方剂。临证以心下痞满，伴肠鸣下利，或恶心，苔腻而微黄，脉弦数为辨证要点。

2. 随症加减 痞证，呕恶较甚，苔厚腻属于湿热内蕴于中焦（湿重于热）者，宜去炙甘草、大枣之甘壅，并加生姜、枳壳以和胃止呕。

3. 现代应用 现代常用于神经性呕吐、急慢性胃炎、胃、十二直肠溃疡、口腔溃疡、慢性肝炎、胆囊炎、胰腺炎、细菌性痢疾等属于寒热（或湿热）互结，脾胃虚弱者。

4. 注意事项 食积停滞及气滞之心下痞证，不宜使用。

5. 应用经验 杜长海教授应用半夏泻心汤加减治疗慢性胃炎取得较好的疗效。[王万卷，宗湘裕，杜长海．杜长海应用半夏泻心汤加减治疗慢性胃炎经验．内蒙古中医药，2012，31（12）：137－138]

孔光一教授应用半夏泻心汤治疗胃脘痛获得较好的疗效。[容志航，严季澜，李柳骥．孔光一教授治疗胃脘痛经验．杏林中医药，2011，31（3）：212～213]

生姜泻心汤

【出处】《伤寒论》

【组成】 生姜四两 甘草（炙）三两 人参三两 干姜一两 黄芩三两 半夏半升 黄连一两 大枣十二枚

【用法】 水煎服（原方七味，以水一斗，煮取六升，去滓，再煮，取三升，温服一升，日三服）。

【功用】 辛散水气，和胃消痞。

【主治】 水气与热邪互结之痞证。症见心下痞满，恶心呕吐，肠鸣下利，舌苔白黄而滑。

【方解】 本方系半夏泻心汤减干姜之量，加生姜而成。与半夏泻心汤相比，两方都有辛开苦降，和胃除痞作用，都可用于痞证。所不同者，半夏泻心汤苦（寒）辛（温）并用，用治寒热互结之痞证；水热互结，脾胃失降功能失调，气机壅塞，故见心下痞满不满，恶心呕吐，肠鸣下利，舌苔白黄而滑。

本方重用生姜为君以辛散水气，用治水热互结痞；半夏为臣，散结除痞，降逆止呕；佐以干姜辛热温中散寒，黄芩、黄连苦寒泻热开痞，为平调寒热，辛开苦降之用；人参、大枣甘温益气，甘草补脾和中而调诸药为佐使之用。诸药合用，使寒去热清，升降复常，则痞满自除，呕利自止。

【临床应用】

1. 运用要点 本方常用于治疗水气与热邪互结之痞证。临证以心下痞满，肠鸣下利，舌苔滑，脉滑为辨证要点。

2. 随症加减 痞证，呕恶较甚，苔厚腻属于湿热内蕴于中焦（湿重于热）者，宜去炙甘草、大枣之甘壅，并加重生姜、枳壳以和胃止呕。

3. 现代应用 现代常用于神经性呕吐、急慢性胃炎、胃及十二直肠溃疡、口腔溃疡、慢性肝炎、胆囊炎、胰腺炎、细菌性痢疾等属于水气与热邪互结者。

4. 注意事项 食积停滞及气滞之心下痞证，不宜使用。

5. 应用经验 刘渡舟在临床上善用生姜泻心汤治寒热错杂之脘痛痞满之证，取得很好的效果。[王庆国．随师守诊一得——刘渡舟教授医疗经验数则．河南中医，1986，（2）：40－41]

黄连汤

【出处】《伤寒论》

【组成】 黄连 甘草 干姜 桂枝各三两 半夏半升 大枣十二枚

【用法】 水煎服（原方七味，以水一斗，煮取六升，去滓，再煮，取三升，温服一升，日三服）。

【功用】 清上温中，和胃止呕。

【主治】 上热下寒证。症见胸中烦热，恶心呕吐，腹痛，舌淡红，苔白黄相兼，脉弦数。

【方解】 本方为半夏泻心汤去黄芩，加桂枝而成。与半夏泻心汤相比，两方都有辛开苦降，和胃降逆的作用，都可用于寒热错杂证。所不同者，半夏泻心汤证为寒热互结于中焦脾胃，以心下痞满为主症。本方证为上热下寒（胸中有热，肠中有寒），以胸中烦热，腹痛呕吐为主症。

方中以苦寒之黄连为君，入中焦，清热消痞，除胸中烦热；半夏散结消痞，降逆止呕，与黄连合用，辛开苦降，平调寒热，为臣药；佐以桂枝、干姜温中和胃通络，大枣、人参益气补虚为佐药；甘草补气调中兼调和诸药，为佐使之用。诸药合用，共奏清上温中，和胃止呕之功。

【临床应用】

1. 运用要点 本方主要用于治疗上热下寒（胸中有热，肠中有寒）之证。临证以胸中烦热，恶心呕吐，舌淡红，苔白黄相兼，脉弦数为辨证要点。

2. 随症加减 痞证，呕恶较甚，苔厚腻属于湿热内蕴于中焦（湿重于热）者，宜去炙甘草、大枣之甘壅，并加重生姜、枳壳以和胃止呕。

3. 现代应用 现代常用于神经性呕吐、急慢性胃炎、胃及十二直肠溃疡、口腔溃疡、慢性肝炎、胆囊炎、胰腺炎、细菌性痢疾等属于上热下寒者。

4. 注意事项 食积停滞及气滞之心下痞证，不宜使用。

5. 应用经验 何任擅长运用黄连汤治疗胁痛证属上寒下热者。[吴大真. 何任运用黄连汤治疗胁痛案. 光明中医，2012，27（2）：240]

刘兔元医生运用黄连汤治疗慢性萎缩性胃炎获得较好的疗效。[刘兔元. 黄连汤临床应用举隅. 医学信息，2011，24（23）：735]

二陈汤

【出处】《太平惠民和剂局方》

【组成】半夏（汤洗七次） 橘红各五两 白茯苓三两 甘草（炙）一两半

【用法】加生姜七片，乌梅一枚，水煎服（原方上药㕮咀，每服四钱，用水一盏，生姜七片，乌梅一个，同煎六分，去渣热服，不拘时候）。

【功用】燥湿化痰，理气和中。

【主治】痰湿阻于中焦之痞证。症见咳嗽痰多色白易咯出，胸膈痞闷，不欲饮食，恶心呕吐，头眩心悸，肢体困倦，舌苔白滑，脉滑。

【方解】本方所治痰湿之痞证，系以脾肺功能失调为主要病机。湿痰之生，责之于脾，脾失健运，湿聚成痰，湿痰郁积，气机受阻，诸症由生；而"肺为贮痰之器"，湿痰上犯于肺，肺失宣降，则见咳嗽痰多，色白易咯出；痰阻气机，胃失和降，则见胸膈痞闷，恶心呕吐；湿痰凝聚，阻碍清阳，则头眩心悸；脾为湿困，运化失司，则肢体困倦，不欲饮食；舌苔白滑，脉滑也是湿痰之象。脾气不运而生湿，治当理气调中；水湿凝聚而生痰，又宜燥湿祛痰，使中焦健运，则湿无由积、痰无由生。

方中半夏辛温性燥，归脾、肺、胃经，最善于燥湿化痰，且能降逆和胃止呕，为君药。橘红芳香醒脾，理气和中，调气以消痰，兼能燥湿化痰，合半夏增强燥湿祛痰、降逆和中之力，为臣药。脾为生痰之源，故又用茯苓甘淡健脾渗湿，使湿无所聚，则痰无由生，以治其生痰之源；生姜一则助半夏、橘红以降逆化痰，一则可制半夏之毒；复用少许乌梅以收敛肺气，与半夏相伍，散中有收，相反相成，使祛痰而不伤正，均为佐药。炙甘草和中祛痰，调和诸药，为使药。合而用之，共奏燥湿化痰，理气和中之效。方中半夏、橘红二药，贵在陈久，则无过燥之弊，故有"二陈"之名。

【临床应用】

1. 运用要点 本方是治痰治痞的名方，世称为治痰之通剂。临证以咳嗽痰多色白易咯出，胸膈痞闷，舌苔白滑，脉滑为辨证要点。

2. 随症加减 本方为治痰的基础方，广泛应用于各种痰证。如寒痰而见咳吐痰稀、胸膈满闷者，加干姜、细辛以温肺祛痰；热痰而见痰黄而稠，舌苔黄腻者，加瓜蒌、黄芩、浙贝母以清热化痰；风痰而见眩晕头痛，舌苔白腻者，加制南星、白附子、僵蚕以祛风化痰；食痰而见脘胀纳呆，嗳腐吞酸者，加莱菔子、枳实、神曲以消食化痰；顽痰不化、咯痰艰难者，加海浮石，青礞石以攻逐陈伏之痰。

3. 现代应用 现代常用于慢性萎缩性胃炎、重型毛细支气管炎、癫痫、糖尿病、小儿抽动秽语综合征、神经官能症等属于痰湿阻于中焦者。

4. 注意事项 本方药偏辛燥，故对阴虚燥咳，痰中带血，或肺痨咯血者，不宜应用。

5. 应用经验 王昭垣运用二陈汤加减治疗因饮食冷饮所致的胃脘部痞胀取得良好疗效。[王昭垣. 二陈汤治痞满. 中国中医药报，2012－06－20]

越鞠丸

【出处】《丹溪心法》

【组成】香附　川芎　苍术　神曲　栀子各等份

【用法】上药研末，水泛为丸，每日 3 次，每次 6 ~ 9g，温开水送下。亦可作汤剂，水煎服，用量按原方比例酌定（原方为末，水丸如绿豆大，每服二至三钱，温开水送下）。

【功用】行气解郁。

【主治】六郁证。症见胸膈痞闷，脘腹胀痛，嗳腐吞酸，恶心呕吐，饮食不消，舌苔腻，脉弦。

【方解】本方所治六郁证系由肝脾郁滞所致。肝郁气滞，气滞则血行不畅，或郁久化火，故气、血、火三郁责在肝；脾胃气滞，升降失常，运化失司，聚湿生痰，或食滞不化，故淡、痰、食三郁责在脾（胃）。病虽言六郁，但皆由气郁所致，治当行气解郁为主，使气行则血畅火清，气畅则湿化食消痰除。方中以香附疏肝行气解郁，以治气郁，为君药。川芎辛香，为血中气药，既可活血祛瘀，以治血郁，又可助香附行气解郁之功，为臣药。栀子清热泻火，以治火郁；苍术燥湿运脾，以治湿郁；神曲消食导滞，以治食郁，共为佐药。痰郁必另设治痰之品，此亦是治病求本之意。

【临床应用】

1. 运用要点　本方以五药医六郁，贵在治病求本；诸法并举，重在调理气机。临证以胸膈痞闷，舌苔腻，脉弦为辨证要点。

2. 随症加减　气郁偏重，以香附为主，酌加木香、枳壳以增加行气解郁之功；血郁偏重，以川芎为主，酌加桃仁、红花以活血；湿郁偏重，重用苍术，酌加茯苓、泽泻以利湿；若食郁偏重，重用神曲，酌加山楂、麦芽以消食；若火郁偏重，重用栀子，酌加夏枯草、黄芩以清炎；若痰郁偏重，酌加半夏、瓜蒌以祛痰。

3. 现代应用　现代常用于胃神经官能症、胃及十二指肠溃疡、慢性胃炎、胆石症、胆囊炎、肝炎、肋间神经痛、妇女痛经、月经不调、失眠、便秘等属于肝气郁结者。

4. 注意事项 本方所治诸郁，均属实证，凡因虚致郁者，不宜单独使用。

5. 应用经验 陈裕传运用越鞠丸加减治疗六郁化火所致的心烦失眠，口干便秘，取得良好疗效。 ［陈裕传．越鞠丸临床新用．陕西中医，1998，（10）：465］

二陈平胃汤

【出处】《太平惠民和剂局方》

【组成】 半夏（生姜浸泡） 茯苓 陈皮 甘草 苍术 厚朴

【用法】 水煎服，日1剂。

【功用】 除湿化痰，理气和中。

【主治】 痰湿中阻之痞满。症见脘腹痞塞不舒，胸膈满闷，头晕目眩，身重困倦，呕恶纳呆，口淡不渴，小便不利，舌苔白厚腻，脉沉滑。

【方解】 本方为治疗痰湿中阻之痞满之常用方。痰湿中阻，胃中气滞，升降失职，故见脘腹痞满不舒，胸膈满闷；痰湿蒙蔽神窍，故头晕目眩，呕恶纳呆；痰湿困阻，故身重困倦；舌苔白厚腻，脉沉滑为痰湿中阻之象。治当以除湿化痰，理气和中。

方中半夏能入中焦，燥湿化痰，和胃除痞，用姜制更增其化痰燥湿之功，为君药；苍术和胃燥湿化痰，助君药燥湿化痰之功，为臣药；陈皮，厚朴理气消胀，茯苓健脾和胃，用为佐药；甘草益气调中，兼调和诸药，为佐使之用。诸药合用，共奏除湿化痰，理气和中之功。

【临床应用】

1. 运用要点 本方主要用于治疗痰湿中阻之痞满证。临证以脘腹满闷，呕恶纳呆，口淡不渴，舌苔白厚腻，脉沉滑为辨证要点。

2. 随症加减 若痰湿盛而胀满甚者，加枳实、紫苏梗、桔梗等，或合用半夏厚朴汤以加强化痰理气；气逆不降，嗳气不止者，加旋覆花、代赭石、枳实、沉香等；痰湿郁久化热而口苦、舌红苔黄者，改用黄连温胆汤；见脾胃虚弱者，加党参、白术、砂仁健脾和中。

3. 现代应用 现代常用于胃神经官能症、胃及十二指肠溃疡、慢性胃炎、胃下垂等属于痰湿中阻者。

4. 应用经验 孙振芳、李奇虹运用平胃散加减治疗中焦痞满湿阻脾胃之证，只要运用得当，效如桴鼓。[孙振芳，李奇虹. 平胃散治胃病举隅. 中医药信息，1992，(4)：37-38]

异 功 散

【出处】《小儿药证直诀》

【组成】人参（切去顶） 茯苓（去皮） 白术 陈皮（制） 甘草各等份 生姜五片 大枣二个

【用法】上为细末，每服2钱，水一盏，加生姜5片，大枣2个，同煎至7分，食前温服，量多少与之。

【功用】益气健脾，行气和胃。

【主治】脾胃虚弱，气滞不畅证。食欲不振，大便溏薄，胸脘痞闷不舒，舌淡苔白，脉细弱等。

【方解】本方常用于小儿脾胃虚弱，气滞不畅之痞满。小儿素体本虚，后天失养，脾胃虚弱，运化失职，气滞不畅，升降失职，故见胸脘痞闷不舒；脾虚运化无力，则食欲不振，大便溏薄。舌淡苔白，脉细弱为脾虚气滞之象。

方中以甘温之人参为君，大补元气，尤善补益脾胃之气，为君药；白术甘温补气，苦燥健脾，与人参相须为用，使补益脾胃之力倍增，为臣药；茯苓健脾渗湿，大枣甘温益气健脾，陈皮行气和胃，生姜温中和胃，四药俱为佐药；甘草益气调中，兼以调和诸药，为佐使之用。诸药合用，共奏益气健脾，行气和胃之功。

【临床应用】

1. 运用要点 本方主要用于治疗脾胃虚弱，气滞不畅的痞满证。临证以食欲不振，胸脘痞闷不舒，舌淡苔白，脉细弱为辨证要点。

2. 随症加减 饮食减少者，加麦芽、谷芽、鸡内金；脘腹疼痛者，加木香、元胡。

3. 现代应用 现代常用于慢性肝炎、慢性胃炎、胃溃疡、胃脘痛、肠易激综合征、慢性肠炎、痢疾、冠心病、心律失常、乳糜尿以及遗尿、多尿等属于脾胃虚弱，气滞不畅者。

4. 应用经验 王雪霞运用加味异功散治小儿厌食症取得佳效。［王雪霞.
加味异功散治小儿厌食 45 例. 实用中医药杂志，2011，27（12）：837］

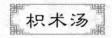

枳术汤

【**出处**】《金匮要略》

【**组成**】枳实七枚 白术二两

【**用法**】上二味，以水五升，煮取三升，分温三服，腹中软即当散。

【**功用**】行气散结、补脾运水。

【**主治**】脾虚气滞之痞证。症见心下痞坚如盘，食少倦怠，少气懒言，恶心呕吐，舌淡苔白滑，脉弦细。

【**方解**】《金匮要略·水气病脉证并治第十四》中有枳术汤："心下坚，大如盘，边如旋盘，水饮所作，枳术汤主之。"枳术汤证的病位在心下，即胃脘部，病症为痞积如盘，病机为脾虚气滞而致水气停留在胃部；胃气不降，水饮停胃，故恶心呕吐；食少倦怠，少气懒言，舌淡苔白滑都是脾胃气虚的表现。方中以辛苦微寒的枳实为君，行气消痞，降气破积，除胃中痞闷；白术健脾燥湿利水为臣，以运化水湿。如此则脾旺气行，水气自消。

本方配伍特点：两药一消一补，攻补兼施，互相为用，而消大于补为其特点。《医宗金鉴》言："然一缓一急，一补一泻，其用不同，只此多寡转换之间耳。"

【**临床应用**】

1. 应用要点 本方主要用于治疗脾虚气滞之痞证。临证以心下痞坚如盘，食少倦怠，舌淡苔白滑，脉弦细为辨证要点。

2. 随症加减 若痞痛甚者，加枳实、厚朴以行气消胀除满；兼疼痛者，加元胡、砂仁以理气活血止痛；兼欲食不消者，加麦芽、谷芽以消食和胃；兼口苦者，加黄芩、黄连以清热燥湿。

3. 现代运用 现代常用于慢性胃炎、慢性肠炎、消化不良、肠结核、胆囊炎、肝硬化、胰腺炎等属脾虚气滞者。

4. 应用经验 周广社用枳术汤加味再配以清热消食导滞之品以治疗饮食

壅滞胃中所致的失眠，用枳术汤加味使胃的升清降浊的功能得以恢复，正所谓胃气和则神自安，取得了很好的效果。[周广社．枳术汤临床应用体会．陕西中医，2011，32（5）：621]

甘草泻心汤

【出处】《伤寒论》

【组成】 甘草（炙）四两　黄芩三两　干姜三两　半夏（洗）半升　大枣十二枚　黄连一两　人参三两

【用法】 上七味，以水一斗，煮取六升，去滓，在煮取三升，温服一升，日三服。

【功用】 和胃补中，消痞止利。

【主治】 痞证。症见心下痞，腹中雷鸣，干呕，心烦不得安，舌淡苔白，脉弦细。

【方解】 甘草泻心汤在《伤寒论》中原治表证误下胃虚，痞利俱甚的病证。脾胃之阳气受伤，阴寒内生，热邪内犯肠胃，寒热互结于心下，升降失调，故见心下痞；胃失和降，则干呕；热扰心神，则心烦不得安；脾胃阳气受伤，运化失司，脾气不升，故腹中雷鸣，腹泻。方中炙甘草补中益脾胃为君，使脾胃之气复职，以化生气血。黄连、黄芩清热燥湿，使脾胃不为湿热所困。半夏消痞散结，和胃降逆。干姜温脾阳以散阴寒。人参、大枣以补中益气，与甘草合用，扶助正气，正气得复，则可祛邪寒热之邪。

【临床应用】

1. 应用要点　本方干姜、半夏与黄芩、黄连寒热并用，辛开苦降。主要用于治疗寒热互结于心下的痞证。症见心下痞，心烦不得安，舌淡苔白，脉弦细为辨证要点。

2. 随症加减　胃脘疼痛者，加元胡、川楝子以行气活血止痛；消化不良者，加鸡内金、麦芽以和胃消食；泄泻者，加白术、茯苓以健脾止痛。

3. 现代运用　现代常用于慢性胃炎、慢性肠炎、消化不良、肠结核、胆囊炎、肝硬化、胰腺炎等属脾虚气滞者。

4. 应用经验　庄洪顺医生运用甘草泻心汤治疗胃虚痞结型残胃炎具有显

著疗效，值得在临床上使用。[庄洪顺，甘草泻心汤治疗胃虚痞结型残胃炎48例临床疗效分析．中医临床研究，2011，3（22）：63]

黄连消痞丸

【出处】《杂病源流犀烛》

【组成】黄芩　黄连各六钱　枳实五钱　半夏四钱　姜黄　白术　泽泻各三钱　人参　陈皮　厚朴各二钱　猪苓钱半　砂仁　干姜　神曲　甘草各一钱

【用法】蒸饼为丸。每服一百丸，以汤送下。

【功用】清热消痞。

【主治】热痞证。症见心下痞，按之柔软不痛，口渴心烦，舌红苔黄，关上脉浮。

【方解】热痞是心下痞证之一，是指无形邪热结于心下，致中焦气机痞塞不通而致气机不利，多为心下痞，按之柔软不痛；关上脉浮，口渴心烦，舌红苔黄为胃脘有热之象。方中以黄芩、黄连为君，苦寒清热开痞，以除心下痞满和清泄心胃之火；臣以枳实行气消痞，半夏辛散开结以除痞，厚朴下气宽中，姜黄破血行气，诸臣药助君消痞散结，君臣相配，以达清热消痞之功，再佐以泽泻、猪苓利水渗湿以泄里热，白术、人参补气健脾以运化水湿，陈皮、砂仁理气健脾；合神曲消食和胃，使胃气通畅下降，干姜温中散寒，防止黄连、黄芩的苦寒之性损伤脾胃；甘草调和诸药，为使药。

【临床应用】

1. 应用要点　本方以清热药为主，少佐温里散寒之药，兼补中益气。主要用于治疗热痞证。临证以心下痞，口渴心烦，舌红苔黄，关上脉浮为辨证要点。

2. 随症加减　兼欲食不消者，加山楂、神曲、麦芽等以和胃消食；大便不畅者，加大黄以导滞通便；平时用药时可用党参代替人参。

3. 现代运用　现代常用于慢性胃炎、胃及十二指肠溃疡、慢性肠炎、消化不良、胆囊炎、肝硬化等属热痞者。

大黄黄连泻心汤

【出处】《金匮要略》

【组成】大黄二两　黄芩一两　黄连一两

【用法】上三味，以水三升，煮取一升，顿服之。

【功用】清热泻火消痞。

【主治】邪热壅滞心下，气机痞塞证。症见心下痞满，按之柔软，心烦口渴，小便黄赤，大便不爽或秘结，或吐血衄血，舌红苔薄黄，脉数。

【方解】本方为治疗热痞证之常用方。邪热壅滞心下，气机不通，故见心下痞满，按之柔软；胃热伤津，故心烦口渴，大便秘结；心胃之火下移小肠，则小便黄赤；舌红苔薄黄，脉数为胃中有热之象。《古方选注》："痞有不因下而成者，君火亢盛，不得下交于阴而为痞，按之虚者，非有形之痞，独用苦寒，便可泄却。"故用大黄为君，清热泻火，导热下行，可泻营分之热；黄连泻心胃之火，黄芩泻中焦实火，二药泻气分之热，均为臣药；三者合用，邪热得除，气机流畅，则痞闷自消。且大黄有攻坚破结之能，其泄痞之功即寓于泻热之内，故以大黄名其汤。以麻沸汤渍其须臾，去滓，取其气，不取其味，治虚痞不伤正气也。

【临床应用】

1. 应用要点　本方以大苦大寒的药物合用，苦寒直折，以清热胃热之实火。主要用于治疗邪热壅滞心下，气机痞塞证。临证以心下痞满，心烦口渴，尿黄，舌红苔薄黄，脉数为辨证要点。

2. 随症加减　若大便干结不通者，可加枳实、芒硝以行气通便；若大便烂而不爽者，可加葛根以升阳止泻；若兼欲食不消者，加神曲、砂仁、山楂以和胃消食。

3. 现代运用　现代常用于慢性胃炎、慢性肠炎、消化不良、胆囊炎、肝硬化等属邪热壅滞心下，气机痞塞者。

4. 应用经验　周德荣用大黄黄连泻心汤加减治疗湿热中阻的慢性胃炎取得良好的疗效。［周德荣．大黄黄连泻心汤临床治验．河南中医，1998，18

（4）：210－211］

大和中饮

【出处】《景岳全书》

【组成】陈皮一至二钱　枳实一钱　砂仁钱半　山楂二钱　麦芽二钱　厚朴钱半　泽泻钱半

【用法】水一盅半，煎七分，温服。

【功用】消食除痞。

【主治】食滞之痞证。症见心下痞满，按之柔软，嗳腐吞酸，不欲食，舌红苔黄腻，脉滑。

【方解】本方为治疗食滞痞证之常用方。食滞于中焦，阻滞气机，胃失和降，故心下痞满；食滞中焦，五谷不化，脾胃升降失司，浊阴不降，则嗳腐吞酸，不欲；食积郁而化热，故舌红苔黄腻，脉滑。方中以山楂、麦芽为君，山楂能消食化积，尤善消化肉食之积，而麦芽则善消化米面之积，两药相须为用，善消各种饮食积滞；陈皮、枳实、厚朴为臣，行气消胀以除痞；食滞易于阻滞气机，生湿，故佐以砂仁、泽泻，砂仁能行气化湿，以佐助君臣消食除痞；泽泻渗湿以除脾胃之热。本方以消食药为主，配合行气消胀之品，诸药合用，使食积得化，胃气得和，气机得行，则痞满之症自消。

【临床应用】

1. 应用要点　本方主要用于治疗食滞之痞证。临证以心下痞满，嗳腐吞酸，不欲食，舌红苔黄腻，脉滑为辨证要点。

2. 随症加减　苦胃脘胀甚者，加白芥子；胃寒无火或恶心者，加干姜；疼痛者，加木香、乌药、香附；多痰者，加半夏。

3. 现代运用　现代常用于急性胃炎、慢性胃炎、慢性肠炎、消化不良、胆囊炎、肝硬化等属食滞致痞者。

和胃饮

【出处】《景岳全书》

【组成】陈皮钱半　厚朴钱半　干姜（炮）一至二钱　炙甘草一钱

【用法】水煎服。

【功用】散寒除湿，消痞除满。

【主治】寒湿伤脾，霍乱吐泻，及痰饮水气，胃脘不适，呕恶胀满，腹痛，舌淡苔白腻，脉滑。孕妇胃寒气实，胎气上逼者。

【方解】此即平胃散之变方也。凡呕吐等症，多有胃气虚者，一闻苍术之气亦能动呕，故以干姜代之。寒湿伤脾困脾，脾胃虚寒，故脘腹冷痛；脾胃之气升降失调，故呕吐泄泻。本方以干姜为君，性味辛热，温中散寒；厚朴辛温而散，长于行气除满，俾气行则湿化，且其味苦性燥而能燥湿而为臣，君臣相配以治疗寒湿阻滞中焦以致中焦食滞之痞证；陈皮理气健脾燥湿为佐，以佐助干姜、厚朴温中燥湿，消痞除满；炙甘草为使，益气补中和调和诸药。本方以温中散寒药与行气化湿药合用，共奏温化寒湿，消胀除满之效。

【临床应用】

1. 应用要点　本方主要用于治疗寒湿伤脾之证。临证以霍乱吐泻，胃脘痞满，舌淡苔白腻，脉滑为辨证要点。

2. 随症加减　此方凡藿香、木香、丁香、茯苓、半夏、扁豆、砂仁、泽泻之类，皆可随宜增用之；若胸腹有滞，而兼时气寒热者，加柴胡。

3. 现代应用　现代常用于慢性胃炎、慢性肠炎、消化不良、胆囊炎、肝硬化等属食滞致痞者。

4. 应用经验　周莉用和胃饮加减治疗慢性浅表性胃炎取得良好的疗效。
[周莉. 平胃散加减治疗慢性浅表性胃炎84例. 甘肃中医，2009，22（1）：37]

大正气散

【出处】《重订严氏济生方》

【组成】厚朴（姜制炒）　藿香叶　半夏（汤泡七次）　橘红　白术各一两
甘草（炙）　槟榔　桂枝（不见火）　枳壳（去瓤，麸炒）　干姜（炮）各半两

【用法】上㕮咀。每服四钱。用水一盏半，加生姜五片，枣子二枚，煎至
七分，去滓温服，不拘时候。

【功用】健脾祛湿消痞。

【主治】湿痞证。症见心下痞满，按之柔软，腹胀，有碍进食，大便溏而
不爽，舌淡苔厚腻，脉滑。

【方解】本方为治疗湿痞之常用方。平素脾胃虚弱，风寒湿气乘虚内侵，
湿浊中阻，脾胃不和，升降失常，则见心下痞满；脾虚湿阻，中焦气机不行，
故腹胀，有碍进食；湿气郁于肠道，故大便溏而不爽，舌淡苔厚腻，脉滑为
气虚湿盛之象。方中藿香辛温芳香，能化脾胃之湿滞，且可辟秽和中而止呕，
故为君药；臣以白术健脾运湿以固肠道，干姜温中散寒，半夏、陈皮理气燥
湿，和胃降逆；佐以槟榔、厚朴、枳壳行气化湿，畅中行滞，气行则湿化；
桂枝温阳化气以助利水，并助干姜温中散寒；甘草益气补中并能调和诸药为
佐使药。

本方以健脾药、行气药、化湿药等合用而成，诸药合用，共奏健脾祛湿
消痞之功，以恢复中焦脾胃的运化。

【临床应用】

1. 应用要点　本方主要用于治疗湿痞证。临证以心下痞满，大便溏而不
爽，舌淡苔厚腻，脉滑为辨证要点。

2. 随症加减　现代常用于急性胃炎、慢性胃炎、慢性肠炎、肠易激综合
征、消化不良、肝硬化等属湿痞者。

干姜黄连黄芩人参汤

【出处】《伤寒论》

【组成】干姜 黄连 黄芩 人参各三两

【用法】上四味，以水六升，煮取二升，去滓，分温再服。

【功用】辛开苦降，和胃消痞。

【主治】痞证。症见心下痞满，伴呕吐或食入即吐，下利，舌苔黄腻，脉弦。

【临床应用】本方出自《伤寒论》，用于治疗上热下寒格拒的痞证。上热则胃气不降，故心下痞满，呕吐或食入即吐；下寒则脾气不升，故下利。方中黄芩、黄连苦寒以清胃热为君药；干姜辛热温脾以散寒为臣药；人参甘温扶脾以益中气为佐药。上热清则呕吐止，下寒消则下利除，中气复则升降有序，痞满自消。诸药合用，清上温下，调和脾胃，则诸症自消。本方虽治上热下寒证，但以上热为重，故清热用黄连黄芩并用，辛温只用干姜，补虚单用人参。

【临床应用】

1. **应用要点** 寒温并用，辛开苦降，调和肠胃。主要用于治疗上热下寒之痞证。临证以心下痞满，呕吐，下利，舌苔黄腻，脉弦为辨证要点。

2. **随症加减** 呕吐甚者，加法半夏、陈皮、茯苓以和胃降逆止呕；泄泻甚者，加白术、茯苓、白扁豆。

3. **现代运用** 现代常用于神经性呕吐、急慢性胃炎、胃及十二指肠溃疡、口腔溃疡、慢性肝炎、胆囊炎、胰腺炎、细菌性痢疾等属上热下寒者。

4. **应用经验** 陈岩医生运用干姜黄连黄芩人参汤治疗神经性呕吐取得较好的临床疗效。[陈岩. 干姜黄连黄芩人参汤治疗神经性呕吐45例临床观察. 中外妇儿健康，2011，19（4）：237]

匀气散

【出处】《太平惠民和剂局方》

【组成】丁香　檀香　木香　白豆蔻仁各二两　藿香叶　甘草各六两　缩砂仁四两

【用法】上药研末。每次一钱，入盐末少许，用沸汤点服，不计时候。

【功用】行气健脾，温中和胃。

【主治】痞证。症见心下痞满或刺痛，嗳气，或呕吐，胃脘有冷感，喜温，舌淡苔白，脉沉弦。

【方解】本方出自《太平惠民和剂局方》，是治疗心下痞的一条常用方剂。寒湿困阻中焦，脾胃气机不行，升降失调而致心下痞满，嗳气；寒湿困阻，阳气失运，温煦不足，故胃脘部冷痛，喜温；舌淡苔白，脉沉弦为寒湿困阻，阳气不足之象。本方用丁香、檀香、木香芳香行气，温中止痛；藿香叶、白蔻仁、砂仁化湿和胃，温中止呕；甘草益气补中并调和诸药。

本方配伍特点：本方由一组温性药物所组成，诸药配伍，可使寒湿得以温散，气滞得以调匀，使气的升降出入恢复正常。匀有平均之意，故名曰匀气散。

【临床应用】

1. 应用要点　本方主要用于治疗寒湿阻滞之痞证。临证以心下痞满，嗳气，胃脘有冷感，舌淡苔白，脉沉弦为辨证要点。

2. 随症加减　胃脘痛者，加元胡、高良姜；呕吐者，加法半夏、陈皮；泄泻者，加白术、茯苓；疲倦无力者，加党参、白术、黄芪。

3. 现代运用　现代常用于急慢性胃炎、胃及十二指肠溃疡、慢性肝炎、胆囊炎、胰腺炎等属寒湿困阻气滞者。

4. 应用经验　王凤英在临床对新生儿因脾寒所致诸疾，常用匀气散以随症化裁，疗效较好。[王凤英. 匀气散治疗新生儿脾寒证的经验. 中国社区医师，2006，8（19）：51]

象骨散

【出处】《宣明论方》

【组成】 象骨（炒）四两　诃子肉二两　肉豆蔻一两　枳壳一两　甘草二两
干姜半两

【用法】 上为末，每服三钱，水一盏半，煎至八分，和滓热服，食前，日三服。

【功用】 健脾消痞。

【主治】 虚痞证。症见心下痞满，水谷不消，腹胀，噫气不消，食辄呕吐，泄泻脓血，四肢沉重，脐腹疼痛，不思饮食，舌淡胖苔腻，脉细滑。

【方解】 本方所治的痞证是由于脾胃虚弱，中焦气机升降失调而致。脾胃虚弱，气机升降失调，故而心下痞，腹胀，食辄呕吐，噫气不消；脾胃虚弱，无力运化水谷，则泄泻，不思饮食，舌淡胖苔腻，脉细滑；脾虚不运，湿浊内生，故四肢沉重。治以温中健脾，和胃除痞。本方重用象骨健脾和胃为君；诃子肉、肉豆蔻涩肠止泻，干姜温中暖脾，三者相配伍共奏温中止泻之功，为臣药；佐以枳壳苦辛破气消痞，以除脘腹胀满，甘草缓急止痛并调和药性，为佐使药。诸药合用，共奏温中健脾，和胃消痞之功。

【临床应用】

1. 应用要点　本方以健脾药与温中止泻药合用，并配以行气之品，以达到健脾温中行气之效。主要用治脾胃虚弱，中焦气机升降失调之虚痞证。临证以心下痞满，噫气不消，四肢沉重，不思饮食，舌淡胖苔腻，脉细滑为辨证要点。

2. 随症加减　胃脘疼痛者，加木香、元胡；泄泻明显者，加白术、茯苓；呕吐明显者，加法半夏、陈皮。

3. 现代运用　现代常用于急慢性胃炎、胃及十二指肠溃疡、消化不良、慢性肝炎、胆囊炎、胰腺炎、细菌性痢疾等属脾胃虚热者。

沉香降气汤

【出处】《太平惠民和剂局方》

【组成】香附（炒，去毛）四百两　沉香十八两半　缩砂仁四十八两　甘草一百二十两

【用法】上为末，每服一钱，入盐少许，沸汤点服。

【功用】降气宽中。

【主治】气机郁滞之痞证。症见胸膈痞塞，心腹胀满，喘促短气，干哕烦满，咳嗽痰涎，口中无味，嗜卧减食，舌淡苔白，脉弦。

【方解】本方主要用于治疗肝胃不和，气机郁滞的胸膈痞塞症。肝气郁结，横逆犯胃，则胸膈痞塞，心腹胀满；气阻中焦，胃气失和，浊阴不降，故见干哕烦满，不思饮食；若肝气上犯于肺，肺气上逆，则喘促短气，咳嗽痰涎；舌淡苔白，脉弦为气滞之象。

方中香附为君，疏肝理气解郁；沉香为臣，芳香辛散，能下气降逆，君臣相配以调畅郁滞的气机；佐以理气醒脾胃的砂仁；再加甘草为佐使，补中益气，调和诸药；诸药合用，共奏疏肝理气，和胃降逆之功。

【临床应用】

1. 应用要点　本方疏肝气药与降胃气药相伍，以达调畅气机，调和肝胃之效。主要用于治疗气机郁滞之痞证。临证以胸膈痞塞，心腹胀满，喘促短气，舌淡苔白，脉弦为辨证要点。

2. 随症加减　大便不通，加枳壳（去瓤）；心下不宁，加麦门冬子（去心）；不思饮食，加神曲、麦蘖（炒）；夜不得卧，加酸枣仁（炒）；壮筋骨、长肉、补血，加黄芪（盐水浸，炙）；四肢疼痛，加桂与芍药；脏腑有寒，加熟附子。

3. 现代运用　现代常用于急慢性胃炎、胃及十二直肠溃疡、消化不良、慢性肝炎、胆囊炎、胰腺炎等属气机郁滞者。

芍药枳术丸

【出处】《景岳全书》

【组成】炒白术二两　赤芍药（酒炒）二两　枳实（面炒）一两　陈皮一两

【用法】上为细末，用荷叶汤煮黄老米粥为丸，如梧桐子大。每服100丸，用米汤或白开水送下。

【功用】健脾和胃，消滞化积。

【主治】小儿食滞之痞证。症见心下痞满，腹部胀闷，时有疼痛，嗳腐吞酸，不思饮食，舌淡苔厚腻，脉滑。

【方解】本方治证为小儿饮食不节，内伤食滞，以致饮食停滞于胃，脾不健运的痞证。食停中脘，阻遏气机，则心下痞满，腹部胀闷，甚则时腹疼痛；饮食所伤，升降失司，浊阴不降，则嗳腐吞酸，不思饮食；舌淡苔厚腻，脉滑为食滞之症。方中以白术为君，益气健脾燥湿以促中焦脾胃的运化；枳实行气导滞，消痞除满为臣，白术、枳实相配，健脾行气，以消胀满，消补兼施；赤芍药酒炒以增强行血止腹痛之功，陈皮理气健脾，以增强枳术健脾和胃，消滞化积之功。

【临床应用】

1. 应用要点　本方补脾药与理气药合用，消补兼施，使脾气得补，食滞得消，气机畅顺，则痞满诸症自消。主要用治小儿食滞之痞证。临证以心下痞满，腹部胀闷，不思饮食，舌淡苔厚腻，脉滑为辨证要点。

2. 随症加减　如脏寒，加干姜（炒黄者）五钱或一至二两；脾胃气虚，加人参一至二两。

3. 现代运用　现代常用于小儿急慢性胃炎、胃及十二指肠溃疡、消化不良、急慢性肝炎等属脾虚食滞者。

小和中饮

【出处】《景岳全书》

【组成】陈皮一钱五分　山楂二钱　茯苓一钱半　厚朴一钱五分　甘草五分　扁豆（炒）二钱

【用法】水一盅半，加生姜三五片，水煎服。

【功用】健脾和中。

【主治】虚痞。症见脘腹满闷，时轻时重，喜温喜按，食少纳呆，少气懒言，舌淡苔薄白，脉细弱。

【方解】本方主治为脾虚气滞之痞证。脾胃虚弱，中焦气机阻滞，则脘腹满闷；脾胃虚寒，温煦失职，则喜温喜按；脾气虚弱，运化不行，则食少纳呆，少气懒言；舌淡苔薄白，脉细弱都是脾胃气虚的征象。

方中以白扁豆、山楂为君，白扁豆有健脾和胃，山楂能消食开胃，尤善消化肉食之积；陈皮、厚朴为臣，燥湿行气以消胀除痞；茯苓为佐，健脾渗湿，以促脾胃之运化；甘草既能补中益气，又能调和诸药，为佐使药。诸药合用，健脾和中，则诸症自消。

【临床应用】

1. 应用要点　本方健脾药、行气药、消食药合用，消补兼施，共奏健脾消食，行气除痞之功。主要用于治疗脾虚气滞之痞证。临证以脘腹满闷，食少纳呆，少气懒言，舌淡苔薄白，脉细弱为辨证要点。

2. 随症加减　如呕者，加半夏一二钱；如胀满气不顺者，加砂仁七八分；如火郁于上者，加焦栀子一二钱；如妇人气逆血滞者，加紫苏梗、香附之属；如寒滞不行者，加干姜、肉桂之属。

3. 现代运用　现代常用于慢性胃炎、胃及十二指肠溃疡、慢性肝炎等属脾虚者。

培脾舒肝汤

【出处】《医学衷中参西录》

【组成】白术三钱　生黄芪三钱　陈皮二钱　川厚朴二钱　桂枝一钱半　柴胡钱半　生麦芽二钱　生杭芍四钱　生姜二钱

【用法】水煎服。

【功用】培脾舒肝，升清降浊。

【主治】脾虚肝郁之痞证。症见胸中满闷，每遇情绪变化时明显，食少纳呆，短气，舌淡苔薄白，脉细弱。

【方解】本方是治疗脾虚肝郁，胸中满闷症的有效方剂。脾主运化，土虚则木旺，故胸中满闷，每遇情绪变化时明显；脾胃虚弱，运化失司，故食少纳呆，短气；舌淡苔薄白，脉细弱是脾虚失运之征象。方中以白术、黄芪为君药，补中益气，健脾养胃。桂枝温运脾阳、柴胡疏肝理气，与配黄芪相配，可助脾气之升；陈皮、厚朴理气和胃，消胀除满，配黄芪能助胃气之降，四药均为臣药。佐以麦芽疏肝行气消食，芍药养阴和营柔肝，可收敛肝胆之气，以防上升太过，且可和缓桂枝之温热；用生姜辛散温通之性，以助肝脾之气化。本方健脾药与疏肝药合用，消补兼施，共奏补脾疏肝，升清降浊之效，使脾气得固，肝气得疏，则诸症自愈。

【临床应用】

1. 应用要点　本方主要用于治疗脾虚肝郁之痞证。临证以胸中满闷，每遇情绪变化时明显，舌淡苔薄白，脉细弱为辨证要点。

2. 现代运用　现代常用于急慢性胃炎、胃及十二指肠溃疡、慢性肝炎、胆囊炎、胰腺炎等属肝郁脾虚者。

3. 应用经验　郑春雷应用《医学衷中参西录》中的培脾舒肝汤加减治疗该病，取得了较为满意的疗效。[郑春雷. 培脾舒肝汤治疗慢性萎缩性胃炎93例. 中国中西医结合消化杂志，2001，9（4）：244]

小陷胸汤

【出处】《伤寒论》

【组成】半夏（洗）半升　黄连一两　瓜蒌实大者一枚

【用法】水煎服（原方三味，以水六升，先煮瓜蒌取三升，去渣，内诸药，煮取二升，去渣，分温三服）。

【功用】清热化痰，宽胸散结。

【主治】小结胸证。症见胸脘痞闷，按之则痛，或咳痰黄稠，口苦，舌苔黄腻，脉滑数。

【方解】本方所治之小结胸证，是因邪热内陷，与痰互结于胸中，气郁不通而致。由于痰热互结心下，气郁不通，升降失职，故见胸脘痞闷，按之则痛；痰热互结，肺失宣降，故见咳吐黄痰，质黏而稠；舌苔黄腻，脉滑数，无不为痰热之象。故治疗之法，当宜清热化痰，宽胸散结。方中瓜蒌实味甘性寒，善入肺经，既可清热涤痰，祛除胸中之痰热邪气，又能利气宽胸，治气郁不畅之胸满痞痛，故为君药。半夏消痰降逆，散结消痞，为臣药。黄连清热降火，合君药则清化痰热之力更强，为佐药。而且半夏与黄连同用，辛开苦降，既清散痰热之郁结，又开郁除痞。全方药虽三味，配伍精当，合而具有清热化痰，宽胸散结之效，为治痰热阻结，胸中痞痛证之良剂。

【临床应用】

1. 运用要点　本用常用于治疗痰热互结的小结胸证。临证以胸脘痞闷，咳痰黄稠，舌苔黄腻，脉滑数为辨证要点。

2. 随症加减　若胸脘胀的病患加枳实、郁金以行气解郁止痛；若痰黄稠者加胆南星、浙贝母清热化痰。

3. 现代应用　现代常用于慢性胃炎、慢性肝炎、胆道蛔虫症、反流性食管炎、肺炎、矽肺、结核性胸膜炎、渗出性胸膜炎等属于痰热结于胸中者。

4. 注意事项　凡脾胃虚寒，大便溏泄者不宜使用本方。

5. 应用经验　唐少仁、李彦朝运用小陷胸汤治疗痞满取得佳效。[唐少仁，李彦朝. 仲景药方在临床上的应用. 中外医学研究，2011，9（11）：43]

黄增强运用小陷胸汤加味治疗胃脘痛取得佳效。［黄增强．小陷胸汤加味临床新用．光明中医，2010，25（12）：2298］

补中消痞汤

【出处】李寿山验方（《首批国家级名老中医效验秘方精选》）

【组成】黄芪15g　党参15g　枳实10g　桂枝10g　炒白芍15g　丹参15g　炙甘草10g　生姜10g　大枣5枚　白术15g

【用法】日1剂，水煎，分温2次服。

【功用】益气温中，导滞消痞。

【主治】脾胃虚弱、气滞偏寒、升降失调之胃痞证。症见胃脘痞满，空腹隐痛，得食稍缓，喜暖喜按，嗳气矢气，纳呆食少，口淡乏味，倦怠消瘦，便溏，舌淡脉弦等。

【方解】本方为治疗脾胃虚寒之胃痞之经验方。脾胃虚寒，寒为阴邪，主收引，寒凝气滞，升降失职，故见胃脘痞满，空腹隐痛，得食稍缓，喜暖喜按；脾胃升降失职，故见嗳气矢气；脾胃虚寒，运化无力，则纳呆食少；口淡乏味，倦怠消瘦，便溏，舌淡脉弦为脾胃虚寒，气滞之象。

方中党参、黄芪、白术、炙甘草补中益气，健脾和胃，为补益脾胃中虚的主药，枳实宽中理气，与白术合用理气导滞，消补兼施，以助其升清降浊，桂枝温中通络，与甘草配伍有辛甘化阳之效；白芍和中缓急，与甘草合用有酸甘化阴之功，两组药相合以调和阴阳气血；丹参养血活血，寓补于消，为治久病入络之良药；辅以姜、枣为佐以调和脾胃。诸药合奏益气温中二导滞消痞之效。

【临床应用】

1. 运用要点　本方主要用于治疗脾胃虚弱、气滞偏寒、升降失调之胃痞证。临证以胃脘痞满，或隐痛，喜暖喜按，食少，口淡乏味，倦怠消瘦，便溏，舌淡脉弦为辨证要点。

2. 随症加减　嗳气矢气不畅加佛手；脘中隐痛明显者加元胡、香橼皮；胸脘拘急、气逆咽哽者加香附、苏梗；胁背胀痛加广木香、郁金；食少难消加鸡内金、炒谷麦芽；大便溏泻加茯苓；大便秘结加肉苁蓉；贫血、头眩者加当归、枸杞子。

3. 现代应用 临床常用于萎缩性胃炎、浅表性胃炎、贲门松弛综合征等属脾胃虚弱、气滞偏寒、升降失调者。

4. 应用经验 李寿山名老中医常用该方治疗慢性萎缩性胃炎、慢性浅表性胃炎等，取得明显的效果。[张丰强，郑英主编. 首批国家级名老中医效验秘方精选. 国际文化出版社，北京，1996]

清中消痞汤

【出处】李寿山验方（《首批国家级名老中医效验秘方精选》）

【组成】太子参15g　麦门冬5g　制半夏7.5g　柴胡6g　生白芍10g　炒栀子7.5g　丹皮7.5g　青皮10g　丹参15g　甘草6g

【用法】日1剂，水煎，分2次口服。

【功用】养阴益胃，清中消痞。

【主治】阴虚燥热之胃痞证。症见胃脘痞塞，灼热似痛，似饥不欲食，口干，五心烦热，纳呆食少，大便燥秘，舌红少津或光剥龟裂，脉细或数等。

【方解】本方为治疗阴虚燥热之胃痞之经验方。阴虚燥热，阴津伤则胃失濡养，和降失司出现痞满；阴虚燥热，灼伤胃络，故见胃脘灼热似痛；饥不欲食，口干，纳呆食少，大便秘结为胃阴不足之象。阴虚火旺，故见五心烦热；舌红少津或光剥龟裂，脉细或数为阴虚燥热之象。

方中太子参甘平，入脾胃经，补中益气，养阴生津，以助脾胃之气阴，为君药。麦门冬甘寒清热，养阴益胃，与太子参合用增其养阴之效，为臣药。制半夏和中降逆以消痞；青皮理气疏肝，导滞以散痞；柴胡疏肝解郁以畅胃；生白芍和中缓急以抑肝和胃；栀子清泄三焦郁火；丹皮凉血清泄阴火；丹参凉血祛瘀，调养胃络，上药俱为佐药。甘草益气调中，兼调和诸药，为佐使之用。诸药合用，以太子参、麦门冬之补，柴胡之升，青皮、半夏之降，栀子、丹皮之清，白芍、甘草之和，丹参之消，合诸补、消、清、和、升、降于一炉，共奏养阴益胃，清中消痞之效。

【临床应用】

1. 运用要点 本方主要用于阴虚燥热之胃痞证。临证以胃脘痞塞，口干，五心烦热，纳呆食少，便秘，舌红少津，脉细或数为辨证要点。

2. 随症加减 泛恶欲吐者加竹茹、茯苓；口干舌燥者加黄连、生地，太子参易沙参；嗳气矢气不畅加佛手；气逆咽梗不适加旋覆花、生赭石；食少难消加鸡内金、炒谷麦芽、乌梅；大便溏薄，加山药、扁豆，减栀子、丹皮量；头眩目涩者加枸杞子、甘菊，去柴胡。

3. 现代应用 临床常用于浅表性胃炎、反流性胃炎、萎缩性胃炎等表现属阴虚燥热者。

4. 应用经验 李寿山名老中医常用该方治疗慢性浅表性胃炎，反流性胃炎、慢性萎缩性胃炎等，均取得明显的效果。[张丰强，郑英主编. 首批国家级名老中医效验秘方精选. 国际文化出版社，北京，1996]

和中消痞汤

【出处】 李寿山验方（《首批国家级名老中医效验秘方精选》）

【组成】 党参15g 制半夏10g 黄连3g 丹参15g 蒲公英15g 白芍15g 炙甘草6g 干姜3g

【用法】 日1剂，水煎分2次口服。

【功用】 益气健脾，辛开苦降，和中开痞。

【主治】 脾胃气虚，痰湿中阻、寒热中阻、寒热夹杂之胃痞症。症见胃脘闷胀，或脘腹痞满，嘈杂不舒，似痛非痛，饭后饱胀明显，纳呆食少，口苦口黏，大便不畅，舌苔厚腻，脉象弦滑。

【方解】 本方为治疗脾胃气虚，痰湿中阻、寒热中阻、寒热夹杂之胃痞之经验方。脾胃气虚，运化失职，湿聚成痰，阻于中焦，郁而化热，寒热错杂，气机不畅，升降失司，故见胃脘痞闷，嘈杂不舒，似痛非痛；脾虚运化无力，故见纳呆食少，大便不畅；寒热错杂，热蒸于上，故可见口苦口黏，舌苔厚腻，脉象弦滑为寒热错杂之象。

方中党参补中气，健脾胃；制半夏燥湿化痰，与党参合用，助运化祛痰湿以消痞结，共为君药。黄连清热燥湿，干姜温中祛湿，二药合用，辛开苦降为和中消痞之主药，共为臣药。蒲公英苦味健胃，有清热和中之效；白芍缓急止痛，与甘草合用酸甘化阴，以益胃阴而防燥药之急，干姜与甘草合用，辛甘化阳，以扶脾阳而化寒湿之邪，两组药对配伍有益阴济阳，调和寒热之功，伍丹参养血活血，寓补于消以和胃通络，上药俱为佐药。甘草兼以调和诸药为使药之用。诸药合用，合奏益气健脾、调和寒热、辛开苦降、和中开痞之效。

【临床应用】

1. 运用要点 本方主要用于治疗脾胃气虚、痰湿中阻、寒热中阻、寒热夹杂之胃痞症。临证以胃脘闷胀，或脘腹痞满，嘈杂不舒，大便不畅，苔厚腻，脉弦滑为辨证要点。

2. 随症加减 胃痛明显加元胡、香橼皮；胃中冷倍加干姜、肉桂；灼痛口干者干姜易炮姜，加石斛；嗳气矢气不畅加佛手、枳壳；食少难消加鸡内金、炒谷麦芽等。

3. 现代应用 临床常用于浅表性胃炎、反流性胃炎、萎缩性胃炎等属脾胃气虚、痰湿中阻、寒热中阻、寒热夹杂者。

4. 应用经验 李寿山名老中医常用该方治疗慢性浅表性胃炎、反流性胃炎、慢性萎缩性胃炎等，均取得明显的效果。[张丰强，郑英主编. 首批国家级名老中医效验秘方精选. 国际文化出版社，北京，1996]

加味半夏泻心汤

【出处】 于己百验方（《首批国家级名老中医效验秘方精选（续集）》）

【组成】 半夏10g 黄芩10g 黄连6g 党参12g 干姜6g 赭石20g 莱菔子15g 炒麦芽15g 山楂15g 杭芍15g 枳实10g 莪术10g 炙甘草10g

【用法】 每日1剂，水煎2次，早晚分服，也可制成丸药长服。

【功用】 平调寒热，消痞除胀。

【主治】 痞证。症见心下痞闷或胀满，或胃脘疼痛，伴肠鸣下利，恶心呕吐，食欲不振，苔腻而微黄，脉弦数。

【方解】 半夏泻心汤原为仲景治疗误下伤中，以致少阳之邪乘虚内陷，结于心下，形成阴阳失调寒热互结，升降失常，虚实挟杂的心下痞满，或呕，或利的主方。

本方据仲景本意，又随证增减，用以治疗萎缩性胃炎等出现痞证者，收效十分满意。方中半夏能和胃止呕，散结消痞，以除痞满呕逆，为君药。臣以干姜温中散寒，与半夏相合，辛开祛寒以和阴，再臣以黄芩、黄连苦降泻热以和阳，上四味药合用，为辛开苦降，平调寒热之常用组合。佐以党参、炙甘草扶正以助祛邪，可使中气得复，重用赭石、莱菔子、枳实、莪术降气和胃，消痞散结，旨在顺应胃腑通降之性，更加杭芍，取仲景芍药甘草汤意，一则酸甘化阴，以增胃液，一则缓急止痛，缓中补虚，麦芽、山楂消食开胃，增进食欲，与方中他药相配，可增强消食和胃之功。综观全方，寒热并用，苦辛并进，补泻兼施，标本兼顾，配伍得当，法度精良，服之可使阴阳和谐，寒热平调，升降复常，中气振作，痞满等病自可逐渐康复。

【临床应用】

1. 运用要点　本方据仲景本意，又随证增减，主要用于治疗萎缩性胃炎等出现痞证者。临证以症见心下痞闷或胀满，或胃脘疼痛，食欲不振，苔腻而微黄，脉弦数为辨证要点。

2. 随症加减　如脾胃虚寒甚者加香附 10g，川椒 5g 以温中祛寒；气滞胃胀甚者加陈皮 12g，木香 10g 以理气消胀；肝胃气痛甚者加柴胡 15g，元胡 12g，白芷 12g 以舒肝行气止痛；失眠加炒枣仁 20g，丹参 15g；热偏胜去干姜，加玉竹 10g，公英 30g；阴虚去干姜，加麦冬 15g，石斛 15g；瘀重去干姜，加丹参 20g；吞酸者加煅瓦楞 15g，海螵蛸 15g。

3. 现代应用　临床常用于慢性萎缩性胃炎、胃肠神经官能症等属于阴阳失和，寒热错杂者。

4. 应用经验　于己百名老中医常用该方治疗慢性萎缩性胃炎，取得较好的效果。[米一鹗主编. 首批国家级名老中医效验秘方精选（续集）. 今日中国出版社，北京，1999]

降逆和胃理气汤

【出处】 杨泽民验方（《首批国家级名老中医效验秘方精选（续集）》）

【组成】 姜半夏15g　苏子15g　陈皮8g　柴胡10g　广郁金12g　枳壳15g
炒白术10g　茯苓10g　炒白芍10g　白花蛇舌草30g　炙甘草4g

【用法】 每日 1 剂，水煎 2 次，取汁 300 毫升；分 2 次于两餐间温服。

【功用】降逆顺气，导滞清热。

【主治】痞证。症见上腹胃脘部胀痛，食后饱胀，嗳气或兼有嘈杂、反酸，持续或间断发作，舌边红，舌苔薄白或薄黄。

【方解】本病多因饮食不节，或多食生冷，致脾胃运化无力，饮食留滞，中满由生，发生胃不耐重而下垂。症见脘胀隐痛，进食尤甚，空腹则胀减，多为胃气停滞所致。治宜降逆和胃理气，使胃气顺通和降，食物顺利传化，则脘胀自除。故以降逆顺气，导滞清热等药组方，用枳术汤、四逆汤、二陈汤等加减化裁。

方中以姜半夏、紫苏梗降逆和中理气为君药。臣以柴胡、广郁金、枳壳行气除满消胀，白花蛇舌草甘凉，入胃经，以清胃中郁热；佐以茯苓、白术健脾和中，以祛邪而不伤正。更佐以炒白芍益阴和里缓急，与枳壳、柴胡等同用可疏畅气机而不伤阴液。使以炙甘草和中且调和诸药，并和白芍组成芍药甘草汤缓急止痛。诸药合用，共奏降逆顺气，导滞清热之效。

【临床应用】

1. 运用要点 本方主要用于治疗饮食不节所引起的痞证。临证以胃脘部胀闷，食后饱胀，嗳气，舌边红，舌苔薄白或薄黄为辨证要点。

2. 随症加减 嘈杂反酸加煅瓦楞 20g；纳呆喜温、舌淡苔白者，加高良姜、荜茇；饱胀拒按、嗳腐酸臭者，加枳实、鸡内金；胃中嘈杂灼热者加川连、吴茱萸；隐痛日久，形体消瘦，便溏者，去枳壳，加太子参、炙黄芪。

3. 现代应用 临床常用于胃下垂、慢性胃炎、萎缩性胃炎等属于气滞而胃有热者。

4. 应用经验 杨泽民名老中医常用该方治疗胃下垂、慢性胃炎等，效果显著。[米一鹗主编．首批国家级名老中医效验秘方精选（续集）．今日中国出版社，北京，1999]

行气降胃汤

【出处】何世东验方（《中华当代名中医八十家经验方集萃》）

【组成】川厚朴 (后下) 10g　枳实 12g　法半夏 12g　蒲公英 15　黄连 8g　苏梗 12g　党参 12g　黑老虎 15g

【用法】水煎服，日1剂。

【功用】行气止痛，降气消胀，清热祛湿，健脾活血。

【主治】胃胀，胃痞。患者长时间、反复发作的上腹部痛、腹胀、早饱、嗳气、反酸、烧心、恶心、呕吐，胸闷、舌质淡红，舌苔腻，脉弦、沉、细或涩。

【方解】本方为何世东老中医治疗反复胃痛，胃胀，胃痞之经验方。何老认为久病成滞，气滞血瘀，胃脘升降功能失职，故可见腹胀，痞满，嗳气，反酸等症；治当以行气止痛，降气消胀，清热祛湿，健脾活血。

方中枳实味苦性微寒，能破气行气除痞，能消心下痞塞之痰，泻腹中滞塞之气，推胃中隔宿之食，消腹内连年之积，为脾胃胀痛之主药，用之为君。川厚朴味苦辛能下气除满消胀，加强枳实消胀除满之力，为臣药。苏梗性温，理气宽中止痛；法半夏能和中降逆，二药与君臣同用能增强行气除痞之功；黑老虎功用行气活血散瘀，通利血脉，能治"心腹胁肋诸痛"；黄连味苦性寒，能清泻心胃火热，常与枳实联用治疗热邪结滞于胃脘之"心下痞"；蒲公英甘苦而寒，清热解毒，能清泻胃热而不伤正，为清胃热之要药；党参性味甘平，功能补气健脾，以补脾胃之气不足，使大队行气降逆之药久用亦不伤正气，上药俱为佐药。全方寒热并用，达到辛开苦降之效，对湿热气滞、中满气逆者甚为合拍，既能行气降气消胀、清泻胃热，又有补气健脾、活血散瘀之功。

【临床应用】

1. 运用要点　本方用于治疗反复胃痛，胃胀，胃痞。临证以患者长时间、反复发作的上腹部痛、腹胀、嗳气、舌质淡红，舌苔腻为辨证要点。

2. 随症加减　若湿热偏重，进食后胀痛加剧者，可加用鸡内金15g、茵陈15g，消积止痛、清利湿热；若热象明显，口苦、便秘者，可加大黄5g、栀子10g，增加通导泻热的力量；若大便溏，四肢乏力，得食则症减者，去蒲公英，加白术12g、茯苓15g、乌贼骨15g，可实脾止泻，升清阳而降浊阴；若胀轻痛明显者，加元胡12g、三七5g以行气活血化瘀止痛。

3. 现代应用　临床常用于慢性胃炎、消化性溃疡、功能性消化不良，症状有进食后胀痛加剧者效更佳。

4. 应用经验　何世东老中医常用该方治疗慢性胃炎、消化性溃疡、功能性消化不良等见反复胃痛，胃胀，胃痞等，效果较好。［连建伟主编．中华当代名中医八十家经验方集萃．北京知识产权出版社，2013］

萎胃复元汤

【出处】余绍源验方（《中华当代名中医八十家经验方集萃》）

【组成】北黄芪30g　太子参15g　白术15g　砂仁5g（后下）　陈皮10g　半枝莲15g　白花蛇舌草30g　三七末（冲）1.5g　稻麦芽各30g

【用法】水煎服，日1剂。

【功用】补益脾胃，解毒散结。

【主治】脾虚气滞、痰瘀互结之心下痞满。症见胃脘胀满，进食稍多尤甚，时有嗳气，食欲不振，大便溏或泻。

【方解】萎缩性胃炎的形成有其较为漫长的过程，不论何种原因都造成了久病失治，正气亏损，而瘀毒交结，正虚邪恋，补虚则碍邪，攻邪则伤正，本方扶正驱邪，两者兼顾。本方以北黄芪、太子参补气为君；益以白术、砂仁、陈皮、稻麦芽健脾醒脾和胃消导为臣；半枝莲、蛇舌草清热解毒散瘀定痛，以解瘀毒之交结为佐；久病入络，胃络受伤，藉三七止血，消肿，散瘀之作用为使。全方扶正驱邪，治萎缩性胃炎或伴不典型增生，肠上皮化生者效果显著，屡试不爽，特名"萎胃复元汤"。

【临床应用】

1. 运用要点　本方主要用于治疗脾虚气滞、痰瘀互结之心下痞满。临证以胃脘胀满，嗳气，食欲不振，大便溏，舌淡苔白，脉弦涩为辨证要点。

2. 随症加减　本方从病论治，故临床时如无特殊偏热偏寒者皆用本方，不事加减。但确有偏热者，加竹茹、公英；偏寒者，加台乌、香附。

3. 现代应用　临床常用于经胃镜确诊为萎缩性胃炎、或伴有不典型增生、肠上皮化生者属于脾虚气滞者、瘀毒互结者。

4. 应用经验　余绍源名老中医常用该方治疗萎缩性胃炎、或伴有不典型增生、肠上皮化生者，均取得较好的效果。［连建伟主编．中华当代名中医八十家经验方集萃．北京：知识产权出版社，2013］

第三章　腹痛名方

腹痛是指胃脘以下，耻骨毛际以上的部位发生疼痛为主要表现的病证，多由脏腑气机不利，经脉失养而成。

本病的病因与外感时邪、饮食不节、情志失调、脏腑虚弱等多方面因素有关。六淫之邪，侵入腹中，均可引起腹痛。暴饮暴食，损伤脾胃，饮食停滞；恣食肥甘、厚腻辛辣，酿生湿热，蕴蓄肠胃；误食馊腐，饮食不洁，或过食生冷，寒湿内停，均可损伤脾胃，腑气通降不利而发生腹痛。抑郁恼怒，肝失条达，气机不畅，气滞而痛；或忧思伤脾，或肝郁克脾，肝脾不和，气机不利，腑气通降不顺而发痛；或气滞日久，血行不畅，气滞血瘀，或跌扑损伤，络脉瘀阻，或腹部手术，血络受损，均可形成腹中瘀停，血瘀腹痛。素体阳气不振，或过服寒凉，损伤脾阳，寒湿内停，渐致脾阳衰虚，气血不足，不能温养脏腑，而致腹痛；甚至久病肾阳不足，肾失温煦，脏腑虚寒，腹痛日久，迁延不愈。

本病以胃脘以下，耻骨毛际以上部位的疼痛为主要表现。其疼痛性质各异，但一般不甚剧烈，且按之柔软，压痛较轻，无肌紧张及反跳痛。

本病应根据虚实寒热，进行辨证治疗。寒邪内阻者，治宜温里散寒，理气止痛；湿热壅滞者，治宜通腑泄热；中虚脏寒者，治宜温中补虚，缓急止痛；饮食停滞者，治宜消食导滞；气机郁滞者，宜疏肝解郁，理气止痛；瘀血阻滞者，治宜活血化瘀止痛。

腹痛是临床上的常见症状，内科腹痛可见于西医学的许多疾病之中，如急慢性胰腺炎、胃肠痉挛、不完全性肠梗阻、结核性腹膜炎、腹型过敏性紫癜、肠道激惹综合征、消化不良性腹痛、输尿管结石等。

四逆汤

【出处】《伤寒论》

【组成】甘草（炙）二两　干姜两半　附子（生用去皮）一枚，破八片

【用法】水煎服。身体壮实，病情较严重者，附子可用至15g，干姜可用至12g（原方三味，以水三升，煮取一升二合，去滓，分温再服。台人可大附子一枚、干姜三两）。

【功用】回阳救逆，温阳止痛。

【主治】阳虚寒凝之腹痛。症见四肢厥冷，呕吐腹痛，畏寒蜷卧，神疲欲寐，下利清谷，口淡舌淡苔白滑，脉微欲绝。

【方解】本方原治太阳病误汗亡阳，或寒邪深入少阴所致的阳虚寒厥证。此证心肾阳气衰微，不能温养四肢，故见四肢厥冷，脉微欲绝；肾阳衰微，不能温脾，故见呕吐，腹痛，下利清谷，舌淡苔白滑。此为心脾肾三经阳衰阴盛之危重证，治之非纯阳之品不能破其阴寒而复其阳气。因此，立法时既要温肾暖脾，又要振奋心阳，而在疗效又要快捷而强劲，此即原方作者所言"急温之，宜四逆汤"（《伤寒论》）之意。方中附子大辛大热，入心脾肾经，温肾暖脾，壮阳祛寒；此外，附子走而不守，起效快捷，故为君药。附子起效虽快，但不持久，故又选用性味辛热，守而不走的干姜为臣，温脾散寒，干姜起效虽慢，但药力持久，因此，干姜与附子相配，则起效快捷，药力强劲而持久，所谓"附子无姜不热"之说即使药。全方药简意赅，可速达回阳救急之功，是一首亡阳虚脱者的急救方剂。

【临床应用】

1. 运用要点　本方主要用于治疗阳虚寒凝之腹痛。临证以四肢厥冷，呕吐腹痛，畏寒蜷卧，口淡舌淡苔白滑，脉微欲绝为辨证要点。

2. 随症加减　腹痛甚者，加木香、元胡；呕吐甚者，加法半夏、陈皮；泄泻甚者，加肉豆蔻、补骨脂。

3. 现代应用　现代常用于感染性休克、心肌梗死、心源性休克、肾炎尿毒症等属于阳气衰微，阴寒内盛者。

4. 注意事项 本方原用生附子，因生附子毒性较大，现已改用制附子。本方属救急方剂，宜急煎服。但方中有附，又需久煎，为此一般以 60～90 分钟的煎煮为宜。四肢厥冷属"真热假寒"者，禁用本方。

5. 应用经验 李赛美用四逆汤加减治疗糖尿病阴阳两虚之腹痛取得良好效果。[李赛美，王保华. 经方治疗糖尿病腹痛、烦躁、厥逆案. 新中医，2010，(1)：93-94]

小建中汤

【出处】《伤寒论》

【组成】芍药六两　桂枝三两　甘草（炙）二两　生姜三两　大枣十二枚　饴糖一升

【用法】水煎服，加入饴糖溶化，温服（原方上六味，以水七升，先煎五味，取三升，去滓，纳饴糖，更上微火消解，温服一升，日三服）。

【功用】温中补虚，缓急止痛。

【主治】虚劳里急证。症见腹中急痛，温按则痛减；或虚劳心中悸动，虚烦不宁，面色无华；或虚劳发热，手足心热，咽干口燥，舌淡苔白，脉弦缓无力。

【方解】虚劳里急腹痛，温按则痛减，脉弦缓无力，是中焦虚寒，肝来乘脾所致。脾为生化之源，脾虚则化源不足，心神失养，故心悸，虚烦不宁。生化不足，气血不和，阴阳失调，阴不维阳，则阳气外越而见发热；面色无华，舌淡苔白等为虚寒之象。本方证以腹中急痛为主症。里急先救里，故温建中阳而和阴，和里缓急而止痛，方为合拍。方中饴糖甘温质入脾，益脾气，养脾阴，并能缓肝之急，温补中焦为君药。芍药用量倍于桂枝，其意一是加强养肝阴、缓肝急之效，二是使桂枝走里不走表；桂枝走里以温通脾阳，脾阳得通则腹痛可止，饴糖质润腻，守而不走，起效慢，但药力持久；桂枝辛温，走而不守，起效快，但不持久，现两药配伍，可使药效快捷以止腹痛，又可令药力持久以温养中气，以上两药共为臣药。炙甘草既能助饴糖、桂枝"辛甘化阳"而温阳益气，又合芍药"酸甘化阴"而和阴缓急；生姜温胃，大枣补脾，合用则升腾中焦之气，共为佐使药。六药合用，共奏温中补虚，缓急止痛之功。中气健，化源足，阴阳调，肝脾和则诸症自愈。所谓建中者，建立中焦之气也。

本方为桂枝汤倍芍药加饴糖而成。方虽一药之差，因配伍、用量不尽相同，其功效、主治则随之而异。桂枝汤以桂枝为君，芍药为臣，意在调和营卫，外解太阳；本方则以饴糖为君，配以芍药缓肝急，桂枝温阳气，意在温中补虚，缓急补虚，缓急止痛，是辛甘与酸甘相配，为中阳虚寒，脘腹急痛而设。

【临床应用】

1. 运用要点 本方主要用于治疗虚劳腹痛证。临证以腹中急痛，温按则痛减，舌淡苔白，脉弦缓无力为辨证要点。

2. 随症加减 面色萎黄，精神倦怠属于虚黄（气血两虚）者，加人参、黄芪、当归以补气养血。

3. 现代应用 现代常用于胃及十二指肠溃疡、慢性肝炎、功能性发热、再生障碍性贫血、胃肠神经官能症、神经衰弱等属于脾阳不足者。

4. 注意事项 阴虚火旺者忌用；呕家不宜用，恐甜助呕；中满者不可用，因甘能填实助满。

5. 应用经验 董廷瑶运用小建中汤加减治疗小儿虚寒腹痛获效满意。[董廷瑶. 小建中汤治愈小儿虚寒腹痛介绍. 中医杂志，1980，(12)：36]

枳实导滞丸

【出处】《内外伤辨惑论》

【组成】 大黄一两 枳实 神曲（炒）各五钱 茯苓 黄芩 黄连 白术各三钱 泽泻二钱

【用法】 研末为丸，每天 2～3 次开水送下。亦可作汤剂，水煎服，用量按原方比例酌定（原方研为细天，汤浸蒸饼为丸，如梧桐子大，每服五十丸至七十丸，温水送下，食远量虚实加减服之）。

【功用】 行气导滞，清热祛湿。

【主治】 湿热积滞证。症见脘腹胀痛，下痢泄泻，或大便秘结，小便短赤，舌红苔黄腻，脉沉有力等。

【方解】 本方所治乃积滞内停，生湿蕴热所致。积滞内阻，气机壅滞，传导失司，故脘腹胀痛，大便秘结。积滞不消，湿热内生，下迫于肠，故下痢泄泻。小便短赤，舌苔黄腻，脉沉有力均系湿热积滞，正邪俱实之候。治宜行气导滞，清热祛湿。因本方所治病较急，非推荡之则难以为功，故方中重用大黄为君，苦寒泻下，攻积泻热，使湿热积滞从大便而下。枳实苦辛而寒，行气化滞，既助大黄攻积之力，又除气滞之腹胀痞满，其用炒者，一则和缓其破气之性，以防重伤脾气；二则得谷气之助，于消食导滞有益；神曲消食化积而和胃，与枳实共为臣药。病属湿热，故佐黄连、黄芩清热燥湿，且可厚肠止痢；茯苓、泽泻渗湿止泻；白术则健脾燥湿，不但助苓、泽祛湿，且可防大黄、枳实攻下伤正，配伍神曲又可防大黄、黄芩、黄连之苦寒败胃，以上五药共为佐药。诸药合用，使积去食消，湿化热清，则诸症自解。

本方乃消法与下法并用之剂，用于泄泻、下痢、亦属"通因通用"之法。

【临床应用】

1. 运用要点 本方主要用于治疗湿热积滞证。临证以脘腹胀痛，下痢泄泻，或大便秘结，舌红苔黄腻，脉沉有力。

2. 随症加减 若腹胀较重，里急后重者，可酌加木香、槟榔等以行气导滞。

3. 现代应用 现代常用于胃肠功能紊乱、消化不良、肠麻痹、急慢性痢疾等属湿热积滞者。

4. 注意事项 泄痢而无积滞者，不可妄投；孕妇不宜使用；脾虚食滞者忌用。

5. 应用经验 赵霞、汪受传运用枳实导滞丸治疗小儿饮食积滞所致之脘腹胀痛取得良好效果。[赵霞，汪受传. 小儿积滞的治法探讨. 中医药学报，2003，(2)：13-14]

柴胡疏肝散

【出处】《医学统旨》录自《证治准绳》

【组成】柴胡　陈皮（醋炒）各二钱　川芎　香附　芍药　枳壳（麸炒）各钱半　甘草（炙）五分

【用法】上做一服，水二盅，煎八分，食前服。

【功用】疏肝解郁，行气止痛。

【主治】肝气郁滞证。症见腹痛，连及胁肋疼痛，胸闷善太息，情志抑郁或易怒，或嗳气，或脘腹胀满，脉弦。

【方解】肝主疏泄，喜条达而恶抑郁，其经脉布胁肋，循少腹。若情志不遂，木失条达，而致肝气郁结，而见胁肋疼痛，甚则脘腹胀满；肝失疏泄，则情志抑郁；久郁不解，肝失柔顺舒畅之性，则情绪急躁易怒；肝气横逆犯胃，胃气失和，故嗳气；脉弦者，亦为肝郁不舒之证。遵"木郁达之"之旨，治当疏肝以解郁，行气而止痛。

本方为疏肝解郁之代表方。方中柴胡苦辛微寒，归肝胆经，功擅条达肝气而疏郁结，《药品化义》："柴胡，性轻清，主升散，味微苦，主疏肝"，故为君药。香附微苦辛平，入肝经，长于疏肝理气，并能行气止痛；川芎味辛气温，入肝胆经，能行气活血，开郁止痛，二药共助柴胡疏肝解郁，行气止痛之效，同为臣药。陈皮理气行滞而和胃，醋炒以入肝行气，枳壳行气止痛以疏肝理脾；芍药、甘草养血柔肝，缓急止痛，俱为佐药。甘草兼和药性，又做使药。诸药共奏疏肝解郁，行气止痛之功。

本方以大队辛散疏肝理气药为主，辅以养血柔肝、行气活血、和胃之品。故疏肝之中兼以养肝，理气之中兼以调血，恰似肝体阴用阳之性，且治肝之中兼以和胃，故为疏肝解郁之代表方。

【临床应用】

1. 运用要点 本方主要用于治疗肝气郁滞腹痛证。临证以腹痛，连及胁肋疼痛，胸闷，易怒，脉弦为辨证要点。

2. 随症加减 若肝郁血滞而胁肋疼痛较甚者，加当归、郁金、元胡等以增强行气活血止痛之力；若肝郁化火，口渴舌红，脉象弦数者，加山栀、龙胆草、川楝子以清肝泻火。

3. 现代应用 现代常用于慢性肝炎、慢性胃炎、胆囊炎、肋间神经痛等属于肝郁气滞者。

4. 注意事项 本方芳香辛燥，易于耗气伤阴，不宜久服。孕妇慎用。

5. 应用经验 王泽民教授运用柴胡疏肝散加减治疗肝气郁滞型腹痛取得满意效果。[李晓晴，杜艳林．王泽民教授治疗腹痛经验．河北中医药学报，

2008，（3）：33－34]

少腹逐瘀汤

【出处】《医林改错》

【组成】小茴香（炒）七粒　干姜（炒）二分　元胡一钱　没药一钱　当归三钱　川芎一钱　官桂一钱　赤芍二钱　蒲黄（生）三钱　五灵脂（炒）二钱

【用法】水煎服，日1剂。

【功用】活血祛瘀，温经止痛。

【主治】少腹瘀血证。症见少腹积块疼痛或不痛，或痛而无积块，或少腹胀满，或经期腰酸，少腹胀，或月经1个月内见三五次，连接不断，断了又来，其色或紫或黑，或有瘀块，或崩漏兼少腹疼痛，或瘀滞日久不受孕等证。

【方解】本方为王清任五个逐瘀汤之一，为治少腹瘀血之腹痛之常用方。少腹瘀血，不通则痛，故见少腹积块疼痛或胀满；瘀血内阻，故可出现月经失调，痛经，血块等症。治当以活血化瘀，温经止痛。方中当归甘温，养血活血，温经止痛；干姜辛热，温经散寒，二药共为君药。川芎活血行气，赤芍祛瘀清热，助当归活血化瘀之功；小茴香、官桂温经止痛，助干姜温经止痛之功，共为臣药。蒲黄、五灵脂活血化瘀，元胡、没药行气止痛，为佐药。诸药相合，既行血分之瘀滞，又散经络之寒，活血温经，诸症自除。

【临床应用】

1. 运用要点　本方主要用于治疗少腹瘀血之腹痛证。临证以少腹积块疼痛，舌暗红有瘀斑或瘀点，脉弦为辨证要点。

2. 随症加减　若腹部手术作痛，或跌仆损伤作痛，可加泽兰、没药、三七；瘀血日久发热，可加丹参、陈皮、王不留行；若兼有寒象，腹痛喜温，胁下积块，疼痛据按，可用膈下逐瘀汤。若下焦蓄血，大便色黑，可用桃核承气汤。

3. 现代应用　现代常用于胃及十二指肠溃疡、肠梗阻、子宫肌瘤、子宫内膜异位症属血瘀内阻者。

4. 注意事项　方中活血祛瘀药较多，孕妇忌服。

5. 应用经验　王印光运用少腹逐瘀汤加减治疗瘀血性腹痛效果满意。[王

印光. 少腹逐瘀汤治疗瘀血性腹痛 15 例. 中医研究，1994，（3）：37－38]

川楝子散

【出处】《素问病机气宜保命集》

【组成】川楝子　元胡各一两

【用法】为末，每服 9g，每日 3 次，酒或开水送下。亦可作汤剂，水煎服，用量按原方比例酌减（原方为细末，第服三钱，酒调下）。

【功用】疏肝泄热，行气止痛。

【主治】肝郁化火证。症见心胸胁肋诸痛，时发时止，口苦，舌红苔黄，脉弦数。

【方解】本方证为肝郁气滞，气郁化火所致。肝主疏泄，肝郁则疏泄功能失常，气机郁滞，血行不畅，故见心胸胁肋诸痛，时发时止；气郁化水、故口苦，舌红，苔黄，脉弦数。治宜疏肝泄热，行气止痛。方中川楝子苦寒，清泄肝火，并能疏肝行气止痛，为君药。元胡行气活血止痛，以增强君药止痛之功，为臣药。两药合用，既可疏肝泄热，又能行气止痛，使肝火清，气血畅，诸痛自止。

【临床应用】

1. 运用要点　本方主要用于治疗肝郁化火胁痛证。临证以胸胁肋疼痛，口苦，舌红苔黄，脉弦数为辨证要点。

2. 随症加减　若用于痛经，可酌加当归、香附、丹参等以增强疏肝活血调经之功；若用于疝气痛，可酌加橘核以行气止痛。

3. 现代应用　现代常用于胃及十二指肠溃疡、慢性胃炎、肝炎、胃神经官能症、胆囊炎属肝郁化火者。

4. 应用经验　杨汉章运用川楝子散加减治疗胃脘痛，取得疗效非常显著。

[杨汉章，杨光弟. 川楝子散加减治疗胃脘病. 辽宁中医，1977，（2）：53]

天台乌药散

【出处】《圣济总录》

【组成】乌药 木香 茴香（微炒） 青橘皮（汤浸，去白，焙） 高良姜（炒）各半两 槟榔（锉）二个 川楝子十个 巴豆（微炒，敲破，同川楝子二味用麸一升炒，侯麸黑色，拣去巴豆，并麸不用）七十粒

【用法】上除巴豆不用外，捣罗为散。每服一钱匕，食前温酒送下；疼甚，炒生姜、热酒调下（现代用法：为散，每服 3～5g，食前温服；亦可做汤剂）。

【功用】行气解郁，散寒止痛。

【主治】肝经寒凝气滞之小肠疝气。症见少腹痛引睾丸，舌淡苔白，脉沉弦。亦治妇女痛经、癥瘕。

【方解】本方主治病症均为寒凝肝经，气机阻滞所致。足厥阴肝经起于足大趾，经下肢内侧上行，绕阴器，过少腹。寒客肝经，气机阻滞，则可见前阴牵引脐腹疼痛，睾丸肿胀偏坠，发为小肠疝气；肝为血海，厥阴肝经气滞寒凝，于妇女又可见经行腹痛，或癥瘕等；气滞寒凝，则苔白，脉来沉弦。治当行气疏肝，散寒止痛。

方中用乌药辛温，入肝经，既疏肝行气，又散寒止痛，为君药。青皮疏肝行气，木香理气止痛，共助君药疏肝行气；小茴香暖肝散寒，高良姜散寒止痛，共助君药散寒止痛，四药皆以辛温芳香之品，合用以加强乌药行气散寒之功，俱为臣药。槟榔下气导滞，能直达下焦破坚；川楝子理气止痛，但性苦寒，故与辛热之巴豆同炒，即可制其苦寒之性，又能增其行气散结之力，为方中佐药。诸药配伍，共奏行气疏肝，散寒止痛之功，使气行寒散，肝脉调和，则诸症可愈。

本方是行气疏肝与散寒止痛相合，故徐大椿谓："此温中散滞之剂，为气逆寒滞疝瘕之专方。"（《医略六书·杂病证治》）

【临床应用】

1. 运用要点 本方行气疏肝与散寒止痛相合，徐大椿谓："此温中散滞

之剂，为气逆寒滞疝瘕之专方。"主要用治肝经寒凝气滞之小肠疝气。临证以少腹痛引睾丸，舌淡苔白，脉沉弦为辨证要点。

2. 随症加减 若睾丸肿胀偏坠者，可酌加荔枝核、橘核以散结止痛；寒甚而喜温畏寒者，可酌加肉桂、吴茱萸等散寒止痛；痛经者，可酌加当归、川芎、香附等活血调经；瘕痕者，可酌加枳实、厚朴破气消瘕。

3. 现代应用 现代常用于腹股沟斜疝或直疝、睾丸炎、附睾炎、慢性胃炎、胃肠功能紊乱、肠痉挛、痛经等属于寒凝气滞者。

4. 应用经验 汪德云运用天台乌药散加减治疗小儿腹股沟斜疝，取得满意疗效。[汪德云. 天台乌药散加减治疝气. 四川中医，1989，（4）：19]

加味乌药散

【出处】《奇效良方》

【组成】乌药 缩砂 木香 元胡各一两 香附（炒，去毛）二两 甘草一两半

【用法】上细锉。每服七钱，水一盏半，生姜三片，煎至七分，不拘时温服（现代用法：水煎服）。

【功用】行气活血，调经止痛。

【主治】肝郁气滞之腹痛，尤善痛经。症见月经前或月经初行时，少腹胀痛，胀甚于痛，或连胸胁、乳房胀痛，舌淡，苔薄白，脉弦紧。

【方解】痛经之由，多因气血运行不畅所致。若情志不舒，肝气郁滞，气机不畅，则血行失和，经血滞于胞中而作痛；少腹及胸胁、乳房皆为肝经循行部位，若肝气郁结，气行不畅，故见胸胁、乳房、小腹胀痛，且胀甚于痛；脉象弦紧，亦为肝经郁滞，血行不畅所致。故治以疏肝行气为主，兼以活血止痛。

方中重用香附，疏肝理气，调经止痛，为君药。乌药辛散温通，顺气畅中，而善治少腹胀痛；元胡行气活血，调经止痛，两药同助香附行气活血，调经止痛，共为臣药。木香、砂仁行气调中，消胀止痛，为佐药。引用生姜三片，温胃和中；甘草调和诸药，兼缓急止痛，共为佐使。诸药合用，共奏行气活血，调经止痛之功，使气血畅行，痛经可愈。

【临床应用】

1. 运用要点　本方集辛香温通行气诸药于一方，以疏肝行气为主，兼活血止痛，疏肝畅中，尤适宜于肝郁气滞而致血行不畅之腹痛及痛经。临证以行经时少腹胀痛，或痛连胸胁，舌淡，苔薄白，脉弦紧为辨证要点。

2. 随症加减　若兼血瘀痛甚，经少色暗或夹有血块者，加桃仁、红花以祛瘀止痛；若兼寒甚，少腹喜暖畏寒者，加吴茱萸、小茴香以温经散寒止痛。

3. 现代应用　现代常用于妇人之痛经、闭经、月经后期等属于肝郁气滞者。

4. 注意事项　若证属气血不足者，不宜使用本方。孕妇忌服。

黄土汤

【出处】《金匮要略》

【组成】甘草　干地黄　附子炮　白术　阿胶　黄芩各三两　灶心黄土半斤

【用法】先将灶心黄土水煎取汤，再煎余药，温服（原方七味，以水八升，煮取三升，分温二服）。

【功用】温阳健脾，养血止血。

【主治】阳虚腹痛便血。症见腹痛，大便下血，血色黯淡，四肢不温，面色萎黄，舌淡苔白，脉沉细无力。亦治阳虚吐衄、崩漏等。

【方解】本方所治之腹痛及各种出血证，皆因脾阳不足所致。脾主统血，若脾阳不足，失去统摄之权，则血从上溢而为吐衄，下泄而为便血、崩漏。血色黯淡，四肢不温，面色萎黄，舌淡苔白，脉沉细无力等症，皆为脾气虚寒及阴血不足之象。治当温阳健脾，养血止血。方中灶心黄土温中收涩止血为君药。白术、附子温阳健脾，以复脾统摄之权，为臣药。生地、阿胶滋阴养血止血，既可补益阴血之不足，合苦寒之黄芩又可防白术、附子之温燥动血，黄芩并有坚阴止血之效；白术、附子之温燥又可监制生地、阿胶，使之不致滋腻碍胃，共为佐药。甘草和中调药为使。诸药相合，标本兼顾，刚柔相济，温阳止血而不伤阴，滋阴养血而不碍胃。

本方配伍特点：一是全方寒热并用，刚柔相济，温阳而不伤阴，滋阴而不碍阳。二是温中健脾药与养血药同施，标本同治，温阳健脾而达脾土统血，养血止血以治出血，失血之标。

【临床应用】

1. 运用要点 本方主要用于治疗阳虚之腹痛、便血。临证以腹痛，喜温按，或大便下血，血色黯淡，四肢不温，舌淡苔白，脉沉细无力为辨证要点。

2. 随症加减 若胃纳差，阿胶可改为阿胶珠，以减其滋腻之性；气虚甚者，可加人参以益气摄血；出血多者，可酌加炮姜、焦艾叶以止血；便溏者，可去黄芩，加干姜以温脾止泻。

3. 现代应用 现代常用于慢性胃肠道出血、功能性子宫出血属脾阳不足者。

4. 应用经验 邱荣安以黄土汤加味治疗先兆流产及功能性子宫出血，取得良好效果。[邱荣安. 加味黄土汤治疗先兆流产及功能性子宫出血35例. 中国乡村医药，1998，(1)：18]

暖肝煎

【出处】《景岳全书》

【组成】当归二三钱 枸杞子三钱 小茴香二钱 肉桂一二钱 乌药二钱 沉香（或木香亦可）一钱 茯苓二钱

【用法】另生姜三五片，水煎服（原方水一盏半，加生姜三五片，煎七分，食无温服）。

【功用】暖肝温肾，行气止痛。

【主治】肝肾虚寒之腹痛证。症见睾丸冷痛，或阴囊肿硬而冷，或小腹冷痛，喜温恶寒，舌淡苔白，脉沉迟。

【方解】本方证乃因肝肾虚寒，寒客肝脉，气机郁滞所致。寒性凝滞收引，寒邪内盛，肝脉失和，故见睾丸、小腹冷痛，苔白，脉沉迟。治宜暖肝温肾，行气止痛。方中肉桂温肾暖肝，散寒止痛；小茴香暖肝散寒，行气止痛，两药相伍，暖肝止痛之力得以增强，共为君药。当归、枸杞补益肝肾，其中当归尚能暖肝舒肝；乌药、沉香顺气降逆，散寒止痛，共为臣药。阳虚阴盛，水湿不化，故用茯苓健脾渗湿；生姜温散水湿，共为佐药。诸药相伍，温补肝肾以治其本，行气祛寒以治其标，使下元得温，寒凝得散，气机通畅，则睾丸、小腹诸痛自解。

【临床应用】

1. 运用要点 本方主要用于治疗肝肾虚寒之腹痛证。临证以小腹冷痛，或睾丸冷痛，舌淡苔白，脉沉迟为辨证要点。

2. 随症加减 若寒甚者，可加吴茱萸以增其温肝散寒之功；腹痛甚，可加香附、元胡行气止痛；睾丸痛甚，可加青皮、橘核疏肝理气以止痛。

3. 现代应用 现代常用于精索静脉曲张、腹股沟疝、睾丸炎、鞘膜积液属肝肾虚寒者。

4. 注意事项 若因湿热下注所致者，则非本方所宜。

5. 应用经验 李高旗、王俊芳以暖肝煎加减先后治疗精索静脉曲张病，取得了较好疗效。[李高旗，王俊芳. 暖肝煎加减治疗精索静脉曲张 52 例. 实用中医药杂志，2004，(12)：687]

膈下逐瘀汤

【出处】《医林改错》

【组成】 五灵脂（炒）二钱　当归二钱　川芎二钱　桃仁（研泥）三钱　丹皮二钱　赤芍二钱　乌药二钱　元胡一钱　甘草三钱　香附一钱半　红花三钱　枳壳一钱半

【用法】 水煎服，日 1 剂。

【功用】 活血祛瘀，行气止痛。

【主治】 膈下瘀血证。症见胁腹疼痛，痛处不移，侧卧则腹坠者，或脐腹积块，或小儿痞块、肝大青筋，舌暗红或有瘀斑，脉弦。

【方解】 本方为王清任五个逐瘀汤之一，为治疗膈下疼痛之常用方。膈下为肝经经行之处，瘀血阻滞不通，故见胁腹疼痛，痛处不移，侧卧则腹坠者，或脐腹积块，或小儿痞块、肝大青筋，舌暗红或有瘀斑，脉弦。治疗上除活血外，当以行肝中气滞，使气血通畅，诸症方除。方中重用桃仁、红花活血化瘀，元胡行血中之气滞，共为君药。当归、川芎、赤芍养血活血，祛瘀泄热，共为臣药。君、臣相配，祛瘀而不伤阴血。乌药、枳壳、香附行气止痛；丹皮清热凉血活血，五灵脂破血逐瘀，上药均为佐药。甘草调和诸药为使。

诸药相合，行气、活血、化瘀，则诸痛皆除。

【临床应用】

1. 运用要点 本方主要用于治疗膈下瘀血之腹痛证。临证以胁腹疼痛，痛处不移，舌暗红或有瘀斑，脉弦为辨证要点。

2. 随症加减 若血瘀经闭、经痛，加益母草、泽兰等以活血调经止痛；胁下有痞块，可加郁金、丹参以活血祛瘀，消癥化积。

3. 现代应用 现代常用于心绞痛、胃及十二指肠溃疡、肝硬化、胃癌等血瘀阻滞者。

4. 注意事项 方中活血祛瘀药较多，孕妇忌服。

5. 应用经验 雷洁莹运用膈下逐瘀汤加减治疗慢性盆腔痛取得了良好的临床疗效。[雷洁莹. 膈下逐瘀汤治疗慢性盆腔痛 30 例. 新中医，2008，(12)：82 - 83]

桃核承气汤

【出处】《伤寒论》

【组成】桃仁（去皮尖）五十个　大黄四两　桂枝二两　甘草（炙）二两　芒硝二两

【用法】水煎服（原方四味，以水七升，煮取二升半，去滓，纳芒硝，更上火，微沸，下火，先食，温服五合，日三服，当微利）。

【功用】破血下瘀。

【主治】下焦蓄血证。症见少腹急结，其如人狂，甚则谵语烦躁，至夜发热，小便自利，以及血瘀经闭、痛经、脉沉实或涩等。

【方解】本方即调胃承气汤减芒硝之量，再加桃红、桂枝而成。原治邪在太阳不解，循经入腑化热，与血相搏，结于下焦之蓄血证。瘀热结于下焦，故少腹急结；热在血分而不在气分，膀胱气化未受影响，故小便自利；热在血分，故至夜发热；瘀热上扰心神，故烦躁不宁，甚则谵语，二药相配，瘀热并治，共为君药。桂枝通行血脉，助桃仁活血行瘀，并防寒凉凝血之弊；芒硝软坚散结，并助大黄泻热攻下，引瘀热从大便而去，共为臣药。炙甘草护胃安中，并缓硝、黄峻下之性，使之大便"微利"，而不是"急下"，为佐药。诸药相合，共奏破血下瘀之功，服后"微利"，使蓄血去，瘀热清，诸症自平。

本方选用桂枝与大黄配伍，有其一定的意义，桂枝得大黄则不走表而走里，不在解表而在活血；大黄得桂枝之辛甘则不直走大肠而随入血脉以祛瘀。

本方配伍特点：一在大队寒凉药中，配以少量温经活血的桂枝，既助桃仁等活血之力，又使全方凉而不遏；二是泻热攻下与活血祛瘀药并用，清中寓化，泻中寓破瘀热并除；三是药后"微"利，使邪有出路。

【临床应用】

1. 运用要点　本方主要用于治疗下焦蓄血证。临证以少腹急结，疼痛，小便自利，脉沉实或涩为辨证要点。

2. 随症加减　若肢体跌打损伤，瘀血留滞，疼痛不能转侧者，可加乳香、归尾以活血祛瘀止痛；若瘀热上冲所致的吐血、衄血，头痛目赤，可加栀子、牛膝以清热凉血，引血下行；若月经不调及经闭、痛经属瘀热实证者，可加当归、红花以活血调经；兼气滞者，可加青皮、木香以行气止痛；若产后恶露不下，少腹硬痛难忍者，可加蒲黄、五灵脂以活血祛瘀止痛。

3. 现代应用　现代常用于急性盆腔炎、子宫内膜异位、胎盘滞留、附件炎、阑尾脓肿、膀胱肿瘤、肠梗阻、精神分裂症属瘀热互结下焦者。

4. 注意事项　表证未解，当先解表，而后再用本方。孕妇忌用。

5. 应用经验　史谦博运用桃核承气汤随证化裁，用以治疗多种腹痛，疗效良好。[史谦博. 桃核承气汤治疗腹痛. 四川中医，1988，(6)：15]

薏苡附子败酱散

【出处】《金匮要略》

【组成】 薏苡仁十分　附子二分　败酱草五分

【用法】 水煎服（原方三味杵为散，取方寸匕，以水二升，煎减半，顿服）。

【功用】 温阳化湿，排脓消肿。

【主治】 寒湿肠痈，内已成脓。症见身无热，肌肤甲错，腹皮急，或腹痛，按之濡软，如肿胀，脉数。

【方解】本方主治之肠痈，多由寒湿瘀血互结下焦，腐败成脓所致。寒湿留滞，阳郁不达，则身无热；痈脓内结，气血瘀滞，故肌肤甲错，按之濡，如肿胀；寒湿为患，本当脉缓，今反脉数者，乃痈脓内蕴之象。治当温阳化湿，排脓消肿。方中君以薏苡仁利湿消肿，排脓开壅；臣以附子辛热散结，振奋阳气；佐以败酱草破瘀逐脓，解毒消痈，共奏温阳化湿，排脓消肿之功。

【临床应用】

1. 运用要点 本方主要用于治疗寒湿肠痈之腹痛。临证以腹痛，按之濡软，身无热，脉数为辨证要点。

2. 随症加减 腹痛甚者，加元胡、泽兰、佩兰；饮食减少者，加麦芽、神曲、山楂。

3. 现代应用 现代常用于阑尾炎、阑尾周围脓肿等内脓已成、慢性盆腔炎属寒湿肠痈，内已成脓者。

4. 应用经验 钱惠泉运用薏苡附子败酱散加味治疗溃疡性结肠炎取得较好的临床疗效。[钱惠泉. 薏苡附子败酱散加味治疗溃疡性结肠炎36例. 河北中医，2005，(3)：196－197]

三物备急丸

【出处】《金匮要略》

【组成】大黄一两　干姜一两　巴豆（去皮心外，研如脂）一两

【用法】上药各须精新，先捣大黄、干姜为末，研巴豆纳中，合治一千杵，用为散，蜜和丸亦佳，密器中贮之，莫令泄。若中恶客忤，心腹胀满，卒痛如锥刺，气急口噤，停尸卒死者，以暖水若酒服大豆许三四丸，或不下，捧头起，灌令下咽，须臾当瘥；如未瘥，更与三丸，当腹中鸣，即吐下便瘥；若口噤，亦须折齿灌之（现代用法：为丸剂，成人每服0.6～1.5g，用米汤或温开水送下；若口噤不开者，用鼻饲法给药）。

【功用】攻逐寒积。

【主治】寒实腹痛。症见卒然心腹剧痛，痛如锥刺，气急口噤，大便不通，甚或暴厥，苔白，脉沉而紧。

【方解】本方治证由饮食不节，暴食饮冷，积滞阻结肠胃，或暴饮暴食之

后，又复感寒邪，以致气机闭阻不行所致。冷食积滞阻于胃肠，气机闭阻，以致上焦不行，下脘不通，故卒然心腹胀痛，甚则痛如锥刺，大便不通；寒为阴邪，其性收引，寒积内阻，气机不行，阴阳之气不相顺接，故气急口噤，甚或暴厥；苔白，脉沉紧，为寒积里实之证。遂以攻逐寒积而立法。

本方是为寒凝气阻，里实寒积之急症而设。因发病暴急，非用大辛大热之味，不能开结散寒，非用急攻峻下之品，不能去其积滞。方中巴豆辛热峻下，"开窍宣滞，去脏腑沉寒"（《本草从新》卷八）为君药。干姜辛热温中，温经逐寒，助巴豆以攻逐肠胃寒积，为臣药。大黄苦寒泻下，本方用之，荡涤积滞，且能监制巴豆辛热之毒，为佐使药。三药合用，力猛效捷，为急下寒积之峻剂。故原方后云："当腹中鸣，即吐下便瘥。"本方三药峻厉，以备暴急寒实之证而用，故方名三物备急丸。

【临床应用】

1. 运用要点　本方主要用于寒实腹痛。临证以卒然心腹剧痛，大便不通，苔白，脉沉而紧为辨证要点。

2. 随症加减　神疲乏力者，加人参、黄芪；四肢冰冷者，加附子。

3. 现代应用　现代常用于食物中毒、急性单纯性肠梗阻等属于里实寒积，体质壮实者。

4. 注意事项　方中巴豆的毒性剧烈，孕妇、年老体虚者以及温暑热邪所致的暴急腹痛之证，当忌服用。

5. 应用经验　张道廉在临床上运用金匮三物备急丸加减治疗肠梗阻，疗效满意。[张道廉．三物备急丸治疗肠梗阻．中医药研究杂志，1986，（2）：31]

正气天香散

【出处】《医学纲目》卷四引刘河间方

【组成】 乌药二两　香附末四两　陈皮　苏叶　干姜各一两

【用法】 上药为散，每服三钱，水调服。

【功用】 行气止痛。

【主治】 气滞之腹痛。症见妇人腹中作痛，或上冲心胸，或攻筑胁肋，腹中结块，发渴刺痛，月水不调，或眩晕呕吐，往来寒热，舌淡苔白，脉弦。

【方解】本方为治疗肝气郁滞，寒邪内盛腹痛之常用方。由于肝经行于腹部，若寒邪内犯，气机阻滞，气血运行不畅，不通则痛，故而妇人腹中作痛；肝气横逆犯胃，胃气上逆，连及冲脉，故而上冲心胸，或攻筑胁肋；气血不顺，阻滞腹中，气滞血瘀日久，可变生积聚，故而见结块，发渴刺痛；肝为血海，妇女经水为肝血所系，肝气郁滞则月水不调；或邪入少阳，胆胃不和，可见眩晕呕吐，往来寒热；舌淡苔白，脉弦为肝经寒凝气滞之象。

方中用乌药辛温，入肝经，既疏肝行气，又散寒止痛，为君药。香附理气疏肝而止痛，能助乌药解肝经之气滞，为臣药。陈皮长于理气燥湿，和胃止痛；苏叶行气宽中、干姜温中散寒，三药均为辛温芳香之品，能助君臣散寒行气止痛之力，俱为佐药。诸药合用，散寒能滞，通则不痛，则腹痛诸症自除。

【临床应用】

1. 应用要点 本方主要用于治疗妇人气滞之腹痛。临证以腹中作痛，月水不调，舌淡苔白，脉弦为辨证要点。

2. 随症加减 寒者往来者，加柴胡、黄芩；胁肋疼痛甚者，加元胡、川芎；呕吐甚者，加法半夏、陈皮。

3. 现代运用 现代常用于急慢性肠胃炎、盆腔炎、子宫内膜异位症、宫外孕等属寒凝气滞者。

4. 应用经验 谢兆丰医师运用正气天香散治疗呃逆泄泻。正气天香散为辛温理气之剂，本方性皆辛温，药力集中，其功专效宏，是为痛经而设的方剂。临床凡属肝部气滞血瘀引起的多种病证，皆可选用本方灵活加减。[谢兆丰. 正气天香散的临床新用. 江苏中医，1989，(4)：33－34]

木香顺气散

【出处】《证治准绳·类方》引《统旨》

【组成】木香 香附 槟榔 青皮（醋炒） 陈皮 枳壳（麸炒） 砂仁 厚朴（姜汁炒） 苍术（米泔浸一宿，炒）各一钱 甘草（炙）五分

【用法】水二盅，加生姜三片，煎八分，食前服。

【功用】行气止痛。

【主治】肝脾气滞之腹痛。症见腹中作痛，刺痛居多，痛连两胁，腹中结块，妇人月水不调，舌淡苔白，脉弦。

【方解】本方常用于治疗肝脾气滞之腹痛。由于寒湿困阻，脾胃不运，气机阻滞，故而腹中作痛，刺痛居多；病涉肝胆，故常连及肝胆经所在两胁，出现两胁疼痛；气血不顺，阻滞腹中，日久可见结块；妇人经水乃肝血所系，肝气郁滞，气不行血，可见月水不调；舌淡苔白，脉弦为寒湿凝滞，气机不畅之象。治当散寒化湿，行气止痛。

方中用木香辛温，能入肝胃经，行气止痛，调中导滞，为君药。香附、陈皮理气解郁，调经止痛，两药能助木香行气止痛之力，共为臣药。槟榔消积、下气，青皮疏肝破气、消积化滞，枳壳、砂仁理气行滞；厚朴燥湿行气，消胀除满，与苍术相配燥湿运脾；上药俱为佐药；甘草调和诸药，为使药。诸药合用，共奏散寒化湿，行气止痛之功。

【临床应用】

1. 应用要点 本方主要用于治疗肝脾气滞之腹痛。临证以腹中作痛，痛连两胁，舌淡苔白，脉弦为辨证要点。

2. 随症加减 胃纳差者，加麦芽、山楂、谷芽；腹痛甚，加元胡、三棱；有结块者，加鳖甲、桃仁、䗪虫。

3. 现代运用 现代常用于急慢性肠胃炎、胆囊炎、胰腺炎、盆腔炎、子宫内膜异位症、宫外孕等属气滞者。

元 胡 散

【出处】《济阴纲目》

【组成】元胡 当归（酒浸） 赤芍（炒） 蒲黄（炒） 桂皮 乳香 没药各一钱

【用法】上为细末。每服三钱，温酒空腹服。

【功用】活血化瘀，行气止痛。

【主治】气滞血瘀之腹痛。症见腹痛，痛连两胁，腹中结块，妇人经行腹痛，月水不调，舌淡黯，有瘀斑，苔白，脉弦涩。

【方解】本方为治疗气滞血瘀腹痛之常用方。由于肝气郁结,气滞不行,而气为血之帅,气滞则血瘀,故而瘀血在内,不痛则痛,见腹痛;肝经横连胁下,故而痛连两胁;气滞血瘀,日久成积,故可见腹中结块。肝气阻滞,经血不畅,故可见妇人经行腹痛,月水不调,或经血暗而夹瘀血;舌淡黯,有瘀斑,苔白,脉弦涩为气滞血瘀之象。治当以活血化瘀,行气止痛。

方中元胡既善活血,又善行气,能行血中气滞,气中血滞,为止痛之佳品,用为君药。当归补血活血,调经止痛,能助元胡活血之力,行血中之气滞,为臣药。赤芍凉血活血,散瘀止痛;蒲黄化瘀,止血;乳香、没药相须为用,为活血止痛之常用组合,四药均能助君臣活血止痛之力,再加以桂皮祛寒止痛,散瘀消肿,以上俱为佐药。诸药合用,行气滞,散瘀血,通则不痛,诸症自除。

【临床应用】

1. 应用要点 本方主要用于治疗气滞血瘀之腹痛。临证以腹痛,痛连两胁,妇人月水不调,舌淡黯,有瘀斑,苔白,脉弦涩为辨证要点。

2. 随症加减 胃纳差者,加麦芽、山楂、谷芽;腹痛甚,加元胡、三棱;有结块者,加鳖甲、桃仁、䗪虫。

3. 现代运用 现代常用于急慢性肠胃炎、胆囊炎、胰腺炎、盆腔炎、子宫内膜异位症、宫外孕等属气滞血瘀者。

大建中汤

【出处】《金匮要略》

【组成】蜀椒（去汗）二合　干姜四两　人参二两

【用法】上三味,以水四升,煮取二升,去滓,纳饴糖一升,微火煮取一升半,分温再服;如一炊顷,可饮粥二升,后更服,当一日食糜,温覆之。

【功用】大建中气,温阳止痛。

【主治】脾肾阳衰,中焦寒盛之腹痛。症见心胸中大寒痛,呕不能食,腹中寒,上下痛不可触近,手足逆冷,舌质淡,苔白滑,脉沉迟或沉弦紧。

【方解】本方是临床治疗脾肾阳衰,中焦寒盛之腹痛的常用方剂。本证痛势急剧,疼痛范围广泛,但病变的重心在中焦脾胃而非心胸,只是病起源于腹中，寒气上下攻冲走串，牵涉到新胸部而已。当寒气攻冲，气机凝滞于局部时，腹部可隆起大小不一、形状不一，时聚时散的包块，上下攻冲作痛而拒按。胃中虚冷，寒气上攻，则胃失和降而呕吐频作，难以受纳饮食。治以大建中汤大建中气，温阳止痛。

方中以甘温之饴糖为君药，温中洲，建中脏，缓急止痛；臣以大辛大热之蜀椒、干姜温阳散寒，通彻上下，以祛沉寒之邪；佐以甘温之人参补脾益气，配合饴糖大建中气，甘缓止痛。诸药合用，使中阳得复，中气健运，阴寒消散，则腹满痛等症自除。服药后饮粥者，亦是补益脾胃之意；"温覆"者，是取其助阳散寒之功。

【临床应用】

1. 应用要点 本方主要用于治疗脾肾阳衰，中焦寒盛之腹痛。临证以心胸中大寒痛，呕不能食，手足逆冷，舌淡苔白，脉沉为辨证要点。

2. 随症加减 胃纳差者，加麦芽、山楂、谷芽；腹痛甚，加元胡、三棱；恶心呕吐者，加法半夏、陈皮、生姜。

3. 现代运用 现代常用于急、慢性胃炎，急、慢性肠炎，肠易激综合征，胆囊炎，胰腺炎，肠梗阻等属阳虚寒凝者。

4. 应用经验 陈四清医师擅长运用大建中汤治疗泄泻属阳虚寒凝者。
[陈四清. 大建中汤为主治疗腹痛泄泻. 江苏中医药，2008，(8)：42-42]

附子粳米汤

【出处】《金匮要略》

【组成】 附子（炮）一枚　半夏半升　甘草一两　大枣十枚　粳米半升

【用法】 上五味，以水八升，煮米熟，汤成，去滓，温服一升，日三服。

【功用】 温中散寒，化湿降逆。

【主治】 脾胃阳虚水停，寒气上逆之腹满痛。症见腹痛，喜温喜按，腹中寒气，雷鸣切痛，胸胁逆满，呕吐，四肢不温，舌淡苔白或白滑，脉沉迟。

【方解】 本方临床上常用于治疗脾胃阳虚水停，寒气上逆之腹满痛。脾肾阳虚，水湿不化，攻走肠间则肠鸣如雷；寒气凝滞，阳气不通，则腹满、腹痛如切；寒气上逆，肝气郁滞不畅则胸胁逆满；寒气犯胃，胃失和降故呕吐；

脾胃阳虚，阳气不能透达四末，故四肢不温；舌淡苔白，脉沉迟为脾胃阳虚之症。治当温中散寒，化湿降逆。

方中重用炮附子大辛大热为君，善入中焦，温阳散寒止痛；半夏辛温，温中燥湿，降逆止呕，为臣药；粳米、甘草、大枣皆甘温之品，能补益脾胃，缓急止痛，为佐药，甘草兼调和诸药佐使之用。诸药相合，使寒气得散，气逆得降，水湿得化，脾胃得补，则腹满痛、呕吐诸症自除。

【临床应用】

1. 应用要点 本方主要用于治疗脾胃阳虚水停，寒气上逆之腹满痛。临证以腹痛，喜温喜按，四肢不温，舌淡苔白或白滑，脉沉迟为辨证要点。

2. 随症加减 腹痛甚者，加元胡、香附；胃纳差者，加麦芽、谷芽、内金；畏寒肢冷者，加干姜、肉桂。

3. 现代运用 现代常用于急慢性胃炎、急慢性肠炎、胆囊炎、胰腺炎、肠梗阻等属脾胃阳虚水停，寒气上逆者。

4. 应用经验 夏先福医师运用附子粳米汤治疗妊娠呕吐，习惯性流产。取附子粳米汤以温肾阳，使脾阳健旺，则阴寒自散。[夏先福. 附子粳米汤妇科运用举隅. 河南中医, 1992, (3): 119]

乌头桂枝汤

【出处】《金匮要略》

【组成】 乌头五枚　桂枝（去皮）三两　芍药三两　甘草（炙）二两　生姜三两　大枣十二枚

【用法】 上桂枝汤五味，剉，以水七升，微火煮取三升，去滓。乌头以蜜两升，煎减半，去滓，以桂枝汤五合解之，得一升后，初服二合，不知，即服三合，又不知，复加至五合。其知者，如醉状，得吐者，为中病。

【功用】 破积温里，解表散寒。

【主治】 阳气虚弱，寒气内结之寒疝。症见腹痛，身疼痛，冷汗出，手足厥冷或麻木不仁，舌淡苔白，脉沉迟。

【方解】 本方是临床上用于治疗阳气虚弱，寒气内结之寒疝的常用方剂。足厥阴肝经起于足大趾，经下肢内侧上行，绕阴器，过少腹。阳气虚弱，兼感外寒，寒气趁虚而入，客于肝经，气机阻滞，则可见前阴牵引脐腹疼痛，发为疝气；阳虚寒凝，四末失于温煦则手足逆冷，甚则血气不通，肌肤失养而手足麻木不仁。寒邪客表，腠理闭塞，营卫运行不利则身体疼痛。阳虚不能固涩阴津，加之营卫失和，故可见冷汗出。舌淡苔白，脉沉迟为阳虚寒凝之象。治当破积温里，解表散寒，表里双解。

方中乌头大辛大热，破积温里，散寒止痛，为君药。桂枝辛温，通阳气，解肌发表，解表散寒，为臣药。芍药益阴敛营，与桂枝合同调和营卫，为解肌和营，调和阴阳之常用组合；生姜辛温，助桂枝发表，大枣补血和营，姜枣相配，为补益脾胃，调和营卫之常用组合，三药均为佐药。甘草益气和中，兼调和诸药，为佐使之用。本方为大乌头煎与桂枝汤合方，以大乌头煎破积散寒温里治腹痛，桂枝汤解表散寒调和营卫以解身体疼痛等表证症状。阳气得以温通，气血畅行则手足逆冷、不仁诸症自解。

【临床应用】

1. 应用要点　本方主要用于治疗阳气虚弱，寒气内结之寒疝腹痛。临证以腹痛，冷汗出，手足厥冷，舌淡苔白，脉沉迟为辨证要点。

2. 随症加减　腹痛甚者，加元胡、桃仁、红花；乏力者，加党参、黄芪、五指毛桃。

3. 现代运用　现代常用于各类疝气、肠梗阻、骨折损伤、神经源性疼痛等属阳气虚弱，寒气内结者。

4. 应用经验　全国名老中医朱良春治疗原发性坐骨神经痛多呈反射性剧痛和麻木。朱师常选《金匮》"乌头桂枝汤"合《伤寒论》"甘草附子汤"合方化裁，方名"寒瘀湿痹汤"。[邱志济，朱建平，马璇卿．朱良春治疗坐骨神经痛廉验特色选析——著名老中医学家朱良春教授临床经验．辽宁中医杂志．2003，（12）：956]

桂枝芍药汤

【出处】《症因脉治》

【组成】 桂枝　陈皮　甘草　生姜　白芍药各二钱

【用法】 水煎，去滓温服。

【功用】通阳和中。

【主治】寒邪内侵，气机阻滞之腹痛。症见腹中绵绵作痛，喜温喜按，面黄唇白，手足多冷，恶寒不热，二便清利，舌淡苔白，脉弦紧。

【方解】本方是治疗寒邪内侵，气机阻滞之腹痛的有效方剂。寒主收引，寒气入经，涩而稽迟，故令腹中作绵绵痛；寒为阴邪，得温则化，故而腹痛而喜温喜按；寒易伤阳气，常累及脾胃，故可见面黄唇白；脾主四肢，脾阳不振，阳气不能达于四末，故手足多冷，恶寒不热；累及肾阳，肾开合失常，则二便清利；舌淡苔白，脉沉为寒凝气滞之征象。

本方为仲景之桂枝汤变法，散寒止痛，温中行气。以桂枝为君，发汗解肌，温经通脉，助阳化气，散寒止痛；白芍药为臣养血柔肝，缓中止痛，与桂枝相配解表散寒、调和营卫为臣药；生姜辛散温中，能助桂枝解表散寒，陈皮行气宽中止痛为佐药；甘草调和诸药为使药。诸药合用，调和营卫，通阳化气，散寒止痛，则诸痛证自除。

本方的配伍特点是，辛甘化阳，酸甘化阴，行气温中，滞而不留，散中有敛。

【临床应用】

1. 应用要点　本方主要用于治疗寒邪内侵，气机阻滞之腹痛。临证以腹中绵绵作痛，喜温喜按，手足冷，舌淡苔白，脉弦紧为辨证要点。

2. 现代运用　现代常用于急慢性肠炎、肠梗阻、胰腺炎、妇科盆腔炎、子宫内膜异位症等属寒邪内侵，气机阻滞者。

槐白散

【出处】莫通验方（《中华当代名中医八十家经验方集萃》）

【组成】槐花20g　白花蛇舌草20g　白芍15g　白术15g　柴胡10g　木棉花10g　鸡蛋花10g　甘草5g

【用法】水煎服，日1剂。

【功用】清热解毒，调和肝脾。

【主治】热毒之腹痛。症见腹痛，泄泻或便秘，舌质红，舌苔黄腻或白腻，脉弦数。

【方解】本方常用于治痛热毒壅盛所致的腹痛。热毒内盛，气血不通，故见腹痛；热毒内盛，大便传导功能失常，故见泄泻或便秘；舌质红，舌苔黄腻或白腻，脉弦数，为热毒夹湿的征象。治疗上应以清热解毒，调和肝脾为主。方中重用槐花、白花蛇舌草清热解毒，凉血止血为君药；臣以鸡蛋花、木棉花加强清大肠腑湿热毒之功；佐以柴胡、白芍同用疏肝止痛；白术、槐花同伍，寒燥相济，槐花、柴胡并用起疏肝清肝之用；使以甘草调和诸药，并能解毒，炙者还可健脾，此方是莫氏集多年临床经验方，用以治疗急慢性结肠炎并随症化裁颇有良效。

【临床应用】

1. 运用要点　本方主要用于热毒壅滞于大肠所致之腹痛。临证以腹痛，泄泻或便秘，舌质红，舌苔黄腻，脉弦数为辨证要点。

2. 随症加减　大便干结便秘严重者加杏仁、麦门冬、郁李仁。腹痛及泄泻严重者加葛根、黄连、火炭母。老年便秘脾胃虚者加太子参、黄芪、杏仁、肉苁蓉。结核性肠炎者加百合、百部、蛤蚧、鱼腥草。溃疡性结肠炎加白及。高血压肝阳上亢者加钩藤、黄芩、杜仲。临床化裁运用对慢性结肠炎、溃疡性结肠炎有良效，配合中药灌肠效更佳。

3. 现代应用　临床常用于急慢性结肠炎、肠易激综合征、肠伤寒等属于热毒壅滞肠道者。

4. 应用经验　莫通名老中医常用该方治疗急慢性结肠炎、肠易激综合征等，均取得较好的效果。[连建伟主编.中华当代名中医八十家经验方集萃.北京：知识产权出版社，2013]

第四章　呕吐名方

呕吐是指胃失和降，气逆于上，胃中之物从口吐出的一种病证。一般以有物有声谓之呕，有物无声谓之吐，无物有声谓之干呕。呕与吐常同时发生，很难截然分开，故并称为呕吐。

呕吐的病因是多方面的，外感六淫，内伤饮食，情志不调，脏腑虚弱均可致呕。感受风寒暑湿燥火六淫之邪，或秽浊之气，邪犯胃腑，气机不利，胃失和降，水谷随逆气上出，发生呕吐。暴饮暴食，温凉失宜，过食肥甘、醇酒辛辣，误食不洁之物，伤胃滞脾，食滞内停，胃失和降，胃气上逆，可发生呕吐。郁怒伤肝，肝失条达，横逆犯胃，胃失和降。脾胃素虚，病后体虚，劳倦过度，耗伤中气，胃虚不能盛受水谷，脾虚不能化生精微，停积胃中，上逆成呕。

本病以呕吐食物、痰涎、水液诸物，或干呕无物为主症，一日数次不等，持续或反复发作。常兼有脘腹不适，恶心纳呆，反酸嘈杂等症。

本病的治疗大法以和胃降逆止呕为本。外邪犯胃者，治宜解表疏邪，和胃降逆；饮食停滞者，治宜消食化滞，和胃降逆；痰饮内停者，治宜温化痰饮，和胃降逆；肝气犯胃者，治宜疏肝理气，和胃止呕；脾胃虚弱者，治宜益气健脾，和胃降逆；胃阴不足者，治宜滋养胃阴，降逆止呕。

呕吐是临床上的常见症状，可以出现于西医学的多种疾病之中，如急性胃炎、心因性呕吐、胃黏膜脱垂症、贲门痉挛、幽门梗阻、十二指肠壅积症、肠梗阻、肝炎、胰腺炎、胆囊炎、尿毒症、颅脑疾病以及一些急性传染性病等。

旋覆代赭汤

【出处】《伤寒论》

【组成】旋覆花三两　人参二两　生姜五两　代赭石一两　甘草（炙）三两　半夏（洗）半升　大枣（擘）十二枚

【用法】水煎服（原方以水一斗，煮取六升，去滓，再煮取三升，温服一升，日三服）。

【功用】降逆化痰，益气和胃。

【主治】胃虚痰阻证。症见心下痞鞭，噫气不除，或反胃呕逆，吐涎沫，舌淡，苔白滑，脉虚。

【方解】本方证因胃气虚弱，痰浊内阻，胃气上逆所致。胃主纳谷，以降为顺。胃气虚弱，气机上逆，故噫气不除，反胃呕吐；痰浊内阻，升降失常，故胃脘痞硬、呕吐涎沫。胃虚宜补，痰浊宜化，气逆宜降。由于本方证以痰阻气逆为主，因此，治当降逆化痰为主，辅以益气和胃。方中旋覆花降气消痰止噫为君药，代赭石重镇降逆，助君药降逆化痰而止呕噫；半夏降逆祛痰，消痞散结；生姜重用和胃化痰而止呕。三药相合为臣药，以助君药降逆化痰，和胃止呕。人参、大枣、炙甘草甘温益气，健脾养胃，以复中虚之本，俱为佐药。炙甘草又能调和诸药，兼使药之用。诸药相合，标本兼顾，使胃气复，痰浊消，气逆平，则痞满、噫气、呕呃自除。

本方配伍特点：一是集旋覆花、代赭石、半夏、生姜等降逆和胃之品于一方，降逆下气之功颇著；二是配人参、甘草、大枣等补虚益气之品，共成标本兼治，治实顾虚之剂。

【临床应用】

1. 运用要点　本方主要用于治疗胃虚痰阻之嗳气、呕吐证。临证以心下痞硬，噫气不除，或反胃呕逆，舌淡苔白，脉虚为辨证要点。

2. 随症加减　胃气未虚者，可去人参、大枣、甘草，以免甘壅滞气；痰多可加茯苓、陈皮以和胃化痰；胃寒较甚者，可加干姜、丁香以温胃降逆止呕呃。

3. 现代应用 现代常用于胃神经官能症、慢性胃炎、胃扩张、胃及十二指肠溃疡、幽门不完全性梗阻、神经性呃逆属胃虚痰阻气逆者。

4. 注意事项 运用本方时，代赭石用量宜轻，以免呆胃。而生姜则可重用。

5. 应用经验 王伟秋运用旋覆代赭汤加减治疗呕吐、噎膈、癔症球、眩晕等，疗效俱佳。［王伟秋．旋覆代赭汤临床运用．实用中医内科杂志，2012，(2)：66-68］

橘皮竹茹汤

【出处】《金匮要略》

【组成】橘皮二升　竹茹三升　人参一两　大枣三十枚　生姜半斤　甘草五两

【用法】水煎服（原方六味，以水一斗，煮取三升，温服一升，日三服）。

【功用】降逆止呕，益气清热。

【主治】胃虚有热之呕呃。症见呃逆或呕哕，口苦，舌嫩红，脉虚数。

【方解】呃逆呕吐，皆因胃气上逆所致，但有寒热虚实之分。本方所治乃因胃虚有热，气逆不降所致。气逆上冲，则呃逆呕吐；口苦，舌嫩红，脉虚数，是胃虚夹热之象。胃虚宜补，有热宜清，气逆宜降，治当降逆和胃，益气清热。方中橘皮理气和胃，降逆止呕；竹茹清热止呕；两药相伍，既能降逆止呕，又可清热和胃，用量俱重，共为君药。生姜和胃止呕，为呕家圣药；人参益气补中，与橘皮相合，行中有补，补而不滞，共为臣药。甘草、大枣益气和胃，助人参补益脾胃，以安中土，为佐使。本方清而不寒，补而不滞，甘而不助呕，共奏降逆止呕，益气清热之功。

本方配伍特点：一是甘寒之竹茹与辛温之橘皮、生姜相配，则清而不寒；二是益气养胃之人参、大枣、甘草与行气和胃之橘皮相合，补而不滞。

【临床应用】

1. 运用要点 本方主要用于治疗胃虚有热之呕呃。临证以呃逆，舌嫩红，脉虚数为辨证要点。

2. 随症加减 若兼胃阴不足，可加麦冬、石斛以养胃阴；若胃热而气阴两伤之呕呃，可加麦冬、半夏以养阴和胃；胃热呃逆，无气虚者，可去人参、甘草、大枣，加柿蒂，名新制橘皮竹茹汤（《温病条辨》）。

3. 现代应用 现代常用于妊娠呕吐、幽门不全性梗阻之呕吐、术后呃逆不止属胃虚有热者。

4. 注意事项 胃虚寒或实热者，均非本方所宜。

5. 应用经验 周金英采用加味橘皮竹茹汤治疗妊娠剧吐疗效较好。［周金英. 加味橘皮竹茹汤治疗妊娠剧吐 38 例. 湖南中医杂志，2009，（6）：68－69］

平胃散

【出处】《太平惠民和剂局方》

【组成】苍术（去粗皮，米泔浸二日）五斤　厚朴（去粗皮，姜汁制，炒香）三斤二两　陈皮（去白）三斤二两　甘草（炒）三十两

【用法】上药为末，每日 3 次，每次 9g，水一碗，生姜二片、大枣二枚，煎至半碗，送服。亦可作汤剂，水煎服，用量按原方比例酌定（原方为细末，每服二钱，以水一盏，入姜二片，干枣二枚，同煎至七分，去姜、枣，带热服，空心食前，入盐一捻，沸汤点服亦得）。

【功用】燥湿运脾，行气和胃。

【主治】湿滞脾胃证。症见脘腹胀满，不思饮食，口淡乏味，嗳气反酸，肢体沉重，怠惰嗜卧，常见大便溏薄，日一二次，舌苔白腻而厚，脉缓。

【方解】本方治证系因湿困脾胃，阻滞气机而致。湿困脾胃，纳运失调，升降失衡，故见不思饮食，口淡乏味，嗳气吞酸，常见大便溏薄，日一二次。湿阻脾胃气机，故见脘腹胀满。湿性重浊，故见肢体沉重，怠惰嗜卧。舌苔白腻，脉缓，是湿阻中焦之象。病因（主因）是湿邪，因此，治之既要燥湿运脾，又要行气和胃。方中苍术功擅燥湿，兼能健脾，旨在燥湿健脾以助运化，故重用为君药。湿阻脾胃可致气机阻滞，而气机阻滞又可加重湿郁，故又配以厚朴为臣，行气除胀，兼以燥湿，与苍术相须为用，燥湿以运脾，行气以化湿。佐以陈皮，行气化滞，燥湿运脾，以助君臣之力。使以甘草和中，调和诸药。煎加姜枣，加强甘草调和中焦脾胃之功。诸药合用，使湿浊得化，气机调畅，脾复健运，诸症可除。

【临床应用】

1. 运用要点 本方主要用于治疗湿滞脾胃证。临证以脘腹胀满，口淡乏味，肢体沉重，舌苔白腻而厚，脉缓为辨证要点。

2. 随症加减 口淡乏味，大便溏薄，可加干姜、茯苓以健脾化湿；嗳气反酸，可加白豆蔻、槟榔以行气化湿。

3. 现代应用 现代常用于慢性胃炎、胆囊炎、脂肪肝、胃及十二指肠溃疡、消化道功能紊乱属湿滞脾胃者。

4. 注意事项 脾胃气虚之脘腹胀满不宜应用本方。

5. 应用经验 张志远教授应用平胃散加减治疗湿阻脾胃所致的呕吐，疗效良好。[刘桂芳. 张志远儿科临床应用平胃散心得. 江西中医药，1991，(2)：17－18]

丁香柿蒂汤

【出处】《症因脉治》

【组成】 丁香　柿蒂　人参　生姜（原方未注明用量）

【用法】 水煎服，日1剂（原方未注明用法）。

【功用】 降逆止呃，温中益气。

【主治】 虚寒呕逆。症见呃逆、呕吐不止，胸脘痞闷，舌淡苔白，脉沉迟。

【方解】 本方所治呕吐、呃逆皆因胃气虚寒，胃失和降所致。根据虚者补之，寒者温之，逆者降之的治法，治当降逆止呃，温中益气。方中丁香温胃散寒，降逆止呃，为治胃寒呕吐、呃逆之要药；柿蒂苦平，长于降逆止呃，两药相配，温胃散寒，降逆止呃，共为君药。生姜温寒止呕，与君药相合，增强温胃降逆之功；人参甘温益气补其虚，共为臣佐药。四药用，以奏温中益气，降逆止呃之功，使胃寒散，胃虚复，气逆平，则呕逆胸痞自除。

【临床应用】

1. 运用要点 以降气和胃为主，兼以温中补虚，故寓温补于降逆之中。主要用于治疗虚寒呕逆。临证以呃逆、或呕吐不止，舌淡苔白，脉沉迟为辨证要点。

2. 随症加减 若兼气滞痰阻者，可加半夏、陈皮以理气化痰；胃气不虚者，可去人参，名柿蒂汤（《济生方》），功能温中降逆，主治胃寒呕逆。

3. 现代应用 现代常用于神经性呃逆、膈肌痉挛属胃中虚寒者。

4. 应用经验 高绍荣等用本方治疗肝癌行经皮股动脉穿刺肝功脉栓塞术治疗后产生的呃逆病症以及肿瘤晚期出现呃逆者，疗效满意。［高绍荣，杨艳，刘娜．丁香柿蒂汤治疗呃逆36例．实用中医药杂志，2002，（4）：21］

保和丸

【出处】《丹溪心法》

【组成】山楂六两　神曲二两　半夏　茯苓各三两　陈皮　连翘　萝卜子各一两

【用法】研末为丸，每服6~9g，每日3次，温开水或麦芽汤送下。亦可作汤剂水煎服，用量按原方比例酌定（原方为末，炊饼丸如梧桐子大，每服七八十丸，食远白汤下）。

【功用】消食和胃止呕。

【主治】食积。症见脘腹痞满胀痛，嗳腐吞酸，呕吐，或大便泄泻，舌苔厚腻而黄，脉滑等。

【方解】本方为治饮食积滞之常用方。由于暴饮暴食，恣啖酒肉，以致食积停滞难化，中焦气机受阻，故见脘腹胀满，甚则疼痛；食积滞于中焦，脾胃升降失司，故厌食呕吐，嗳腐吞酸，大便泄泻；食积郁而化热生湿，故舌苔厚腻而黄，脉滑。治宜消食化滞。方中重用山楂为君，以消食化积，尤善消肉食油腻之积。臣以神曲和胃，更化酒食陈腐之积，莱菔子消食下气，擅长于消谷面之积，君臣相配，消食之力倍增，能消各种食物积滞。然食积可致中焦气滞，气滞又使食积难消，故在消食的同时配以理气和胃之陈皮、半夏，陈皮味辛气香，能消陈腐之气；半夏化滞消痞，和胃止呕；食积郁而化热，所谓"痞坚之处，必有伏阳"（《成方便读》），故又配以连翘清热散结；茯苓健脾利湿，和中止泻，以上四药共为佐药。综合全方，共奏消食和胃，清热祛湿之功。本方药力缓和，药性平稳，故以"保和"命脉名。

原方用炊饼为丸。炊饼即蒸饼，系小麦面经发酵蒸制而成，乃今馒头之类。《本草纲目》云蒸饼"消食，养脾胃，温中化滞，益气和胃"。并注曰："小麦面……是酵糟发成，单面所造。"可知，用炊饼为丸，意在消食养胃。

【临床应用】

1. 运用要点 本方主要用于治疗饮食停积证。临证以脘腹痞满胀痛，嗳腐吞酸，呕吐，舌苔厚腻而黄，脉滑为辨证要点。

2. 随症加减 若食滞较重，可酌加枳实、槟榔等以增强其消食导滞之力；食积化热较甚，而见苔黄，脉数者，可酌加少量黄连以清热；大便秘结者，可加少许大黄以泻下通便。

3. 现代应用 现代常用于胃炎、肠炎、消化不良、胆囊炎、胰腺炎等属食积内停者。

4. 应用经验 郭炳森运用保和丸加减治疗饮食所伤而致的恶心呕吐，疗效良好。[郭炳森.保和丸加味治验.河北中医，1987，（3）：20]

半夏厚朴汤

【出处】《金匮要略》

【组成】 半夏—升 厚朴三两 茯苓四两 生姜五两 苏叶二两

【用法】 水煎服（原方以水七升，煮取四升，分温四服，日三夜一服）。

【功用】 行气散结，降逆化痰。

【主治】 梅核气或呕吐。症见咽中如有物阻，咯吐不出，吞之不下，胸胁满闷，气急作痛，或呕吐，舌苔白腻，脉弦缓或弦滑。

【方解】 本方证多由情志不畅，肝气郁结，肺胃宣降失常，津聚为痰。痰与气相搏，结于咽喉，致咽中如有物阻，咯吐不出，吞之不下。《金匮》谓之"咽中如有炙脔"，后世称为梅核气。痰气交阻，肺失宣降，故见胸胁满闷甚或气急作痛；胃气上逆，故可见恶心呕吐。治宜行气散结，降逆化痰。方中半夏化痰散结，降逆和胃为君。厚朴行气开郁，下气除满，助半夏散结降逆为臣。茯苓健脾渗湿，助半夏以化痰；生姜辛散温行，助半夏化痰和胃止呕，共为佐药。苏叶芳香疏散，宽胸宣肺，助厚朴宣通郁结之气，为使药。诸药合用，辛以散结，苦以降逆，则痰气郁结之证，自可解除。

【临床应用】

1. 运用要点 本方理气化痰，行中有降。主要用于治疗痰气互结于咽喉的梅核气或呕吐。临证以咽中如有物阻，胸胁满闷，或呕吐，舌苔白腻，脉弦缓或弦滑为辨证要点。

2. 随症加减 若气机郁滞较甚，可酌加香附、郁金以增其行气解郁之功；胁肋疼痛者，可酌加川楝子、元胡以疏肝理气止痛。

3. 现代应用 现代常用于癔病、胃肠神经官能症、慢性咽炎、慢性胃炎、食管痉挛属痰气交阻者。

4. 注意事项 本方药多苦多温辛燥，仅适宜于所郁痰结者，如属阴亏津少或阴虚火旺者，则不宜用。

5. 应用经验 张燕运用半夏厚朴汤治疗重症呕吐，取得良好疗效。［张燕．经方治疗重症呕吐3例．实用中医药杂志，1998，（1）：29］

香砂六君子汤

【出处】《古今名医方论》

【组成】 人参 半夏各一钱 白术 茯苓各二钱 甘草 木香各七分 陈皮 砂仁各八分 加生姜二钱

【用法】 水煎服，其中人参宜另炖。

【功用】 健脾祛湿，行气化痰。

【主治】 脾胃气虚，湿阻气滞证。脘腹胀满，呕吐痞闷，不思饮食，舌淡苔白腻，脉细滑等。

【方解】 本方为治疗脾胃气虚，湿阻气滞之常用方。脾胃气虚，运化无力，聚而成湿，湿阻气滞，升降失常，故见脘腹胀满，呕吐痞满；脾虚运化失职，故不思饮食；舌淡苔白腻，脉细滑为脾虚湿阻之象。

本方由由四君子汤加法半夏、陈皮、木香、砂仁而成。四君子汤，是补气的基本方。人参大补元气，健脾养胃；白术健脾燥湿，助人参以益气扶正；茯苓健脾渗湿；炙甘草益气和中，兼调和诸药。然拨乱反正，又不能无为而治，故用行气之品以辅之，则补益而不至于滞而不行，故加陈皮以行气，半夏以燥湿化痰，加木香以行三焦之滞气，缩砂仁以通脾肾之元气。四君得四辅，而补力倍增，四辅有四君，而元气大振。

【临床应用】

1. 运用要点 本方主要用于治疗脾胃气虚，湿阻气滞证。临证以脘腹胀满，呕吐，不思饮食，舌淡苔白腻，脉细滑为辨证要点。

2. 随症加减 若呕吐频作，嗳气脘痞，可酌加旋覆花、代赭石以镇逆止呕；若呕吐清水较多者，脘冷肢凉者，可加附子、肉桂、吴茱萸温中降逆止呕。

3. 现代应用 现代常用于胃肠神经官能症、慢性胃炎、食管痉挛属脾胃气虚，湿阻气滞者。

4. 应用经验 李自激运用香砂六君子汤治疗肿瘤化疗所致呕吐，疗效良好。[李自激. 中西医结合防治肿瘤化疗所致呕吐 30 例临床观察. 实用中西医结合临床，2009，（2）：20－21]

麦门冬汤

【出处】《金匮要略》

【组成】 麦门冬七升 半夏一升 人参三两 甘草二两 粳米三合 大枣十二枚

【用法】 水煎服（原方上六味，以水一斗二升，都取六升，温服一升，日三夜一服）。

【功用】 滋养肺胃，降逆下气。

【主治】 ①肺痿。症见咳唾涎沫，气喘短气，咽干口燥，舌干红少苔，脉虚数等。②呕逆。症见气逆呕吐，口渴咽干，舌干红少苔，脉虚数等。

【方解】 本方所治为肺胃阴虚，气机上逆所致。肺为华盖，乃娇嫩之脏，禀受于中焦，为胃土之子。若胃津不足，虚火上炎，肺叶既受虚炎所灼，又失阴津濡养，故日渐枯萎而成肺痿。肺叶枯痿，气无所主，故见气喘；虚炎灼肺，炼津成痰，痰浊填阻肺道，故咳唾涎沫；胃气以降为顺，今胃阴亏虚，胃气不降，故见气逆呕吐；他如咽干口燥，舌干红少苔，脉虚数，均系肺胃阴虚，津枯热灼之象。治宜滋养肺胃，降逆下气。方中麦冬甘寒多液，既滋肺胃之阴津，又清肺胃之虚火，故重用为君。半夏降逆化痰，止咳止呕，并能开通胃气，以利痰浊从肺道排除而为臣。津液的生成、输化，有赖于气，故方用人参补气以生津，再用粳米、大枣，补脾养胃，促进水谷以化津液，使胃阴充足，脾气健运，则津液上输于肺，寓有"培土生金"之意，共为佐药。甘草既助人参以益气，又助粳米、大枣以扶中，还能调和诸药，是为佐使之职。方中半夏，性虽温燥，但少量予之，仅取一升，在七倍麦冬的相伍下，则燥性被制而降逆之性独存，二药一润一燥，有相反相成之妙。费伯雄说："半夏之性，用于温燥药中则燥，用于清润药中则下气而化痰，胃气开通，逆火自降，与徒用清寒者真有霄壤之别。"全方药仅六味，以润为主，以降为辅，养胃阴而润肺燥，降逆气而止浊唾，堪称稳妥缜密之方。

【临床应用】

1. 运用要点 本方主要用于治疗肺胃阴虚，气机上逆所致的呕逆证。临证以气逆呕吐，口渴咽干，舌干红少苔，脉虚数为辨证要点。

2. 随症加减 若阴亏较甚，可加沙参、玉竹以养阴液；若阴亏而兼潮热，可加桑白皮、地骨皮以清退虚热；若胃脘灼热疼痛，可加石斛、海螵蛸以滋阴制酸。

3. 现代应用 现代常用于肺不张、肺气肿、支气管炎、支气管扩张、慢性咽喉炎、矽肺、肺结核、胃及十二指肠溃疡、慢性萎缩性胃炎等属肺胃阴虚，气火逆者。

4. 注意事项 虚寒咳逆、呕吐者，忌用本方。

5. 应用经验 杨华升、杨薇运用麦门冬汤治疗肺胃火逆上气所致的多种疾病，取得良好疗效。[杨华升，杨薇. 麦门冬汤临床应用发挥. 辽宁中医杂志，2011，(1)：62-63]

吴茱萸汤

【出处】《伤寒论》

【组成】 吴茱萸—升　人参三两　大枣十二枚　生姜六两

【用法】 水煎服（原方以水七升，煮取二升去滓，温服七合，日三服）。

【功用】 温肝补虚，降逆止呕。

【主治】①胃寒呕吐：症见食谷欲呕，或胃脘痛，吞酸嘈杂，舌质淡，苔白滑，脉弦迟弱。②厥阴头痛：症见巅顶痛，干呕吐涎沫，手足逆冷。

【方解】本方治证虽多，但均以肝寒为主因，肝寒犯胃，故见呕吐，吞酸嘈杂（即胃中反酸，胃脘似痛不痛，懊侬不宁）；肝寒则寒邪循经（厥阴经）上犯，故见巅顶痛。治宜温肝暖胃为主，辅补虚降逆。吴茱萸味辛性热，入肝、脾两经，既可温肝暖胃，又可降逆止呕，一药二证皆宜，故为君药。重用生姜温胃降逆，以助吴茱萸加强止呕之力，用为臣药。再佐以人参补中胃，与生姜配伍，以复脾胃之升降，与吴茱萸配伍，又可以除肝寒犯胃。大枣既可助人参以补虚，又可配生姜和胃，并能调和诸药。四药相配，共奏温中补虚，温肝降逆之效，使肝寒去，逆气平，则诸症自除。

【临床应用】

1. 运用要点 本方常用于治疗肝寒犯胃所引起的呕逆证。临证以食谷欲呕，吞酸嘈杂，舌质淡，苔白滑，脉弦迟弱为辨证要点。

2. 随症加减 呕多者，加干姜、陈皮以降逆止呕；寒甚者，加附子以温里散寒。对于吞酸嘈杂属于肝寒犯胃、肝胃不和者，可加陈皮、法半夏以理气和胃，并助吴茱萸以温肝制胃。

3. 现代应用 现代常用于慢性胃炎、妊娠呕吐、原发性高血压、充血性青光眼、神经性呕吐、血管神经性头痛、梅尼埃病等属肝胃虚寒者。

4. 注意事项 本方为中焦虚寒、浊阴上逆而设，对郁热胃痛、吞酸吐苦或肝阳上亢之头痛，均应忌用。

5. 应用经验 蒋改苏运用吴茱萸汤加减治疗神经性呕吐，取得良好疗效。[蒋改苏. 吴茱萸汤加减治疗神经性呕吐. 四川中医，1995，（1）：26]

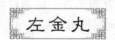

左金丸

【出处】《丹溪心法》

【组成】黄连六两　吴茱萸一两

【用法】研末，水泛为丸，每日3次，每次5～6g，开水送服。亦可作汤剂，水煎服，用量按原方比例酌定（原方为末，水丸或蒸饼丸，白汤下五十丸)。

【功用】 清泻肝火，降逆止呕。

【主治】 肝火犯胃证。症见胁肋或脘腹胀痛，胃脘有烧灼嘈杂感，反酸，呕吐黏涎，口苦，舌红苔黄，脉弦数。

【方解】 本方治证系因肝经火郁所致。肝经火郁可致气机郁滞，故见胁肋胀痛，口苦，舌红苔黄，脉弦数。木郁最易克犯脾土，以致胃失和降，故见呕吐，脘腹胀腹；肝在味为酸，肝火犯胃，故见反酸，胃脘有烧灼嘈杂感。治之既要清肝火，疏肝郁，又要和胃降逆。方中黄连既能泻肝火，又能清胃热，故重用为君药。本方证的病位主要在肝，故又少佐辛热而入肝经之吴茱萸，一是疏散火郁，取"火郁发之"之义，并能疏肝解郁，使肝气得以疏泄。吴萸虽为辛热之品，但与六倍的黄连相伍，则疏散火郁而不助其热，且可制约黄连之过于苦寒，使黄连清胃火而无伤胃之虑。两药相伍，一寒一热，辛开苦降，以苦降肝火为主，兼于辛开疏散火郁，对于肝经火郁，津液未伤者，用之甚为恰当。

关于黄连在方中的作用，不少医家认为是泻心火以达到泻肝火的目的，此即"实则泻其子"之法，汪昂在评论左金丸时曾云："心者肝之子，故用黄连泻心火为君，使火不能克金，金能制木，则肝平矣。"（《医方集解》）本方命名为左金丸，其意亦在于此。

【临床应用】

1. 运用要点 本方主要用治肝火犯胃之证。临证以胁肋或脘腹胀痛，胃脘有烧灼嘈杂感，反酸，口苦，舌红苔黄，脉弦数为辨证要点。

2. 随症加减 反酸较甚者，可加乌贼骨以制止痛；胁痛较甚者，可以白芍以柔肝止痛。痢疾，症见泻下赤白相兼，里急后重，腹痛属于湿热交困于大肠者（热重于湿），可用本方加木香、白芍以调气和血。

3. 现代应用 现代常用于食管炎、胆囊炎、肝炎、慢性浅表性胃炎、胆汁反流性胃炎等属于肝火犯胃者。

4. 应用经验 王秀琴、许照琴运用左金丸加味治疗恶心呕吐，取得满意疗效。[王秀琴，许照琴. 左金丸加味治疗恶心呕吐. 山东医药，1994，(3)：62]

温胆汤

【出处】《三因极一病证方论》

【组成】半夏（汤洗七次）　竹茹　枳实（麸炒，去瓤）各二两　陈皮三两　甘草（炙）一两　茯苓一两半

【用法】加生姜五片、大枣一个，水煎服（原方锉散，每服四大钱，水半盏，姜五片，枣一枚煎七分，去滓，食前服）。

【功用】清胆和胃，理气化痰。

【主治】胆胃不和，痰热内扰证。症见胆怯易惊，虚烦不眠，或呕吐呃逆，或惊悸不宁，口苦吐涎，舌苔腻而黄，脉滑数或弦数，以及癫痫属痰热内扰者。

【方解】本方所治之证，是因胆胃不和，痰热上扰所致。胆为奇恒之腑，藏清净之汁，内寄相火，胆属木，失其常则木郁不达，疏泄不利，胃气因而不和，进而化热生痰。痰气互阻，气郁化热，痰热上扰心神，则见虚烦不眠，惊悸不宁；胆热犯胃，胃失和降，浊阴上逆，则见呕吐呃逆，口苦吐涎；痰浊蒙蔽清窍，则可发为癫痫；舌苔腻而黄，脉象滑数或弦数，均为痰热内郁之象。证属痰热内扰，胆热胃逆，胆胃不和，故治宜清胆和胃，理气化痰，以除烦止呕。方中半夏祛痰化浊，和胃降逆，为君药。竹茹味甘性微寒，归肺、胃、胆经，故有走肺而涤痰热，入胃清热而止呕哕，归胆而善宁神志，开郁除烦之功，于此以之清热化痰，除烦止呕；枳实行气消痰，散结通痞，两者合君药既清胆胃之热，又行气降逆而化痰，共为臣药。陈皮理气燥湿；茯苓健脾渗湿，使湿祛而痰消；生姜、大枣和中醒脾培土，使水湿无以留聚，均为佐药。炙甘草益气和中，调和诸药，为使药。全方诸药合用，共奏清胆和胃，理气化痰，除烦止呕之效。用之可使痰热得清，胆胃得和，诸症可解。

本方名为"温胆"，实则是根据"胆"的性质而言，胆属木，为清净之府，喜温和而主升发，以温为候，以不寒不热为宜，故清其痰热，复其清净温和之常，即达到"温胆"之目的。如罗东逸谓："和即温也，温之者，实凉之也。"

【临床应用】

1. 运用要点 本方主要用治胆胃不和，痰热内扰证。临证以胆怯易惊，虚烦不眠，或呕吐，或心悸，舌苔腻而黄，脉滑数为辨证要点。

2. 随症加减 若痰热甚而见舌苔腻而微黄，脉滑数者，加黄连以清热泻火；若肝阳偏亢而见眩晕者，加白芍、代赭石、石决明、钩藤以平肝潜阳；若痰热内扰而见心悸失眠者，加酸枣仁、龙齿以养心镇惊安神；若痰热内扰而见癫痫者，加胆南星、郁金、石菖蒲以涤痰开窍。

3. 现代应用 现代常用于胃神经官能症、慢性胃炎、胆汁反流性胃炎、慢性胆囊炎、精神病、失眠、自主神经功能紊乱、中风、颅脑损伤后遗症、妊娠恶阻、冠心病心肌缺血、室性早搏、心脏低电压、心脏神经综合征、病毒性心肌炎、慢性肾功能衰竭、肺炎、小儿哮喘、糖尿病、眩晕、有机磷中毒后遗症、多发性硬化、颈椎病等属于胆胃不和，痰热内扰者。

4. 注意事项 凡胃寒呕吐，心虚失眠，血虚心悸，阴虚眩晕等，不宜应用本方。

5. 应用经验 施智严、劳高权运用温胆汤治疗肿瘤化疗所致呕吐，疗效良好。[施智严，劳高权．温胆汤防治肿瘤化疗所致呕吐30例临床观察．中医药导报，2011，(6)：98－100]

四七汤

【出处】《太平惠民和剂局方》

【组成】半夏五两　茯苓四两　紫苏叶二两　厚朴三两

【用法】上㕮咀。每服四钱，用水一盏，生姜七片，枣一个，煎至七分，去滓热服，不拘时候。若因思虑过度，阴阳不分，清浊相干，小便白浊，用此药下青州白丸子，最为切当。妇人恶阻，尤宜服之。

【功用】疏肝理气，和胃降逆。

【主治】肝气犯胃之呕吐。症见呕吐吞酸，嗳气频繁，胸胁胀痛，舌质红，苔黄腻，脉弦。

【方解】本方为治疗肝气犯胃之呕吐之常用方。肝气郁滞，横逆犯胃，胃气失和，升降失司，故见呕吐吞酸，嗳气频繁；肝胃气滞，故胸胁胀痛；舌质红，苔黄腻，脉弦为肝胃不和之象。

方中重用半夏为君，辛温入中焦，和胃化痰，燥湿止呕；臣以厚朴行气开郁，下气除满；茯苓甘淡，入脾经，健脾渗湿，助半夏化湿止呕之功，苏叶疏肝理气，生姜、大枣和胃降逆止呕，四药为佐药。诸药合用，共奏疏肝理气，和胃降逆之功。

【临床应用】

1. 运用要点 本方主要用于治疗肝气犯胃之呕吐。临证以呕吐吞酸，嗳气，舌质红，苔黄腻，脉弦为辨证要点。

2. 随症加减 若胸胁胀满疼痛者，加川楝子、郁金、香附、柴胡疏肝解郁；如呕吐酸水，心烦口渴，宜清肝和胃，辛开苦降，可酌加左金丸及山栀、黄芩等；若兼见胸胁刺痛，或呕吐不止，诸药无效，舌有瘀斑者，可酌加桃仁、红花等活血化瘀。

3. 现代应用 现代常用于急性胃炎、肝炎、急性胰腺炎、神经性呕吐、贲门梗阻所导致的呕吐等属于肝气犯胃者。

4. 应用经验 陈爱华、邵桃运用四七汤加减治疗桥本病取得良好疗效。[陈爱华，邵桃．四七汤治疗桥本氏病35例疗效观察．新中医，2003，(12)：31-32]

新制橘皮竹茹汤

【出处】《温病条辨》

【组成】 橘皮三钱　竹茹三钱　柿蒂七枚　姜汁（冲）三茶匙

【用法】 水五杯，煮取二杯，分二次温服，若未见效，再作服。

【功用】 清化湿热，和胃降逆。

【主治】 阳明湿温气滞之呕恶。症见呕恶或呃逆，嗳气反酸，胃脘胀闷，大便溏而不爽，舌质红苔黄腻，脉滑数。

【方解】 本方治证为湿热壅遏胃气，胃气不得通降而上逆所致。胃气以通降为顺，湿热壅遏胃气，胃失和降，则胃气上逆，故见呕恶或呃逆，嗳气反酸，胃脘胀闷；湿热壅滞胃肠，胃肠气机失调，则大便溏而不爽；舌质红苔黄腻，脉滑数为湿热之象。治宜清化湿热，和胃降逆。

本方是在《金匮要略》橘皮竹茹汤的基础上加减变化而成。原方由橘皮、竹茹、人参、大枣、生姜、甘草六味药组成，适于治疗由脾胃虚弱挟有虚热而气上逆所致的呃逆，而新制橘皮竹茹汤所治的呃逆是由湿热壅遏胃气所致，因此原方去补益之人参、甘草、大枣，加入苦平之柿蒂，专入胃经而善降逆气，为止呃要药，用为君药；竹茹善清胃热，止呕吐，用为臣药；橘皮理气化湿，和胃降逆，与柿蒂相配，苦辛通降，降逆止呕；生姜汁和胃止呕，与柿蒂、竹茹合用，能增强其降逆止呕之效，又能监制竹茹之寒性，使清而不寒，为佐使之用。

【临床应用】

1. 应用要点 清热化痰与降胃气药合用，使湿热得清，胃气得降，呕恶之证自除。主要用治阳明湿温气滞之呕恶。临证以呕恶，嗳气反酸，大便溏而不爽，舌质红苔黄腻，脉滑数为辨证要点。

2. 随症加减 痰火盛者，加竹沥、瓜蒌霜；有瘀血者，加桃仁。

3. 现代运用 现代常用于妊娠呕吐、幽门不全性梗阻之呕吐、术后呃逆不止等属阳明湿温气滞者。

不换金正气散

【出处】《易简方》

【组成】 藿香 厚朴 苍术 陈皮 半夏 甘草各等份

【用法】 上药㕮咀，每服四钱，水一盏，加生姜三片，煎至六分，去滓热服。

【功用】 解表化湿，和胃止呕。

【主治】 湿浊内停，兼有表寒证。症见呕吐腹胀，恶寒发热，或霍乱吐泻，或不服水土，舌苔白腻，脉浮滑。

【方解】 脾为太阴湿土，居中州而主运化，其性喜燥恶湿。湿邪阻滞中焦，则脾运不健，胃气失和，故见呕吐；湿困脾胃，气机失畅，则见腹胀；湿邪注于肠道，则为霍乱吐泻；兼有表寒，邪正相争，故见恶寒发热；舌苔白腻，脉浮滑为湿浊内停之象。

不换金正气散就是在平胃散的基础上加上藿香、半夏，方用辛香苦温之苍术为君，以燥湿运脾，使湿去则脾运复常，并得以运化湿邪；厚朴辛以散结，能行气除满，苦温燥湿，与苍术相须为用，为臣药；半夏、陈皮理气燥湿，和胃降逆止呕，以佐助苍术、厚朴燥湿行气，藿香辛温芳香，行气化湿而兼能解表，走表能散风寒之邪气，走里能化脾胃之湿滞，上三药俱为佐药；甘草调和诸药性，并协生姜以和中，为佐使之用。

【临床应用】

1. 应用要点 芳香化湿药和化痰和胃药并用，在里化脾胃之湿邪，在表散风寒湿邪，内外兼治，则呕恶及表证俱除。主要用治湿浊内停，兼有表寒证。临证以呕吐腹胀，恶寒发热，舌苔白腻，脉浮滑为辨证要点。

2. 随症加减 胃脘痛者，加木香，元胡；饮食难消者，加神曲、麦芽、谷芽；大便烂者，加白术、茯苓。

3. 现代运用 现代常用于急慢性胃肠炎、消化道功能紊乱、胃及十二指肠溃疡等属湿浊内停，兼有表寒者。

4. 应用经验 朱雪琼等用不换金正气散加减治疗慢性胃炎脾胃湿热证疗效确切。[朱雪琼，朱雪梅，朱建龙. 不换金正气散加减治疗慢性胃炎脾胃湿热证疗效观察. 浙江中医药大学学报，2010，34（5）：721－723]

曲术丸

【出处】《太平惠民和剂局方》

【组成】 神曲（炒） 苍术（泔浸三宿，洗净晒干，炒）各等份

【用法】 上为末，面糊为丸，如梧桐子大。每服三十丸，米饮送下，不拘时候。

【功用】 壮脾温胃，消食化滞。

【主治】 脾虚食积证。症见胸膈痞满，恶心呕吐，嗳腐吞酸，大便溏泻，舌淡苔黄腻，脉细滑。

【方解】 本方常用于治疗脾虚食积所致的痞满、呕吐等症。脾胃虚弱，运化失司，饮食不化，积滞于胃肠，阻遏脾胃升降之气机，生湿化热，故见胸膈痞满；浊阴不降，则恶心呕吐，嗳腐吞酸；湿热积滞于肠道，清气不升，则大便溏泻；舌淡苔黄腻，脉细滑为脾虚食滞之象。治以壮脾温胃，消食化

滞。方中以辛香苦温之苍术为君，以燥湿醒脾，使湿去则脾运复常，脾健则能运化水谷之精微；神曲为臣，消食化滞，除胃肠内停之食积。二药相配，一补气，一消食，使脾气得健则运化如常，食滞得消则脾胃升降功能恢复，共奏健脾开胃消食之功效。

【临床应用】

1. 应用要点 本方化湿健脾与消食和胃并用，消补并施，以消为主。主要用治脾虚食积证。临证以恶心呕吐，大便溏泻，舌淡苔黄腻，脉细滑为辨证要点。

2. 随症加减 脾虚甚者，加党参、白术、茯苓；食滞甚者，加麦芽、谷麦、鸡内金；腹胀者，加厚朴、枳实；腹痛者，加元胡、木香。

3. 现代运用 现代常用于急慢性胃肠炎、消化道功能紊乱、胃及十二指肠溃疡、功能性消化不良等属脾虚食积者。

正气散

【出处】《太平惠民和剂局方》

【组成】 甘草（炒）七钱　陈皮　藿香（去梗）　白术各一两　厚朴　半夏（同厚朴为末）各三两　生姜（研烂，同为饼子，微炒）四两

【用法】 上为细末。每服二钱，加生姜三片，大枣一枚，用水一盏，煎至七分，食前稍热服，日进三服。

【功用】 顺气宽中，健脾化湿，兼散表寒。

【主治】 外感寒邪，内伤湿滞证。症见憎寒恶风，胸闷膨胀，呕吐泄泻，怠惰嗜卧，不思饮食，舌淡苔白腻，脉浮滑。

【方解】 本方常用于夏月乘凉饮冷，感受寒湿所致的呕逆症。夏月感寒伤湿，风寒犯表，正邪相争，故见憎寒恶风，脉浮滑；内伤湿滞，湿浊阻滞中焦，脾胃之气升降失常，则见呕吐泄泻，舌淡苔白腻；湿阻气滞，脾胃升降失常，故胸闷膨胀；脾不升清，则怠惰嗜卧，不思饮食。治当以顺气宽中，健脾化湿，兼散表寒。方中藿香辛温芳香，外散在表之风寒，内化脾胃之湿滞，并可芳香辟哕而止呕，故重用为君；臣以白术健脾运湿以止泻，半夏、陈皮理气燥湿，和胃降逆以止呕；佐以生姜辛温发散，助藿香外散风寒，且

生姜能健胃止呕，厚朴行气化湿，气行则湿化，煎加生姜、大枣，内调脾胃，外和营卫，甘草调和药性，并协姜、枣以和中，为佐使药。

【临床应用】

1. 应用要点 解表散寒药与化湿和胃药合用，外散风寒，内化湿滞，内外兼治，诸症自消。主要用治外感寒邪，内伤湿滞证。临证以恶风寒，呕吐泄泻，不思饮食，舌淡苔白腻，脉浮滑为辨证要点。

2. 随症加减 胃纳差者，加神曲、麦芽；脘腹疼痛者，加木香、元胡、砂仁。

3. 现代运用 现代常用于急慢性胃肠炎、消化道功能紊乱、胃肠型感冒等属外感寒邪，内伤湿滞者。

4. 应用经验 郭润田、王晓锋采用五加减正气散治疗慢性胃炎80例取得较好疗效。[郭润田，王晓锋.五加减正气散治疗慢性胃炎80例的临床体会.中国中西医结合学会第十四次全国消化系统疾病学术研讨会论文汇编，2002年10月，82－83]

六和汤

【出处】《奇效良方》

【组成】 砂仁　半夏（汤洗七次）　杏仁（去皮尖）　人参（去芦）　赤茯苓（去皮）　藿香（去土）　白扁豆（姜制）　香薷　厚朴（姜制）　木瓜各一钱　甘草半钱

【用法】 上作一服，水二盅，生姜五片，红枣一枚，煎至一盅，不拘时服。

【功用】 调和六腑，和胃止呕。

【主治】 夏月外感暑气，内伤生冷证。症见霍乱吐泻及伏暑烦闷，身热不扬，倦怠嗜卧，口渴，便赤，舌红苔腻，脉浮细而滑。

【方解】 本方常用治夏月调养适当，饮食失调，外感暑气，内伤生冷所引起的吐泻。夏月暑热犯表，正邪相争，故见烦闷，身热不扬，便赤；内伤生冷，加之暑湿伤脾，脾阳被困，运化失常，脾胃之气升降失常，则见霍乱呕吐泄泻；脾主四肢，湿浊困阻，脾不升清，则急惰嗜卧；口渴，舌淡苔黄腻，脉浮细而滑，为外感暑气，内伤生冷之象。方中藿香辛温芳香，解表散寒，祛暑化湿，且能芳香醒脾化湿，为君药；香薷解表散寒，祛暑化湿，与藿香相须为用，厚朴苦辛而温，行气除满，燥湿行滞，砂仁化湿开胃，温脾止泻，半夏辛温燥湿，降逆而止呕，共为臣药；木瓜酸能平肝舒筋，赤茯苓能渗湿清热，扁豆健脾和中，杏仁宣降肺气，使肺气肃降有权，水道通调，有助于祛湿，人参甘温补脾胃之气，补正以祛邪，上药均为佐药；甘草补中，调和诸药，为使药。煎加姜枣发散而调营卫。皆所以和之也。"六和"者，即六腑和调之义也。因脾胃为六腑之总司，后天之本，本方所治之证，虽有外感、内伤，但以脾胃病变为主。

本方配伍特点：解表、化湿与健脾和用，能调理脾胃，使六腑安和，身体健康，故称"六和汤"。

【临床应用】

1. 应用要点　本方主要用于治疗夏月外感暑气，内伤生冷证。临证以霍乱吐泻，身热不扬，口渴，便赤，舌红苔腻，脉浮细而滑为辨证要点。

2. 随症加减　表寒证明显者，加荆芥、防风；脘腹疼痛者，加元胡、木香；胃纳差者，加麦芽、神曲、山楂。

3. 现代应用　现代常用于急慢性胃肠炎、消化道功能紊乱、胃肠型感冒等属外感暑气，内伤生冷者。

4. 应用经验　郭进忠运用六和汤加减治疗脾虚湿盛型的肠胃泄泻收到良好的疗效。[郭进忠. 六和汤治疗泄泻的临床体会. 甘肃中医，2002，15（4）：56－57]

竹茹汤

【出处】《外台秘要》引《集验方》

【组成】青竹茹三两　生姜四两　半夏五两　茯苓四两　橘皮三两

【用法】上切。以水六升，煮取二升半，分三服。

【功用】清热化痰，降逆止呕。

【主治】妊娠恶阻证。症见妊娠早期，恶心呕吐，甚则食入即吐，腹胀纳呆，头晕，舌红苔黄腻，脉滑数。

【方解】本方是治疗妇女妊娠呕吐证的常用方剂。呕恶之证，皆由胃气上逆而致，但有寒热虚实之分，本方所治呕吐乃因胃热，胃失和降，胃气上逆而致，妇女孕后气血逐渐旺盛，气有余便是火，加上胃为阳明，故胃热，冲脉气盛，冲气挟痰饮上逆，以致恶心呕吐，甚则食入即吐，腹胀纳呆，头晕，舌红苔黄腻脉滑数。

方中竹茹甘而微寒，清热和胃以止呕，用为君药，并以之为方名；半夏、陈皮燥湿化痰，降逆止呕，配合君药以增强其降逆止呕之效，为臣药；茯苓渗湿健脾，以治痰之本，生姜为呕家圣药，和中降逆以止呕，为佐药。

【临床应用】

1. 应用要点 本方清胃热与降胃气、化痰浊并用。主要用于治疗妊娠恶阻证。临证以妊娠早期，恶心呕吐，舌红苔黄腻，脉滑数为辨证要点。

2. 随症加减 食积不消者，加神曲、鸡内金；口苦者，加黄芩；怠倦者，加白术。

3. 现代运用 现代常用于妊娠早期呕吐者。

4. 应用经验 杨小锋、郑继田运用加味橘皮竹茹汤治疗妊娠恶阻42例，疗效明显。[杨小锋，郑继田.加味橘皮竹茹汤治疗妊娠恶阻42例.实用医技，2001，8（7）：505-506]

小半夏汤

【出处】《金匮要略》

【组成】半夏一升 生姜半斤

【用法】上二味，以水七升，煮取一升半，分温再服。

【功用】蠲饮降逆，和胃止呕。

【主治】支饮呕吐证。症见呕吐痰涎，口不渴，或干呕呃逆，饮食不下，小便自利，舌苔白滑。

【方解】本方治证为痰饮停于胃，胃失和降所致。痰饮内停，胃气失和降则呕吐；呕多必津伤而渴，呕后反不渴者，乃因胃中仍有水饮，《金匮要略》谓其为："心下有支饮故也。"治当降逆止呕，和胃散饮。方中半夏辛温，燥湿化饮，和胃降逆，为君药；生姜辛温，为呕家要药，温胃散寒，化饮止呕，并可制约半夏的毒性，为臣药。君臣相配，为降逆化痰，和胃止呕的常用组合。仲景所创该方，药虽两味，但配伍精妙，对于后世治疗痰饮呕吐或胃气上逆证具有重要的指导意义，为治疗痰饮呕吐的基础方。

【临床应用】

1. 应用要点 本方主要用于治疗支饮呕吐证。临证以呕吐痰涎，口不渴，舌苔白滑为辨证要点。

2. 随症加减 呕吐甚者，加藿香、苍术、柿蒂；脘腹疼痛者，加木香、砂仁、元胡；胃纳饮佳者，加神曲、麦芽；怠倦乏力者，加党参、白术、茯苓。

3. 现代运用 现代常用于急慢性胃肠炎、消化道功能紊乱、胃肠型感冒、功能性消化不良等属寒饮内停者。

4. 应用经验 崔文堂临床对严重恶阻、呃逆、呕吐的患者选取 42 例运用小半夏汤加减治疗，疗效较好。[崔文堂. 小半夏汤治疗胃失和降证 42 例临床观察. 中国社区医师，2007，23（2）：38]

干姜人参半夏丸

【出处】《金匮要略》

【组成】 干姜 人参各一两 半夏二两

【用法】 上三味，末之，以生姜汁糊为丸，如梧子大，饮服十丸，日三服。

【功用】 温中补虚，蠲饮降逆。

【主治】 胃虚寒饮之呕逆证。症见呕吐清水或涎沫，口淡无味，不渴或渴喜热饮，头眩心悸，倦怠嗜卧，舌淡苔白滑，脉弦或细滑。

【方解】 本方是治疗胃虚寒饮之呕逆证的常用方剂。胃虚寒饮，浊气上逆，胃失和降，则见呕吐清水或涎沫，口淡无味，不渴或渴喜热饮；脾胃虚弱，加上寒饮上犯，则头眩心悸，倦怠嗜卧；舌淡苔白滑，脉弦或细滑，为脾虚湿困之征象。治当温中补虚，蠲饮降逆。方中干姜大辛大热，直入脾胃，温中散寒，和胃降逆，用为君药；人参甘而微温，扶正补虚，促进运化，为臣药；君臣相配，为温中补虚之基本结构；半夏、生姜汁蠲饮降逆，和胃止呕，为佐药。四味合用，共奏温中补虚，蠲饮止呕之功。以丸药服之，便于受纳，且取和缓补益之效。

【临床应用】

1. 应用要点 本方主要用于治疗胃虚寒饮之呕逆证。临证以呕吐清水或涎沫，倦怠嗜卧，舌淡苔白滑，脉弦或细滑为辨证要点。

2. 随症加减 脾虚明显者，加白术、茯苓；胃纳差者，加神曲、鸡内金；胃痛者，加木香、砂仁、元胡。

3. 现代运用 现代常用于妊娠恶阻、急慢性胃肠炎、胃神经官能症等属胃虚寒饮者。

4. 应用经验 马大正运用干姜人参半夏丸加减治疗妊娠呕吐不止收到良好效果。[马大正.经方治疗妊娠、产后呕吐验案5则.河北中医，2006，28（9）：677]

黄连竹茹橘皮半夏汤

【出处】《温热经纬》

【组成】 黄连 竹茹 橘皮 半夏（原方未注药量）

【用法】 水煎服。

【功用】 清胃化湿，理气降逆。

【主治】 湿热之呕吐证。症见呕吐清水或涎沫，口苦，口干而不欲饮，低热，舌红苔黄腻，脉滑数。

【方解】 本方是治疗胃热呕吐症的常用方。湿热内蕴，脾胃升降失调，脾不健运，胃失和降，气机上逆，故见呕吐清水或涎沫；热扰肝胆，则口苦、口干；有湿邪在内故口干而不欲饮；湿热困于肌表，故见低热；舌红苔黄腻，脉滑数都是湿热内蕴的征象。方中橘皮辛苦而温，行气和胃，竹茹甘而微寒，清热和胃，二药相伍，既能降逆止呕，又可清热和胃，共为君药；臣以黄连和半夏；黄连苦寒，清泄湿热，半夏辛温，祛痰降逆，与黄连相配，辛开苦降，调畅气机。王士雄曰：于橘皮竹茹汤去生姜之温，甘草之甘；加黄连之苦寒，以降诸逆冲上之火；半夏之辛开，以通格拒搏结之气。诸药合用，使湿热得化，脾复健运，胃降复常，诸症自消。

【临床应用】

1. 应用要点 本方主要用于治疗湿热之呕吐证。临证以呕吐，口苦，舌红苔黄腻，脉滑数为辨证要点。

2. 随症加减 胃纳差者，加神曲、鸡内金；胃脘疼痛者，加木香、元胡、砂仁；大便烂者，加藿香、佩兰。

3. 现代运用 现代常用于急慢性胃炎、功能性消化不良、神经性呕吐等属胃有湿热者。

大黄甘草汤

【出处】《金匮要略》

【组成】大黄四两　甘草一两

【用法】上二味，以水三升，煮取一升，分温再服。

【功用】泻热通腑，降逆止呕。

【主治】胃肠实热之呕吐证。症见食入即吐，便秘，脘腹胀满疼痛，舌红苔黄，脉弦滑有力。

【方解】本方是治疗胃肠实热之呕吐证的常用方。"食入即吐"是指食入于胃，旋即尽吐而出，病由实热壅滞胃肠，腑气不通，胃热上冲所致。本病在下则肠失传导，故见便秘；胃肠壅滞，腑气不通，故胃脘胀满疼痛。治以泻热通腑，降逆止呕。方中重用大黄为君，荡涤肠胃，推陈出新；甘草和胃安中，且可缓和大黄苦寒之性，使攻下泻火而不伤胃，为臣药；两者合用，泻热通腑，使实热去，大便通，胃气和，则呕吐自止。

【临床应用】

1. 应用要点 本方主要用于治疗胃肠实热之呕吐证。临证以呕吐，便秘，腹胀，舌红苔黄，脉弦滑有力为辨证要点。

2. 随症加减 呕吐甚者，加半夏、陈皮、生姜；便秘甚者，加火麻仁、郁李仁；胃纳差者，加麦芽、谷芽。

3. 现代运用 现代常用于急慢性胃炎、功能性消化不良、妊娠呕吐、不完全性胃梗阻等属胃有实热者。

4. 应用经验 腹部手术后易发生呃逆，且短时间难以消失，不利于伤口愈合，患者也非常痛苦。杨福顺运用大黄日草汤治疗此证30例，疗效满意。［杨福顺．大黄甘草汤治疗腹部手术后呃逆30例．中医药信息，1999，（3）：37］

大半夏汤

【出处】《金匮要略》

【组成】半夏（洗完用）二升　人参三两　白蜜一升

【用法】上三昧，以水一斗二升，和蜜扬之二百四十遍，煮取二升半，温服一升，余分再服。

【功用】和胃降逆，补虚润燥。

【主治】虚寒性之呕吐证。症见胃反呕吐，心下痞硬，神疲乏力，形体消瘦，大便燥结，如羊屎状，舌淡苔少，脉细弱。

【方解】本方是治疗虚寒性之呕吐证的常用方。中焦虚寒，不能腐熟与运化水谷，则胃脘痞硬，朝食暮吐，暮食朝吐，甚至宿谷不化；脾胃虚弱，气血不足，故可见神疲乏力；肠道失润，则大便燥结。方中重用半夏和胃降逆，以治其标，为君药；人参益气补虚，恢复脾胃运化之功，用为臣药；白蜜养血润燥，润肠通便，与人参相配用以治其本，为佐药。三药合用，标本兼治，共奏和胃降逆，补虚润燥之功。

【临床应用】

1. 应用要点　本方主要用于治疗虚寒性之呕吐证。临证以呕吐，心神疲乏力，形体消瘦，舌淡苔少，脉细弱为辨证要点。

2. 随症加减　呕吐甚者，加陈皮、生姜；便秘甚者，加火麻仁、生何首乌；腹痛者，加桃仁、元胡；胃纳差者，加麦芽、神曲。

3. 现代运用　现代常用于急慢性胃炎、功能性消化不良、妊娠呕吐、肠易激综合征等属中焦虚寒者。

4. 应用经验　朱进忠老中医运用大半夏汤加减治疗神经性呕吐、胃溃疡恶变呕吐、幽门梗阻呕吐等收到满意的疗效。［胡兰贵．朱进忠老中医应用大半夏汤经验举隅．山西中医，1999，15（6）：1－2］

小半夏加茯苓汤

【出处】《金匮要略》

【组成】半夏一升　生姜半斤　茯苓三两

【用法】上三味，以水七升，煮取一升五合，分温再服。

【功用】蠲饮降逆，宣阳治水。

【主治】支饮呕吐伴眩悸证。症见呕吐，心下痞，心悸，目眩，舌淡苔白滑，脉细滑。

【方解】本方出自《金匮要略》，常用于治疗支饮呕吐伴眩悸证。水饮停聚膈间，若犯及胃，使胃气上逆，则见呕吐；饮阻气机，则心下痞塞；水饮郁遏膈间，清阳不升，故目眩；水气凌心，则心悸。治当蠲饮降逆，宣阳治水。方中半夏辛开苦降，和胃止呕，为君药；生姜为呕家之圣药，能和胃止呕，与半夏相须为用，既能蠲饮散结，开宣上中二焦阳气，又能降逆止呕，安和胃气，为臣药；茯苓利水祛饮，宁心安神，为佐药。三药合用，共奏蠲饮降逆，宣阳治水之效。

【临床应用】

1. 应用要点　本方主要用于支饮呕吐伴眩悸证。临证以呕吐，心下痞，舌淡苔白滑，脉细滑为辨证要点。

2. 随症加减　胸闷明显者，加枳实、枳壳；胃脘痛者，加木香、元胡；胃纳差者，加神曲、鸡内金。

3. 现代运用　现代常用于急慢性胃炎、功能性消化不良、妊娠呕吐等属饮停于胃者。

4. 应用经验　刘渡舟教授以小半夏加茯苓汤原方治疗多种因痰饮水气所致的疾患获得出奇之效。[舒友廉．刘渡舟教授应用小半夏加茯苓汤经验．北京中医药大学学报，1997，20（3）：48－49]

藿香半夏汤

【出处】《瘟疫论》

【组成】半夏一钱五分　藿香一钱　干姜（炒）一钱　甘草五分　白茯苓一钱
广陈皮一钱　白术（炒）一钱

【用法】加生姜，水煎服。

【功用】温阳化痰，降逆止呕。

【主治】胃气虚寒，痰邪留于胸膈之呕吐。症见呕吐呃逆，胃脘冷痛，喜温喜按，嘈杂吞酸，不渴不燥，舌淡苔白滑，脉细滑。

【方解】本方临床上常用于治疗胃气虚寒，痰邪留于胸膈之呕吐。胃气虚寒，脾不健运，则生痰饮，痰邪留于胸膈，故见呕吐呃逆；胃气虚寒而失温煦，则胃脘冷痛，喜温喜按；胃气虚寒，痰邪留于胃，胃失和降，浊阴不降，故见嘈杂吞酸；舌淡苔白滑，脉细滑为胃气虚寒，痰邪留于胸膈之象。方中半夏辛温，燥湿化痰，降逆和胃止呕，故为君药；藿香善芳化湿浊，和中止呕为臣；干姜温中散寒，治胃气虚寒之本，与半夏合用，辛开苦降，增强降逆止呕之功；白术燥湿运脾，茯苓渗湿健脾，陈皮理气燥湿健脾，四者相配，可使脾阳强，湿浊化，运化升降复常，共为佐药；甘草调和诸药，补气调中，为佐使之用。诸药相配，共奏温阳化痰，降逆止呕之功。

【临床应用】

1. 应用要点　本方主要用于治疗胃气虚寒，痰邪留于胸膈之呕吐。临证以呕吐呃逆，胃脘冷痛，喜温喜按，舌淡苔白滑，脉细滑为辨证要点。

2. 随症加减　胃脘冷痛明显者，加高良姜、元胡；胃纳差者，加神曲、麦芽；大便烂者，加白术、白豆蔻。

3. 现代应用　现代常用于急慢性胃炎、功能性消化不良、妊娠呕吐、神经性呕吐等属胃气虚寒，痰邪留于胸膈者。

藿香安胃散

【出处】《脾胃论》

【组成】藿香　丁香　人参各二钱五分　橘红五钱

【用法】上为细末，每服二钱，水一大盏，加生姜一片，同煎至七分，和滓食前冷服。

【功用】健脾益胃，降逆止呕。

【主治】脾胃虚弱之呕吐。症见呕吐呃逆，或食入即吐，呕吐不待腐熟，神疲乏力，纳差，舌淡胖苔白，脉细弱。

【方解】本方常用于治疗脾胃虚弱之呕吐。素体脾虚，或久病伤脾，或劳倦过度，或饮食所伤，均可损伤脾胃，导致脾胃虚弱，中气不足，纳运失司，升降失调，可见呕吐呃逆或食入即吐，呕吐不待腐熟；脾主四肢肌肉，脾胃虚弱，故可见神疲乏力，脾虚失运，则纳差，舌淡胖苔白，脉细弱为脾胃虚弱之象。

方中藿香醒脾和胃以化湿浊，为君药；丁香温中降逆以止呕吐，为臣药，橘红、人参为佐药，其中橘红重用以行气和胃，降逆止呕，人参补中益气，养胃和中。诸药合用，共奏健脾益胃，降逆止呕之功。

【临床应用】

1. 应用要点　本方主要用于治疗脾胃虚弱之呕吐。临证以呕吐呃逆，神疲乏力，纳差，舌淡胖苔白，脉细弱为辨证要点。

2. 随症加减　胃纳差者，加神曲、麦芽；乏力明显者，加白术、黄芪；大便稀烂者，加白术、茯苓；呕吐甚者，加生姜，或高良姜。

3. 现代运用　现代常用于急慢性胃炎、功能性消化不良、妊娠呕吐、神经性呕吐等属脾胃虚弱者。

4. 应用经验　龚照永用藿香安胃散加减治疗因寒湿中阻、胃气上逆所致的多汗、咳嗽、失眠等症，疗效肯定。[龚照永，藿香安胃散应用举隅．内蒙古中医药，2002，（1）：28]

丁香和胃丸

【出处】《御药院方》

【组成】丁香　木香　沉香各半两　藿香叶　白茯苓（去皮）　白豆蔻仁　陈皮（去白）　白术　人参各一两　半夏（姜制）三两

【用法】上为细末，生姜汁煮面糊为丸，如梧桐子大。每次三十丸至五十丸，煎生姜汤送服，不拘时候。

【功用】温中和胃，止呕进食。

【主治】脾胃不和之呕吐。症见呕吐恶心，中脘气痞，胸胁刺痛，饮食无味，肢体倦怠，舌淡苔白，脉弦。

【方解】本方是治疗脾胃受寒，脾胃不和之呕吐的常用方。外感寒邪，或脘腹受凉，寒邪内客于胃，或过服寒凉药物，或恣食生冷，皆可导致寒邪伤中，胃气失和，脾不健运，升降失常，可见呕吐恶心，中脘气痞；脾胃失和，运化水谷失司，则饮食无味；脾主四肢肌肉，脾虚则肢体倦怠；脾胃虚弱，肝气乘脾，土虚木乘，则胸胁刺痛；舌淡苔白，脉弦为脾胃失和之象。

方中以辛温芳香之丁香为君，温中散寒，降逆止呕，为治疗胃寒呕逆之要药；木香行气止痛，沉香温中降逆，藿香化湿止呕，姜半夏长于降逆止呕，四药相配为臣，以增强君药丁香温中散寒，降逆止呕之功效；人参、白术、白茯苓合用以补气健脾，白豆蔻仁化湿行气，温中止呕，陈皮理气健脾，诸药合而为佐。全方共奏温中益气，降逆止呕之功，使胃寒散，胃虚复，气逆降，则呕吐止。

【临床应用】

1. 应用要点　本方主要用于治疗脾胃不和之呕吐。临证以呕吐恶心，饮食无味，肢体倦怠，舌淡苔白，脉弦为辨证要点。

2. 随症加减　胃纳差者，加神曲、鸡内金；脘腹疼痛者，加木香、元胡；大便烂者；疲倦乏力明显者，加黄芪、五指毛桃。

3. 现代运用　现代常用于急慢性胃炎、功能性消化不良、妊娠呕吐、食管炎等属脾胃不和者。

甘草饮

【出处】《外台秘要》引《小品方》

【组成】甘草（炙）二两　大黄（别渍）三两　黄芩二两

【用法】上切。以水三升，煮三两沸，去滓分服，以利为度。

【功用】和中泻热，降逆止呕。

【主治】胃热呕吐。症见呕吐，甚者食即吐出，胃脘嘈杂，渴喜冷饮，烦躁，舌红苔黄，脉数。

【方解】本方临床上常用于治疗胃热呕吐证。胃热多由平素偏食辛辣厚味，或邪热犯胃，或气郁化火所致。胃火上炎，可致胃气上逆，则见恶心呕吐，甚者食即吐出；火热内炽，热邪伤津，则口渴喜冷饮；若肝火犯胃，则胃脘嘈杂；热邪扰心，则烦躁；舌红苔黄，脉滑数为胃中有热之象。

方中重用大黄为君，清泄胃腑实热；臣以黄芩清泄中上焦实热，并增强大黄清热泻火之力；再佐以甘缓之甘草，使大黄泻下之力减弱，着重以清胃热，同时甘草之甘固护胃气，防止其被苦寒之药所伤，为佐使之用。三药合用，使胃热得清，则呕吐诸症自消。

【临床应用】

1. **应用要点**　本方主要用于治疗胃热呕吐。临证以呕吐，渴喜冷饮，烦躁，舌红苔黄，脉数为辨证要点。

2. **随症加减**　胃纳差者，加神曲、鸡内金、砂仁；胃脘痛者，加救必应、元胡；呕吐甚者，加半夏、陈皮。

3. **现代运用**　现代常用于急慢性胃炎、功能性消化不良、食管炎等属胃热者。

石膏竹茹汤

【出处】《圣济总录》

【组成】石膏二两　竹茹（焙）　人参　白茅根　半夏（汤洗七遍，炒）各一两　玄明粉　桔梗（炒）　甘草（炙，锉）　葛根（锉）各半两

【用法】上为粗末，每服五钱匕，水一盏半，加生姜五片，同煎至八分，去滓温服。

【功用】清热降逆，益气和中。

【主治】上焦壅热，中焦气虚之呕吐。症见呕吐，见食即吐，胃脘痞满，口渴，乏力，舌淡苔黄，脉细数。

【方解】本方临床上常用于治疗上焦壅热，中焦气虚之呕吐。上焦壅热，热邪伤津耗气，加之中焦气虚，胃气失和，升降失常则呕吐，胃脘痞满；胃气虚则受纳失司，故见食即吐，乏力。热邪伤津，则口渴；舌淡苔黄，脉细数为上焦壅热，中焦气虚之象，治当以清热降逆，益气和中。方中重用石膏，清上焦气分实热，竹茹清胃中虚热而止呕，两者共用为君；半夏降逆止呕，助竹茹和中降逆止呕之功，人参大补元气，能补中焦之气，两者共为臣药；葛根、白茅根清热生津，以助石膏清上焦气分之热，玄明粉泻下清热，桔梗开宣肺气，引诸药上行以清肺热，上药俱为佐药；甘草益气和胃，调和药性，为佐使之用。诸药合用，以达清热降逆，益气和中之功，使上焦之热得清，中焦之虚得补，则呕吐诸症自消。

【临床应用】

1. 应用要点 本方主要用于治疗上焦壅热，中焦气虚之呕吐。临证以呕吐，胃脘痞满，口渴，舌淡苔黄，脉细数为辨证要点。

2. 随症加减 胸脘疼痛者，加郁金、救必应、元胡；胃纳差者，加神曲、麦芽；大便烂者，加藿香、佩兰。

3. 现代运用 现代常用于急慢性胃炎、功能性消化不良、食管炎等属上焦壅热，中焦气虚者。

丁香茱萸汤

【出处】《兰室秘藏》

【组成】黄柏三分 炙甘草 丁香 柴胡 橘皮各五分 升麻七分 吴茱萸 苍术 人参各一钱 当归身一钱五分 草豆蔻仁 黄芪各二钱

【用法】上为粗末，每服五钱，水二大盏，煎至一盏，去渣，食前稍热服。

【功用】温中散寒，降逆止呕。

【主治】脾胃虚寒之呕吐。症见呕吐，胃脘冷痛，喜温喜按，渴喜热饮，舌淡苔白，脉弦细。

【方解】本方是治疗脾胃虚寒之呕吐的常用方。中焦脾胃虚寒，胃气失和，升降失司，则见呕吐；脾胃虚寒，胃失温煦，故胃脘冷痛，喜温喜按，喜热饮；脾失运化，不能为胃行其津液，津液不能上承于口，则口渴；舌淡苔白，脉弦细为脾胃虚寒之象。治当以温中散寒，降逆止呕。

本方是在补中益气汤的基础上加黄柏、丁香、吴茱萸、草豆蔻仁而成的，方中丁香辛温芳香，温中散寒，降逆止呕，为治疗胃寒呕逆之要药，吴茱萸温中散寒，二药相须为用，共为君药，并以此二药为方名；草豆蔻仁行气燥湿，温中止呕以助君为臣；方中的补中益气汤诸药为佐，补中焦脾胃之气，升举阳气，以佐助君臣治疗中焦脾胃虚寒；黄柏亦为佐药，因方中大部分药物为温燥之品，在大队温药中加一味苦寒之品，防止温燥太过而伤津。

【临床应用】

1. 应用要点　本方主要用于脾胃虚寒之呕吐。临证以呕吐，胃脘冷痛，喜温喜按，舌淡苔白，脉弦细为辨证要点。

2. 随症加减　胃纳差者，加神曲、鸡内金；胃脘疼痛者，加木香、砂仁、元胡；呕吐甚者，加法半夏、生姜；泄泻者，加藿香、葛根。

3. 现代应用　现代常用于急慢性胃炎、功能性消化不良、妊娠呕吐、食管炎等属脾胃虚寒者。

第五章 呃逆名方

呃逆是指胃气上逆动膈，气逆上冲，喉间呃呃连声，声短而频，不能自止为主要表现的病证。

呃逆的病因与寒邪蕴蓄、燥热内盛、气郁痰阻、脾胃虚弱等多种因素有关。当进食太快，过食生冷，过服寒凉药物，寒气蕴蓄于胃，循手太阴之脉上动于膈，膈间气机不利，气逆上冲于喉，则发呃逆；或过食辛热煎炒食品，醇酒厚味，或过用温补之剂，燥热内生，腑气不通，胃失和降，气逆于上而成呃逆。恼怒伤肝，气机不利，横逆犯胃，胃失和降，逆气动膈；或肝郁克脾，或忧思伤脾，运化失职，滋生痰浊，或素有痰饮内停，复因恼怒气逆，逆气挟痰浊上逆动膈，而成呃逆。素体不足，年高体弱，或大病久病，正气未复；或吐下太过，虚损误攻均可损伤中气，使胃失和降，或胃阴不足，不得润降，上逆动膈，发生呃逆。

本病以气逆上冲，喉间呃呃连声，声短而频，不能自止为主症，其呃声或高或低，或疏或密，间歇时间不定。常伴有胸脘膈间不舒，嘈杂灼热，腹胀嗳气等。

本病的治疗应以理气和胃，降逆平呃为基本治法，并分清寒热虚实，辨证论治。若胃中寒冷者，治宜温中散寒，降逆止呃；胃火上逆者，治宜清热和胃，降逆止呃；气机郁滞者，治宜顺气解郁，降逆止呕；脾胃阳虚者，治宜温补脾胃，和中降逆；胃阴不足者，治宜益气养阴，和胃止呃。

本病类似于西医学中的单纯性膈肌痉挛。其他疾病如胃肠神经官能症、胃炎、胃癌、肝硬化晚期、脑血管病、尿毒症，以及胃、食道手术后所引起的膈肌痉挛，均可参考本病进行辨证论治。

丁香散

【出处】《古今医统》

【组成】 丁香　柿蒂各一钱　甘草（炙）　良姜各半钱

【用法】 上药研为细末。每服二钱，用热汤调下，乘热服，不拘时。

【功用】 温中散寒，降逆止呕。

【主治】 胃寒之呃逆证。症见呃声沉缓有力，胸膈及胃脘不舒，得热则减，遇寒更甚，进食减少，喜食热饮，口淡不渴，舌苔白润，脉迟缓。

【方解】 本方为治疗胃寒之呃逆之常用方。肝胃沉寒，寒为阴邪，主收引，寒凝气滞，升降失调，气逆动膈，故见呃逆，胸膈及胃脘不舒；寒为阴邪，故得热减，遇寒重，喜热饮；口淡不渴，舌苔白润，脉迟缓为胃寒之象。方中以丁香为君药，温中散寒，降逆止呕；柿蒂为臣药，降逆止呕，君臣相须为用，降逆止呕之效倍增；佐以高良姜散寒降逆；甘草健脾和胃，调和药性。诸药合用，共奏温中散寒，降逆止呕之功。

【临床应用】

1. 运用要点　本方主要用于治疗胃寒之呃逆证。临证以呃声沉缓有力，胸膈及胃脘不舒，得热则减，口淡不渴，舌苔白润，脉迟缓为辨证要点。

2. 随症加减　若寒气较重，脘腹胀痛者，加吴茱萸、肉桂、乌药散寒降逆；若寒凝食滞，脘闷嗳腐者，加莱菔子、制半夏、槟榔行气降逆导滞；若寒凝气滞，脘腹痞满者，加枳壳、厚朴、陈皮以行气消痞；若气逆较甚，呃逆频作者，加刀豆子、旋覆花、代赭石理气降逆。

3. 现代应用　现代常用于胃肠神经官能症、胃炎、胃扩张、肝硬化及胸腹手术后等所引起的膈肌痉挛证属于胃中寒冷者。

4. 应用经验　蔡新荣先生运用丁香散加减治疗因中焦脾胃虚寒所致的顽固性呃逆收到良好的疗效。［蔡新荣. 古方临证验案三则. 中国民间疗法，1998，（2）：36］

竹叶石膏汤

【出处】《伤寒论》

【组成】竹叶二把　石膏一斤　半夏（洗）半升　麦门冬（去心）一升　人参二两　甘草（炙）二两　粳米半升

【用法】水煎服，石膏先煎（原方七味，以水一斗，煮取六升，去滓，纳粳米，煮米熟，汤成去米，温服一升，日一服）。

【功用】清热生津，益气和胃，降逆止呃。

【主治】阳明病、温病、暑病，余热未清，气津两伤证。症见发热汗多，心胸烦闷，虚羸少气，气逆欲呕，舌红少苔，脉虚而数。

【方解】本方原治阳明病，病后热势虽减，但气津已伤之证。

热病后期，热邪未尽，则身热多汗，渴喜冷饮；胃热气逆，则气逆欲呕；热伤气阴，则虚羸少气、舌红少苔，脉虚而数。阳明属胃，热邪伤及胃津，热势虽减，但热邪仍然羁留，若不及时清泄，又养阴，则气津难复，惟有清中兼补，方为两全。方中竹叶、石膏清泄余热，生津除烦，共为君药；人参益气，麦冬养胃，共为臣药；佐以半夏降逆和胃，方中麦冬倍用于半夏，其意在于缓和半夏之温燥，而麦冬得半夏则滋而不腻；使以甘草、粳米调养胃气。合而用之，清热而不败胃，补虚而不恋邪，实为一首有代表性的清补之剂。《医宗金鉴》谓："以大寒之剂，易为清补之方。"明确指出白虎汤与本方的主要鉴别点。

本方亦有清解暑热的作用，因此，后世温病学家又用本方治疗感受暑热，气津两伤证，症见身热汗多，少气心烦，口渴喜饮，舌红干，脉虚数者。

【临床应用】

1. 运用要点　本方主要用于治疗温热病后期，余热未清，气津两伤证。临证以发热汗多，虚羸少气，气逆欲呕，舌红少苔，脉虚而数为辨证要点。

2. 随症加减　口舌糜烂，或牙龈痛，舌红而干属于胃阴不足，胃火上逆者，可用本方加生地黄、天花粉以养胃阴，清胃火。消渴证，症见多食易饥，消瘦乏力，烦渴喜饮，舌红脉数属于胃火炽盛，气阴不足者，可用本方加知母、天花粉以清泄胃火，生津止渴。

3. 现代应用　现代常用于乙脑（恢复期）、肺结核、红斑性狼疮、日射病、夏季热、慢性胃炎等属于胃火炽盛，气阴不足者。

4. 应用经验　杨宪煌先生运用竹叶石膏汤加减治疗肺胃热盛所致的呃逆，疗效满意。［杨宪煌．竹叶石膏汤浅议．光明中医，2007，22（10）：50］

五磨饮子

【出处】《医方集解》

【组成】木香　沉香　槟榔　枳实　乌药各等份

【用法】水煎服，日1剂（白酒磨服）。

【功用】顺气解郁，和胃降逆。

【主治】气机郁滞之呃逆证。症见呃逆连声，常因情志不畅而诱发或加重，胸胁满闷，脘腹胀满，嗳气纳减，肠鸣矢气，苔薄白，脉弦。

【方解】本方为治疗气滞之呃逆之常用方。胃气以降为顺，胃中气滞，和降失司，气逆动膈，则见呃逆连声，情志不畅时气滞愈盛，则呃逆加重。胃脘气滞，升降失职，故见胸胁满闷，脘腹胀满，嗳气纳减，肠鸣矢气；苔薄白，脉弦为气滞之象。方中以木香行气和胃为君；沉香下气降逆以平喘；槟榔行气导滞以除心下痞满，共为臣药；君臣相配，行气疏肝以消痞满，下气降逆以平喘急；乌药、枳实为佐，行气疏肝理脾。五药合用，共奏顺气解郁，和胃降逆之功。

肝郁明显者，加川楝子、郁金疏肝解郁；若心烦口苦，气郁化热者，加栀子、黄连泄肝和胃；若气逆痰阻，昏眩恶心者，可用旋覆代赭汤加陈皮、茯苓以顺气降逆，化痰和胃；若气滞日久成瘀，瘀血内结，胸胁刺痛，久呃不止者，可用血府逐瘀汤加减以活血化瘀。

【临床应用】

1. 运用要点　本方主要用于治疗气机郁滞之呃逆证。临证以呃逆连声，常因情志不畅而诱发或加重，胸胁满闷，苔薄白，脉弦为辨证要点。

2. 随症加减　呕吐者，加法半夏、陈皮；腹痛者，加元胡、砂仁。

3. 现代应用　现代常用于胃炎、胃下垂、胃扩张、慢性结肠炎等属气机郁滞者。

4. 注意事项 本方药性温燥，故外感发热或阴虚内热者忌用。

5. 应用经验 林绿冬先生在临床上运用五磨饮子加减治疗因肺胃肝气逆所致的呃逆，收到良好疗效。[林绿冬．五磨饮子治呕吐、呃逆心得．中国中医急症，2005，14（4）：378－379]

理中丸

【出处】《伤寒论》

【组成】人参　干姜　甘草（炙）　白术各三两

【用法】上药研末作蜜丸，每日3次，每次6~9g，开水送下；亦可作汤剂，水煎服，用量按原方比例酌定（原方四味，捣碎，蜜和为丸，如鸡子黄大，以沸汤数合和一丸，研碎，温服之。日三服，夜二服。腹中未热，益至三四丸，然不及汤。汤法：以四味依两数切，用水八升，煮取三升，去滓，温服一升，日三服。服汤后，如食顷，饮热粥一升许，微自温，勿发揭衣被）。

【功用】温中祛寒，补气健脾，和中止呕。

【主治】①中焦虚寒之呃逆证。症见呃声低长无力，气不得续，脘腹冷痛，喜温喜按，下利清谷，呕吐，不欲饮食，口淡不渴，畏寒肢冷，舌淡苔白，脉沉迟弱。②阳虚失血；或小儿脾虚慢惊；或胸痹等证属中焦虚寒者。

【方解】脾主运作而升清阳，胃主受纳而降浊阴，脾气不升，则精微下注而见下利清稀；胃气不降，则浊阴上逆而见呕吐；寒邪凝滞则腹痛；舌淡苔白，脉沉细或沉迟属虚寒之象；脾主统血，脾气虚寒，失于统摄，又可出现出血之证；脾胃气虚，生化之源不足，肝血亦亏，血虚生风，又可致小儿慢惊之证。证虽不同，究其实质总不离脾胃虚寒，故治宜温中祛寒为主，兼以补益脾胃。方中干姜辛热，功善温中祛寒以振脾阳，又可和胃止呕，为君药。人参甘温益气，健脾补中，培补后天之本，使脾气健旺而阳自复，为臣药，君臣相配，温阳益气，虚寒并治。脾喜燥恶湿，故又以苦温之白术健脾燥湿，投脾之所喜，为方中佐药，此为"脏腑用药"的具体表现。炙甘草益气和中，调和诸药，为佐使药。纵观全方，温补并用而以温为主，温中阳，故古人称之"理中"。

【临床应用】

1. 运用要点 本方常用于治疗中焦虚寒之呃逆证。临证以呃声低长无力，脘腹冷痛，不欲饮食，口淡不渴，舌淡苔白，脉沉迟弱为辨证要点。

2. 随症加减 若脾阳虚而寒甚者，重用干姜，或加附子、肉桂以温阳祛寒；气虚为主者则重用人参，或加黄芪以益气补中；虚寒并重者，参姜均重用；以本方治阳虚失血者，可以炮姜易干姜以兼温涩止血之效。呕吐者，加法半夏、陈皮、砂仁；纳差者，加神曲、鸡内金。

3. 现代应用 现代常用于胃炎、胃及十二指肠溃疡、胃下垂、胃扩张、慢性结肠炎等属脾胃虚寒者。

4. 注意事项 本方药性温燥，故外感发热或阴虚内热者忌用。

5. 应用经验 靳中秀、史玉蓉运用理中丸加减治疗胃寒呃逆取得很好的疗效。[靳中秀，史玉蓉. 复方甘草片联合附子理中丸治疗寒性呃逆25例. 中国社区医师，2005，(10)：38－39]

益胃汤

【出处】《温病条辨》

【组成】 沙参三钱　麦冬五钱　冰糖一钱　细生地五钱　玉竹（炒香）一钱五分

【用法】 水煎服，其中冰糖溶化（原方上以水五杯，煮去二杯，分二次服，渣再煮一杯服）。

【功用】 养阴益胃，和胃止呃。

【主治】 胃阴损伤之呃逆证。症见呃声短促而不得续，厌食，口干咽燥，舌干少苔，脉细数。

【方解】 在《温病条辨》中，本方原治阳明温病，热结腑实，下后热结去而胃阴伤甚之证。温热病本易伤阴，今热结阳明而腑实，应用下剂后，虽热结已去，但阴液更伤，故见不能食，口干咽燥，舌干少苔，脉细数。胃为五脏六腑之海，十二经皆禀气于胃，胃阴复而十二经之阴皆复，所以用甘凉益胃生津法急复其阴津。方中生地、麦冬味甘性寒，功能养阴清热，生津润燥，为甘凉益胃之上品，共为君药。配以沙参、玉竹甘凉生津以加强生地、麦冬复胃阴之力，为臣药。冰糖润肺养胃，调药和中，为佐使药。全方药简力专，相合而用，具有益胃复阴之效。

【临床应用】

1. 运用要点 本方常用治胃阴损伤之呃逆证。临证以呃声短促而不得续，厌食，口干咽燥，舌干少苔，脉细数为辨证要点。

2. 随症加减 可以加枇杷叶、柿蒂、刀豆子以助降逆之功；若神疲乏力，气阴两虚者，可加人参、白术、山药；若咽喉不利，胃火上炎者，可用麦门冬汤；若汗多，气短，兼有气虚者，加党参、五味子（与生脉散合用）以益气敛汗。

3. 现代应用 现代常用于慢性胃炎、糖尿病、小儿厌食症等属脾胃虚寒者。

4. 注意事项 本方纯以甘凉濡润的药物组成，若脾虚湿盛，食少便溏或泄泻者不宜使用。

5. 应用经验 李朝辉、黄云波采用以益胃汤加减为主的中西医结合方法，治疗术后呃逆患者取得满意疗效。[李朝辉，黄云波. 益胃汤加减为主治疗术后呃逆30例. 广西中医药，2008，（2）：42-43]

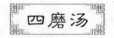

四磨汤

【出处】《济生方》

【组成】人参 槟榔 沉香 天台乌药（原方未注明用量）。

【用法】水煎服（原方四药各浓磨水，和作七分盏，煎三五沸，放温服）。

【功用】行气降逆，宽胸散结。

【主治】肝气郁结证。症见胸膈胀闷、上气喘急，心下痞满，不思饮食，脉弦。

【方解】本方治证为七情所伤，肝气郁结所致。肝气郁滞，横逆胸膈，故胸膈胀闷；若上犯于肺，肺气上逆，则气急而喘；若横逆犯胃，胃失和降，则心下痞满，不思饮食；脉弦为肝郁之象。此病之标在肺胃，而病之本则肝。证属肝气郁滞，肺胃失降，治宜行气降逆，宽胸散结。方中以乌药行气疏肝解郁为君；沉香下气降逆以平喘；槟榔行气导滞以除心下痞满，共为臣药，三药合用，行气疏肝以消痞满，下气降逆以平喘急；然而人以气为本，为防三药耗伤正气，故又配以人参益气扶正，以冀行气降气而不伤气，为方中佐药。四药合用，共奏行气降逆，宽胸散结之功。

【临床应用】

1. 运用要点 本方行气与降气并用，但以行气开郁为主；破气与补气相合，使郁开而不伤正。常用于治疗肝气郁结证。临证以胸膈胀闷、呃逆，不思饮食，脉弦为辨证要点。

2. 随症加减 若体壮而气结较甚，症见心腹胀痛者，可加枳实、大黄以通便导滞。

3. 现代应用 现代常用于喘息性支气管炎、支气管哮喘、胃炎属肝气横逆者。

4. 应用经验 吴春荣在临床上运用四磨汤加减治疗顽固性的呃逆不止取得满意疗效。［吴春荣. 四磨汤治疗呃逆16例临床观察. 实用医技杂志，2003，10（5）：541］

血府逐瘀汤

【出处】《医林改错》

【组成】桃仁四钱 红花三钱 当归三钱 生地黄三钱 川芎一钱半 赤芍二钱 牛膝三钱 桔梗一钱半 柴胡一钱 枳壳二钱 甘草一钱

【用法】水煎服（原方水煎服）。

【功用】活血祛瘀，行气止呃。

【主治】胸中血瘀之呃逆证。病见胸痛或头痛日久，痛如针刺而有定处，或呃逆日久不止，或内热烦闷、心悸失眠、急躁易怒，入暮潮热，唇暗或两目暗黑，舌黯红或有瘀斑，脉涩或弦紧。

【方解】本方治证为瘀血内阻胸部，气机郁滞所致。胸胁为肝经循行之处，瘀血内阻，气机郁滞，故胸胁刺痛；瘀血阻滞，清阳不升，则为头痛；郁滞日久，肝失调达之性，故急躁易怒；瘀郁化热，故内热烦闷，或心悸失眠，或入暮潮热；瘀血内阻，胃气不降，故见呃逆日久不止；至于面、唇、舌、脉所见，皆为血瘀征象。治当活血祛瘀为主，兼以行气宽胸止痛。方中重用桃仁、红花活血化瘀，为君药。当归、川芎、赤芍、生地养血活血，祛瘀泄热；牛膝祛瘀血，通血脉，引瘀血下行，共为臣药。君、臣相配，祛瘀而不伤阴血。柴胡疏肝解郁，升发清阳；桔梗开宣肺气，引药上行，枳壳行气宽胸，与桔梗合用，一升一降，使气机得以恢复而升降自如，以达气行则血行之效，共为佐药。甘草调和诸药为使。诸药相合，既行血分之瘀滞，又解气分之郁结，活血而不耗血，祛瘀又能生新，立法、配伍均甚贴切。

本方配伍特点：一是气血同治，活血化瘀配伍疏肝理气，以化瘀为主，理气为辅，既行血分瘀滞，又解气分郁结；二是活中寓养，活血理气之中寓养阴益血之品，药如生地、当归，使活血理气而无耗血伤阴之弊；三是升降同用，方中柴胡配牛膝、桔梗配伍枳壳，乃升降合用，调达气机之法，使气血升降和顺。

【临床应用】

1. 运用要点 本方可用治胸中血瘀之呃逆证。临证以胸痛，呃逆日久不止，唇暗或两目暗黑，舌黯红或有瘀斑，脉涩或弦紧为辨证要点。

2. 随症加减 若血瘀经闭、经痛，可去桔梗，加益母草、泽兰等以活血调经止痛；胁下有痞块，可加郁金、丹参以活血祛瘀，消癥化积。

3. 现代应用 现代常用于冠心病心绞痛、风湿性心脏病、胸部挫伤及肋软骨炎之胸痛、脑震荡后遗症之头痛、头晕、神经官能症、精神抑郁症属血瘀内阻者。

4. 注意事项 因方中活血祛瘀药较多，故孕妇忌服。

5. 应用经验 刘子梅运用血府逐瘀汤加减治疗血瘀性的呃逆取得良好效果。[刘子梅. 血府逐瘀汤治疗血瘀呃逆. 天津中医药, 2005, 22 (2)：103]

丁香柿蒂散

【出处】《医方类聚》引《施圆端效方》

【组成】 丁香 柿蒂 青皮 陈皮各等份

【用法】 上为粗末。每服三钱，用水一盏半，煎至七分，去滓温服，不拘时。

【功用】 行气降逆。

【主治】脾胃气滞之呃逆。症见呃逆，嗳气连连，或胃脘疼痛，呕吐痰涎，舌淡苔白，脉弦。

【方解】·本方所治的呃逆证，乃因脾胃气滞，胃气上逆所致。胃气以下降为顺，胃之和降有赖于脾气健运和肝气条达，若脾气失运或肝失条达，易形成脾胃气滞，胃失和降，气逆动膈，则见呃逆，嗳气连连；胃失和降，浊气上冲，则呕吐痰涎；脾胃气不足，不痛则痛，故胃脘疼痛；舌淡苔白，脉弦为气机郁滞之象。方中丁香辛温芳香，能温中散寒，降逆止呕，柿蒂苦平降胃气，两药相伍，则降逆止呕之功相得益彰，共为君药；陈皮理气健脾，化胃中痰涎，为臣药；青皮沉降下行，善疏肝破气，使肝气调和，有助胃气的下降，为佐药。

【临床应用】

1. 应用要点 本方行气药与降气药合用，行气降逆，使胃气得以和降，则呃逆诸症自除。主要用治脾胃气滞之呃逆。临证以呃逆，嗳气，舌淡苔白，脉弦为辨证要点。

2. 随症加减 呕吐痰涎者，加半夏、茯苓；胃脘疼痛者，加木香、元胡；饮食减少者，加神曲、麦芽。

3. 现代运用 现代常用于神经性呃逆、膈肌痉挛等属胃气失和，气机上逆者。

4. 应用经验 杨经远运用丁香柿蒂散，治疗呃逆，经过二十多年的临床实践，疗效卓著，屡用屡验。［杨经远，丁香柿蒂散治疗呃逆．汕头大学学报，1994，9（2）：104］

当归四逆加吴茱萸生姜汤

【出处】《伤寒论》

【组成】当归三两　芍药三两　甘草二两　通草二两　桂枝（去皮）三两　细辛三两　生姜（切）半斤　吴茱萸二升　大枣（擘）二十五枚

【用法】上九味，以水六升，清酒六升和，煮取五升，去滓，分温五服。

【功用】温经养血，散寒降逆。

【主治】血虚寒凝，兼有肝胃沉寒之呃逆。症见呃逆，胃脘冷痛，呕吐清涩，四肢厥冷，或舌卷囊缩，或寒疝，舌淡苔白，脉弦细弱。

【方解】本方临床上常用于血虚寒凝，兼有肝胃沉寒之呃逆。血虚寒凝，阳气不能达于四末，营血不能充盈血脉，故四肢厥冷；兼有肝胃沉寒，胃气升降失和，故呃逆，呕吐清涎；肝经环阴器绕舌，肝经有寒，则发为舌卷囊缩或寒疝；舌淡苔白脉弦细弱，为血虚寒凝，肝胃沉寒之象。治当温经养血，散寒降逆。方中吴茱萸、生姜暖肝和胃，通阳降逆，温经暖脏，驱在内之久寒，两者共为君药；当归补血和血，桂枝温经散寒，温通血脉，两者合用温经养血，共为臣药；细辛温经散寒，既助桂枝温通血脉；又助吴茱萸、生姜散肝胃之沉寒，白芍养血和营，助当归补益营血，通草通经脉，以助血行；大枣、甘草益气健脾养血，以上共为佐药；甘草兼调和药性为使药。诸药合用，使寒去，肝胃和，则诸症皆除。

【临床应用】

1. 应用要点 温经通阳与散寒止呕药合用，养血与通脉兼施，使温而不燥，补而不滞。主要用治血虚寒凝，兼有肝胃沉寒之呃逆。临证以呃逆，胃脘冷痛，四肢厥冷，舌淡苔白，脉弦细弱为辨证要点。

2. 随症加减 兼肢体关节疼痛者，加羌活、独活；胃脘冷痛者，加高良姜、元胡；饮食减少者，加神曲、麦芽、鸡内金。

3. 现代运用 现代常用于神经性呃逆、膈肌痉挛、慢性胃炎、风湿性关节炎等属血虚寒凝，兼有肝胃沉寒者。

4. 应用经验 林家坤在临床上运用当归四逆加吴茱萸生姜汤加减治疗肝寒腹痛，胃寒呕吐获得良效。[林家坤，当归四逆加吴茱萸生姜汤的运用体会.江西中医药，1987，(5)：57]

丁萸六均汤

【出处】《医宗金鉴》

【组成】丁香 吴茱萸 甘草 半夏各二钱 生姜 白茯苓各五钱 人参 白术 陈皮各三钱

【用法】水煎，分温二服。

【功用】温中健脾，降逆止呕。

【主治】脾胃虚寒之呃逆。症见呃逆，上腹部胀闷，食后盛，朝食暮吐，暮食朝吐，大便溏少，神疲乏力，舌淡苔白滑，脉沉无力。

【方解】本方临床上常用于治疗脾胃虚寒之呃逆。脾主升，胃主降，脾胃虚寒，升降失司，胃失和降，气逆动膈，发为呃逆、呕吐；脾胃虚寒，无力腐熟及运化水谷，则上腹部胀闷，食后胀闷更盛，甚至朝食暮吐，暮食朝吐；脾主升清，脾虚则清阳不升，故见神疲，大便溏少；脾主四肢肌肉，脾虚则四肢肌肉不充，故乏力；舌淡苔白滑脉沉无力，为脾胃虚寒之象。方中丁香温中降逆，散寒止痛，吴茱萸疏肝散寒，降逆止呕，两者相须为用，能温脾暖胃，降逆止呕，共为君药；人参甘温，大补元气，尤善于补益脾胃之气，为臣药；陈皮、半夏燥湿健脾，温化痰浊，和胃止呕，两者能助丁、萸降逆止呕之力，白术苦燥健脾，茯苓甘淡健脾渗湿，两者能助人参益气健脾之功，以上共为佐药；甘草益气补中，兼调和诸药，为佐使之用。诸药合用，温中健脾，降逆止呕，则诸症自除。方中半夏、陈皮、人参、白术、茯苓、甘草乃取六君子之义；故此方名中"六均"应乃"六君"之义也。

【临床应用】

1. 应用要点 本方主要用于治疗脾胃虚寒之呃逆。临证以呃逆，大便溏少，神疲乏力，舌淡苔白滑，脉沉无力为辨证要点。

2. 随症加减 呕吐较重者，加代赭石重镇降逆止呕；寒气凝聚者，加干姜、高良姜、沉香、温中散寒，理气降逆；不思饮食或食不能消者，加谷芽、麦芽、山楂、鸡内金和胃化食消积；胀满盛者，加厚朴、枳实行气除满。

3. 现代运用 现代常用于慢性胃炎、胃神经官能症、神经性呃逆、膈肌痉挛、幽门梗阻等属脾胃虚寒者。

橘皮干姜汤

【出处】《类证活人书》

【组成】橘皮 通草 干姜（炮） 桂心各二两 人参一两 甘草（炙）二两

【用法】上锉，如麻豆大，每服四钱，水一盏，煎至六分，去滓温服，日进三服。

【功用】温中散寒降逆。

【主治】胃中虚寒之呃逆。症见呃逆不止，上腹部疼痛，喜温喜按，大便溏，舌淡苔白，脉弦紧。

【方解】本方临床上常用于治疗胃中虚寒之呃逆。脾胃阳虚，胃中寒气内蕴，胃失和降，气逆动膈，则呃逆、呕吐；脾胃阳气，温煦失职，则上腹部疼痛，喜温喜按；大便溏，舌淡苔白脉弦紧为脾胃虚寒之征象。方中干姜辛热，入脾胃经，善温中散寒，桂心（即肉桂）温中散寒止痛，两者相伍，温中散寒之力倍增，共为君药；橘皮理气健脾，以调理脾胃气机为臣；佐以通草通行经脉，使气血运行通畅，人参与炙甘草相配，甘温益气，补养脾胃。诸药合用，使脾阳得以恢复，胃中寒气得以消散，胃气得以和降，则呃逆诸症自除。

【临床应用】

1. 应用要点 补气药与温里散寒药并用，虚寒并治。主要用治胃中虚寒之呃逆。临证以呃逆，腹痛，喜温按，大便溏，舌淡苔白，脉弦紧为辨证要点。

2. 随症加减 胃脘冷痛者，加元胡、木香、砂仁；呕吐者，加半夏、柿蒂；饮食减少者，加神曲、麦芽、鸡内金；大便溏薄者，加白豆蔻、白术、茯苓。

3. 现代运用 现代常用于神经性呃逆、膈肌痉挛、幽门梗阻、慢性胃炎等属脾胃虚寒者。

生芦根饮

【出处】《千金方》

【组成】生芦根（切）一升　青竹茹一升　粳米三合　生姜一两

【用法】上㕮咀，以水五升，煮取二升，分三服。不止，服三剂。

【功用】清热生津，和胃降逆。

【主治】胃热津伤之呃逆。症见呃逆不止，嗳气干呕，胃脘部嘈杂，大便干，舌红苔少而干，脉细数。

【方解】本方临床上常用于治疗胃热津伤之呃逆。本方证或因久病后虚羸，或因吐利后胃气受伤，耗气伤津，胃中虚热内生，胃气上逆，而见呃逆不止，嗳气干呕；胃热津伤，胃气不和，则胃脘部嘈杂；胃病常累及肠道，胃热津伤，大肠也易燥，故见大便干；舌红苔少而干脉细数，为胃热津伤之象。方中生芦根甘寒，清热生津而止呃逆，为君药；竹茹清热和胃，与生芦根相须为用，清热降逆之力倍增；生姜和胃止呕，为呕家圣药，以助君药降逆止呕，粳米益气养胃生津，又能防寒凉之品伤中，为佐使之用。诸药合用，清热生津，和胃降逆，则呃逆、嘈杂诸症自除。

【临床应用】

1. 应用要点　本方主要用于治疗胃热津伤之呃逆。临证以呃逆，嗳气，便干，舌红苔少而干，脉细数为辨证要点。

2. 随症加减　呕者甚者，加半夏、柿蒂；口干咽燥者，加沙参、麦冬、石斛；大便干结者，加玄参、火麻仁。

3. 现代运用　现代常用于神经性呃逆、膈肌痉挛、幽门梗阻、萎缩性胃炎等属胃热津伤者。

4. 应用经验　陈黎军等用化肝煎合生芦根饮加味治疗肝胃火盛型浅表性胃炎取得很好的疗效。[陈黎军，张丽卿.化肝煎合生芦根饮加味治疗胃热炽盛型浅表性胃炎43例.陕西中医，2011，31（9）：1149]

人参白术汤

【出处】《丹溪心法》

【组成】人参　黄芩　柴胡　干葛　栀子仁　甘草（炙）各半两　白术　防风　半夏（泡七次）　五味子（后四味原书缺用量）

【用法】上㕮咀。每服四钱，加生姜三片，水煎服。

【功用】补虚理气，和胃降逆。

【主治】气虚呃逆兼有痰热。症见呃逆，声音低微，咳嗽有痰，痰少而黄，神疲乏力，面色苍白，舌淡苔黄，脉细滑。

【方解】本方临床上常用于治疗气虚呃逆兼有痰热者。脾胃气虚，则胃失和降，胃气上逆故呃逆，声音低微；脾主升清，脾虚则清阳不升，故见神疲乏力；面色苍白，舌淡脉细亦为脾胃气虚之征象；兼有痰浊者，痰浊蕴肺，肺失宣降，则咳嗽有痰。方中人参大补元气，尤善于入中焦而补益脾胃之气，白术补脾益气，燥湿，与人参相须为用补益脾气，共为君药；半夏燥湿以化痰，降逆以和胃为臣；黄芩、柴胡、干葛、栀子仁清肺胃之热，表虚卫气不顾，易为风邪所侵，故佐以防风走表祛风邪，五味子酸收以敛肺止咳。甘草益气补中，兼调和药性，为佐使之用。诸药合用，补益中焦脾胃之气，又能清上焦肺胃之虚热，则呃逆、咳嗽诸症自除。

【临床应用】

1. 应用要点 本方主要用于治疗气虚呃逆兼有痰热。临证以呃逆，声音低微，痰少而黄，神疲乏力，舌淡苔黄，脉细滑为辨证要点。

2. 随症加减 咳嗽甚者，加杏仁、桔梗、紫菀；饮食减少者，加麦芽、谷芽、神曲；呃逆甚者，加苏子、半夏。

3. 现代运用 现代常用于慢性胃炎、神经性呃逆、膈肌痉挛、幽门梗阻、慢性支气管炎等属气虚兼痰热者。

加味柴胡汤

【出处】《症因脉治》

【组成】柴胡　黄芩　陈皮　甘草　山栀　丹皮各等份

【用法】水煎服。

【功用】疏肝泻火。

【主治】肝胆火炽之呃逆。症见郁怒后呃逆，口苦，身无寒热，头不痛，呃三四声即止，或连续而不已，脉象弦数者。

【方解】本方临床上常用于治疗肝胆火炽，肝火犯胃所致呃逆症。肝胆火炽，肝失条达，肝火横逆犯于胃，气逆动膈，则呃逆，呃三四声即止，或连续而不已；肝气不舒，郁久化火，则易生郁怒，脉弦且数。

方中用柴胡苦平，入肝胆经，透泄肝胆之热，并疏泄气机，为君药；黄芩苦寒，清泄肝胆实热，为臣药；君臣相配，为疏肝泻火之常用组合；山栀善清三焦之火，丹皮入血分，清血分之热，两味药合用以助黄芩清泻肝火，陈皮理气健脾，调畅脾胃气机，三者共为佐药；甘草益气和中，并调和诸药。诸药合用，使肝火得泻，肝气得疏，呃逆诸症自除。

【临床应用】

1. 应用要点 本方主要用于治疗肝胆火炽之呃逆。临证以郁怒后呃逆，口苦，脉弦数为辨证要点。

2. 随症加减 烦燥易怒者，加郁金、素兴花、佛手；胁肋胀痛者，加川楝子、元胡；口苦者，加龙胆草。

3. 现代运用 现代常用于慢性胃炎、急慢性肝炎、胆汁瘀积、急性胆囊炎、膈肌痉挛等属肝胆火炽者。

4. 应用经验 姚东英运用加味柴胡汤治疗疣状胃炎疗效显著。［姚东英. 加味柴胡汤治疗疣状胃炎30例临床体会. 中国中医急症，2009，18（8）：1137-1138］

顺气散

【出处】《鸡峰普济方》

【组成】 甘草　茯苓各四两　白术　厚朴各六两　干姜二两　陈橘皮三两

【用法】 上为细末，每服二钱，水一盏，煎至七分，去滓，食后温服。

【功用】 温中理气，和胃降逆。

【主治】 脾虚气滞之呃逆。症见呃逆不止，胸胁及胃脘部疼痛，或嗳气呕吐，舌淡苔白，脉弦细。

【方解】 本方临床上常用于治疗脾虚气滞之呃逆。脾气不足，胃中气滞，脾胃气机升降失调，胃失和降，气机上逆则呃逆不止，或嗳气呕吐；胃中气滞，攻撑胸胁，则见胸胁及胃脘部疼痛，舌淡苔白脉弦细。

方中白术苦温，补气健脾，厚朴苦温，燥湿行气，二者一补一行，使补而不滞，行而不散，以达益气行气之功，共为君药；茯苓甘淡，健脾渗湿，甘草益气补中，助白术补益脾胃之气，为臣药；干姜温中散寒，降逆止呕，以除脾胃之虚寒，温中降逆；陈皮理气健脾，调畅脾胃气机，助厚朴行气之力，两者同为佐药。诸药合用，使脾虚得补，气滞得行，则呃逆诸症自除。

【临床应用】

1. 应用要点 补气与行气同用，使补而不滞，行而不散。主要用治脾虚气滞之呃逆。临证以呃逆，胸胁及胃脘部疼痛，舌淡苔白，脉弦细为辨证要点。

2. 随症加减 胃脘胸胁痛明显者，加元胡、桃仁、佛手；饮食减少者，加神曲、谷芽、麦芽；呕吐者，加半夏、生姜。

3. 现代运用 现代常用于慢性胃炎、慢性胆囊炎、神经性呃逆、膈肌痉挛等属脾虚气滞者。

安胃饮

【出处】《景岳全书》

【组成】 陈皮 山楂 麦芽 木通 泽泻 黄芩 石斛各等份

【用法】 水一盅半，煎七分，食远服。

【功用】 理气和胃，清热降逆。

【主治】 胃火上冲之呃逆。症见呃逆不止，胸脘痞满，口干，大便干结，舌红苔黄，脉数。

【方解】 本方临床上常用于治疗胃火内盛，胃气上逆之呃逆症。胃中热盛，火热动气，胃气上冲则呃逆不止，胸脘痞满；火热伤津则口干，甚者大便干结，舌红苔黄脉数。方中黄芩苦寒，入中焦以清泄胃中火热之邪，为君药；石斛甘寒，清热生津，助黄芩清热之力，又防黄芩之枯燥伤津，为臣药；佐以木通、泽泻利水清热，使热随小便而去；陈皮理气健脾，降逆止呕，能调肺胃气机；麦芽、山楂消食行气。诸药合用，使胃热得清，胃气得降，呃逆诸症自除。

【临床应用】

1. 应用要点 本方主要用于治疗胃火上冲之呃逆。临证以呃逆，大便干结，舌红苔黄，脉数为辨证要点。

2. 随症加减 胃火热盛，脉滑者，加石膏以清热降火；大便干结者，加大黄、枳实；胃脘胀痛者，加川楝子、元胡。

3. 现代运用 现代常用于急慢性胃炎、急性胆囊炎、神经性呃逆、膈肌痉挛等属胃火上逆者。

4. 应用经验 张丽萍等采用疏肝行气，祛瘀散结，和胃化浊法，用安胃饮加减治疗胆汁反流性胃炎 28 例，收到满意效果。[张丽萍，刘荔．柴胡安胃

饮治疗胆汁反流性胃炎28例. 河南中医，2004，24（8）：34-35]

归气饮

【出处】《景岳全书》

【组成】 熟地三至五钱　茯苓二钱　扁豆二钱　干姜（炮）一钱　丁香一钱
陈皮一钱　藿香钱半　炙甘草八分

【用法】 水一盅半，煎七分，食远温服。

【功用】 温肾健脾，降逆止呕。

【主治】 脾肾虚寒之呃逆。症见气逆不顺，呃逆呕吐，口淡流涎，腰膝酸
软，舌淡苔白，脉细弱。

【方解】 本方临床上常用于治疗脾肾虚寒之呃逆。脾肾虚寒，脾胃气机升
降失调，胃失和降，气机上逆，故见气逆不顺，呃逆呕吐；脾气虚弱，不能
固涩津液则口淡流涎；脾肾虚寒，腰腑失养，故腰膝酸软；舌淡苔白脉细弱
为脾肾虚寒之象。方中熟地甘温，入肾经，益精填髓，干姜辛温，入脾经，
温中散寒，两者相须为用，能温肾健脾，共为君药；丁香温中散寒，降逆止
呕为臣；佐以茯苓、扁豆健脾渗湿，藿香芳香化湿，陈皮行气燥湿，四药合
用，助君臣健脾化湿；甘草益气和中，并调和诸药，为佐使之用。诸药合用，
温肾健脾，降逆止呕，则诸症自除。

【临床应用】

1. 应用要点　本方主要用于治疗脾肾虚寒之呃逆。临证以气呃逆，口淡
流涎，腰膝酸软，舌淡苔白，脉细弱为辨证要点。

2. 随症加减　中气寒甚，见四肢冷者，加制附子；肝肾寒者，见胁胁或
小腹冷痛者，加吴茱萸、肉桂；呕吐者，加半夏、生姜；胃脘痛者，加木香、
元胡。

3. 现代运用　现代常用于慢性胃炎、神经性呃逆、膈肌痉挛、腰肌劳损
等属脾肾虚寒者。

4. 应用经验　张恺彬运用归气饮加减治疗气逆不顺、脾胃虚寒呕吐、肠
鸣泄泻等症，收效明显。[张恺彬. 归气饮的临床应用. 实用中医内科杂志，
1996，10（1）：35]

丁沉镇逆汤

【出处】余绍源验方（《中华当代名中医八十家经验方集萃》）

【组成】丁香5g（后下）　蔻仁5g（后下）　党参15g　白术15g　干姜10g　吴茱萸3g　沉香10g（后下）　法半夏10g　柿蒂15g　炙甘草10g

【用法】水煎服，日1剂。

【功用】温中散寒，降气镇逆。

【主治】脾胃阳虚之呃逆。症见呃声低弱无力，气不得续，面色苍白，手足不温，食少困倦，舌淡苔白，脉滑细弱。

【方解】本方为治疗脾胃阳虚呃逆之经验方。中焦虚寒，寒气蕴蓄，引起胃失和降，气逆动膈而致呃逆，虚则低弱无力，气不得续；脾胃虚寒，阳气无法达于面部及四末，故见面色苍白，手足不温；脾虚肌肉不充，故见困倦；舌淡苔白，脉滑细弱为脾胃虚寒之象。故治以温中散寒，降气止呃。本方以理中丸（人参、干姜、白术、炙甘草）温中祛寒，补气健脾为君；吴茱萸、法半夏散寒降逆为臣；丁香、柿蒂降逆止呃为佐；而沉香辛苦温，降气温中、暖肾纳气，凡一切不调之气皆能调之，在方中为佐使药。诸药合用，温中散寒，降气止呃，用于脾胃阳虚之呃逆，屡见奇效。

【临床应用】

1. 运用要点　本方主要用于治疗脾胃阳虚之呃逆。临证以呃声低弱无力，手足不温，舌淡苔白，脉滑细弱为辨证要点。

2. 随症加减　若久病及肾，肾阳亦虚，形寒肢冷，腰膝痠软，舌胖嫩，脉沉迟等，加附子、肉桂以助阳温肾。

3. 现代应用　现代常用于慢性胃炎、胃神经官能症、胃及十二指肠溃疡等见呃逆不止属于脾胃阳虚者。

4. 应用经验　余绍源名老中医常用该方治疗慢性胃炎、胃神经官能症等见呃逆者，均取得较好的效果。[连建伟主编. 中华当代名中医八十家经验方集萃. 北京：知识产权出版社，2013]

第六章　噎膈名方

噎膈是由于食管狭窄、食管干涩而造成的以吞咽食物梗噎不顺，甚则食物不能下咽到胃，食入即吐为主要表现的一类病证。

噎膈的病因以内伤饮食、情志、脏腑失调为主，且三者之间相互影响，互为因果，共同致病，形成气滞、痰阻、血瘀三种邪气阻滞食道，使食道狭窄。若因情志因素而致者，多由忧思恼怒而成；忧思则伤脾，脾伤则气结，水湿失运，滋生痰浊，痰气相搏，阻于食道；恼怒则伤肝，肝伤则气郁，气郁则血停，瘀血阻滞食道，气滞、痰阻、血瘀郁结食道，饮食噎塞难下而成噎膈。嗜酒无度，过食肥甘，恣食辛辣，或助湿生热，酿成痰浊，阻塞食道，或津伤血燥，失于濡润，食道干涩，均可引起咽下噎塞而成噎膈。纵欲太甚，真阴亏损，阴虚液竭，食道干涩；或年老肾虚，精血渐枯，食道失养，干涩枯槁，也可发为本病。

本病初起咽部或食道内有异物感，进食时有停滞感，继则咽下梗噎，甚至食不得入或食入即吐。常伴有胃脘不适，胸膈疼痛，甚则形体消瘦，肌肤甲错，精神疲惫等。

本病应权衡标本虚实辨证论治。痰气交阻者，治宜开郁化痰，润燥降气；津亏热结者，治宜滋养津液，泻热散结；瘀血内结者，治宜破结行瘀，滋阴养血；气虚阳微者，治宜温补脾肾，益气回阳。

西医学中的食道癌、贲门癌、贲门痉挛、食管憩室、食道炎、弥漫性食道痉挛等疾病，出现吞咽困难等表现时，可参考本病进行辨证治疗。

启膈散

【出处】《医学心悟》

【组成】沙参三钱 丹参三钱 茯苓一钱 川贝母（去心）钱半 郁金半钱 砂仁壳四分 荷叶蒂二个 杵头糠半钱

【用法】水煎服，日 1 剂。

【功用】润燥解郁，化痰降逆。

【主治】噎膈。咽下梗死，食入即吐，或朝食暮吐，胃脘胀痛，舌绛少津，大便干结者。

【方解】本方为治疗痰气交阻之噎膈常用方。痰气交阻于食道，故见咽下梗死，食入即吐，或朝食暮吐；胃脘气滞，不通则痛，故可见胃脘胀痛；久之气郁化火，痰瘀生热，伤津耗液，故见舌绛少津，大便干结。方中沙参养阴润燥，丹参活血化瘀，两药共为君药。郁金行气解郁，砂仁理气化痰，贝母润燥化痰，茯苓健脾渗湿，共为臣药；佐以荷叶蒂、杵头糠和胃降逆。诸药合用，共奏润燥解郁，化痰降逆之功。

【临床应用】

1. 运用要点 本方主要用治痰气交阻之噎膈证。临证以咽下梗死，食入即吐，舌绛少津为辨证要点。

2. 随症加减 可加瓜蒌、半夏、天南星以助化痰之力；加麦冬、玄参、天花粉以增润燥之效；若郁久化热，心烦口干者，加栀子、黄连、山豆根；若津伤便秘可配增液汤加白蜜，以助生津润燥之力；若胃失和降，泛吐痰涎加半夏、陈皮、旋覆花以和胃降逆。

3. 现代应用 现代常用于食道癌、贲门癌、贲门痉挛、食管憩室、食管炎、弥漫性食管痉挛等属痰气交阻者。

4. 应用经验 哈小博运用启膈散加减治疗痰气阻塞胸膈的胃病取得良好效果。[哈小博. 漫谈启膈散. 学点中医药，2008，（3）：24 - 25]

沙参麦冬汤

【出处】《温病条辨》

【组成】沙参三钱　玉竹二钱　生甘草一钱　冬桑叶一钱五分　麦冬三钱　生扁豆一钱五分　天花粉一钱五分

【用法】用水1升，煮取400毫升，日服2次。

【功用】滋阴润燥，泻热散结。

【主治】津亏热结之噎膈。症见吞咽梗死而痛，水饮可下，食物难进，食后复出，咽干口渴，渴欲冷饮，脉细数，舌红少苔者。

【方解】本方为治疗津亏热结之噎膈之常用方。津亏热结，食道失于濡润，故见吞咽梗死而痛，水饮可下，食物难进，食后复出；咽干口渴，渴欲冷饮；脉细数，舌红少苔为津亏热结之象。方中沙参、麦冬滋养津液，养阴清热，为君药；臣以桑叶、天花粉养阴泻热；佐以扁豆、甘草安中和胃；甘草兼以调和诸药为使药之用。诸药合用，共奏滋阴润燥，泻热散结之功。

【临床应用】

1. 运用要点　本方可用于治疗津亏热结之噎膈。临证以吞咽梗死而痛，食物难进，咽干口渴，脉细数，舌红少苔为辨证要点。

2. 随症加减　可加玄参、生地、石斛以助养阴之功，加栀子、黄连、黄芩以清肺胃之热。若肠燥失润，大便干结，可加火麻仁、瓜蒌仁、何首乌润肠通便；若腹中胀满，大便不同，胃肠热盛，可用大黄甘草汤泻热存阴，但应中病即止，以免重伤津液；若食道干涩，口燥咽干，可饮五汁安中饮以生津养胃。

3. 现代应用　现代常用于食道癌、贲门癌、贲门痉挛、食管憩室、食管炎、弥漫性食管痉挛等属津亏热结者。

4. 应用经验　杨章富运用沙参麦冬汤加减治疗因慢性萎缩性胃炎所致的噎膈取得满意疗效。[杨章富. 沙参麦冬汤治疗慢性萎缩性胃炎临床研讨. 中国健康月刊，2011，(9)：30]

通幽汤

【出处】《兰室秘藏》

【组成】当归身一钱 升麻一钱 桃仁（研）一钱 红花一钱 甘草（炙）一钱 生地黄五分 熟地黄五分

【用法】上药用水600毫升，煎至300毫升，去滓，调槟榔细末五分，食前，稍热服之。

【功用】养血活血，润燥通幽。

【主治】噎膈。症见饮食不下，或食入反出，大便燥结，舌质紫黯，脉细涩。

【方解】本方为治疗瘀血内结之噎膈之常用方。瘀血内结，幽门不通，逆气上冲，吸门不开，饮食不下，或食入反出，发为噎膈。治当以养血活血，润燥通幽。方中以当归身为君药，养生活血，兼润燥通便；臣以桃仁、红花，活血祛瘀；佐以生地、熟地，滋阴养血，润燥通便；炙甘草补中益气，调和诸药，为佐使药。诸药合用，共奏养血活血，润燥通幽之效。

【临床应用】

1. 运用要点 本方主要用于治疗瘀血内结之噎膈。临证以饮食不下，或食入反出，大便燥结，舌质紫黯，脉细涩为辨证要点。

2. 随症加减 瘀阻明显者，酌加三棱、莪术、炙穿山甲、急性子同煎服，增强其破结消癥之力；呕吐较甚，痰涎较多者，加海蛤粉、法半夏、瓜蒌等化痰止呕；呕吐物如赤豆汁者，另服云南白药化瘀止血；如服药即吐，难于咽下，可含化玉枢丹以开膈降逆，随后再服汤药。

3. 现代应用 现代常用于食道癌、贲门癌、贲门痉挛、食管憩室、食管炎、弥漫性食管痉挛等属瘀血内结者。

4. 应用经验 王天虎等运用通幽汤加减治疗因晚期食道癌所致的吞咽困难取得良好疗效。[王天虎，黄志华．加味通幽汤治疗晚期食管癌86例．国医论坛，2005，20（4）：22]

补气运脾汤

【出处】《证治准绳》

【组成】人参二钱　白术三钱　橘红一钱半　茯苓一钱半　黄芪（蜜炙）一钱
砂仁八分　甘草（炙）四分

【用法】水二盅，加生姜一片，大枣一枚，煎八分，空腹服。有痰，加半
夏曲一钱。

【功用】补气运脾。

【主治】脾虚不运之噎膈。症见水饮不下，泛吐多量黏液白沫，或面浮足
肿，面色苍白，形寒气短，精神疲惫，腹胀，舌质淡，苔白，脉细弱。

【方解】本方为治疗脾虚不运之噎膈之常用方。脾虚则健运失司，水湿聚
而成痰；痰湿内阻，故见水饮不下，泛吐多量黏液白沫；水湿停留皮下，则
见面浮足肿；面色苍白，形寒气短，精神疲惫，腹胀，舌质淡，苔白，脉细
弱为脾虚失运之象。

方中以甘温之人参、白术为君，入中焦，补中益气，健脾助运化；黄芪、
炙甘草温补脾气，助黄芪健脾益气之功，共为臣药；半夏、陈皮燥湿化痰，
降逆和胃；砂仁燥湿和胃，大枣、生姜调和脾胃，上药俱为佐药，炙甘草兼
调和诸药，为佐使之用。诸药合用，健脾气，助运化，祛水湿。

【临床应用】

1. 运用要点　本方主要用治脾虚不运之噎膈。临证水饮不下，面色苍白，
形寒气短，腹胀，舌淡苔白，脉细弱为辨证要点。

2. 随症加减　胃虚气逆，呕吐不止者，可加旋覆花、代赭石和胃降逆；
阳伤及阴，口干咽燥，形体消瘦，大便干燥者，可加石斛、麦冬、沙参滋养
阴液；泛吐白沫加吴茱萸、丁香、白蔻仁温胃降逆；阳虚明显者加附子、肉
桂、鹿角胶、苁蓉温补肾阳。

3. 现代应用　现代常用于食道癌、贲门癌、贲门痉挛、食管憩室、食管
炎、弥漫性食管痉挛等属气虚不运者。

4. 应用经验　吕汉华运用补气运脾汤加减治疗因药物性胃肠道不良反应

所致的噎膈取得满意的疗效。[吕汉华. 补气运脾汤加减治疗药物性胃肠道副反应 38 例. 广西中医药，2004，27（1）：17]

右归丸

【出处】《景岳全书》

【组成】熟地八两　山药（炒）四两　山茱萸（微炒）三两　枸杞（微炒）四两　鹿角胶（炒珠）四两　菟丝子（制）四两　杜仲（姜汤炒）四两　当归（便溏勿用）三两　肉桂二两，渐可加至四两　制附子二两，渐可加至五两、六两

【用法】为蜜丸，每丸重9g，早、晚各服用一丸；亦可作汤剂，水煎服，其中鹿角胶宜烊化，肉桂宜研末冲服［原方上丸法如前（指与左归丸配制蜜丸法），或丸如弹子大，每嚼服二三丸，以滚白汤送下，其效尤速]。

【功用】温补肾阳，填精补血。

【主治】气虚阳微之噎膈。症见长期吞咽受阻，饮食不下，面色苍白，精神疲惫，畏寒肢冷，腰膝酸软，舌淡苔薄白，脉沉迟细者。

【方解】本方可用于噎膈患者，由于长期吞咽不下，而致的肾阳不足，命门火衰证。噎膈，长期饮食不下，脾胃不能化生营卫气血，日久可导致肾阳不足，命门火衰，故见面色苍白，精神疲惫，畏寒肢冷，腰膝酸软，舌淡苔薄白，脉沉迟细者。治宜温补肾阳，填精补血。

方中重用甘温的熟地黄为君，滋阴养血，补肾填精，既补精血的不足，又补阴以生阳。配以辛热的附子、肉桂温肾阳，补命火，暖下元；鹿角胶为血肉有情之品，有温阳补髓，养血填精之效；菟丝子助阳益阴，补肾固精；杜仲温补肝肾，强筋壮骨，五药合用，刚柔相济，既增强温阳补火之力，又兼益阴血，填精髓之功，共为臣药。佐以山萸肉补养肝肾，敛摄精气；山药益脾固肾；枸杞子补血养肝，滋肾益精；当归补血和血，四药协助君药以滋阴补肾、填精补血。如此配伍，则阳得阴助，生化无穷。全方诸药合用，共奏温补肾阳，填精补血，以培补肾中元阳之效。

【临床应用】

1. 运用要点 本方可用治气虚阳微之噎膈。临证见因长期吞咽受阻，面色苍白，精神疲惫，畏寒肢冷，舌淡苔薄白，脉沉迟细为辨证要点。

2. 随症加减 若中气下陷，少气懒言可用补中益气汤；若脾虚津亏、心悸气短可用十全大补汤加减。

3. 现代应用 现代常用于食道癌、贲门癌、贲门痉挛、食管憩室、食管炎、弥漫性食管痉挛等属气虚阳微者。

4. 应用经验 王豪运用右归丸加减治疗因肾火不足，脾土虚寒所致的吐逆取得良好的疗效。[王豪．右归丸临床新用．家庭医药，2007，(1)：21]

丁香透膈散

【出处】《医学入门》

【组成】 丁香（冲粉服）4.5g　沉香2.3g　白术6g　香附3g　人参3g　砂仁3g　麦芽1.5g　煨肉豆蔻1.5g　白豆蔻1.5g　木香1.5g　青皮1.5g　炙甘草4.5g　半夏0.8g　藿香2.3g　姜厚朴2.3g　炒神曲0.8g　草果0.8g　陈皮2.3g

【用法】 上药研成散剂，分多次服用。或水煎服，日1剂。

【功用】 温中健脾，降逆和胃。

【主治】 脾胃虚寒之噎膈、反胃。症见食后脘腹胀满，朝食暮吐，暮食朝吐，食谷不化，吐后则舒，神疲乏力，面色少华，手足不温，大便泄泻，舌淡，苔白滑，脉细缓无力。

【方解】 本方为治疗脾胃虚寒之噎膈之常用方。脾胃虚寒，腐熟无力，食积于内，气机阻滞，故可见食后脘腹胀满，朝食暮吐，暮食朝吐，食谷不化，吐后则舒；脾虚肌肉不充，故可见神疲乏力，面色少华；脾胃虚寒，阳气无法达于四末，故见手足不温；脾阳虚弱，升举无力，则大便泄泻；舌淡，苔白滑，脉细缓无力为脾胃虚寒之象。方中以丁香为君药，暖胃温肾，降逆下气。人参大补元气，尤善人脾胃经，补益脾胃之气；白术、炙甘草健脾益气，两药和人参相合取四君之义，健脾益气之力倍增，为臣药。半夏、沉香、木香、香附、青皮降气和胃，砂仁、白豆蔻、神曲、麦芽醒脾化食，肉豆蔻温中健脾，藿香、厚朴、草果化湿和胃，上药俱为佐药。炙甘草兼以调和诸药为使之用。诸药合用，共奏温中健脾，降逆和胃之功。

【临床应用】

1. 运用要点 本方主要用治脾胃虚寒之噎膈、反胃。临证以吞咽不下，手足不温，大便泄泻，舌淡苔白滑，脉细缓无力为辨证要点。

2. 随症加减 若胃虚气逆，呕吐甚者，加旋覆花、代赭石镇逆止呕；若肾阳虚弱者，加附子、肉桂以益火之源；吐甚而气阴耗伤者，去丁香、砂仁、蔻仁，酌加沙参、麦冬养胃润燥。

3. 现代应用 现代常用于食道癌、贲门癌、贲门痉挛、食管憩室、食管炎、弥漫性食管痉挛等属脾胃虚寒者。

吴茱萸散

【出处】《太平圣惠方》

【组成】吴茱萸（汤浸七遍，焙干，微炒）一两　半夏（汤洗七遍，去滑）一两　白术一两　鳖甲（涂醋，炙令黄，去裙襕）一两　赤茯苓一两　前胡（去芦头）一两　青橘皮（汤浸，去白瓤，焙）一两　京三棱一两　桂心一两　厚朴（去粗皮，涂生姜汁，炙令香热）一两　槟榔一两　枳壳（麸炒微黄，去瓤）五钱

【用法】上为散。每服五钱，以水一大盏，加生姜半分，大枣三个，煎至五分，去滓，稍热服，不计时候。

【功用】温中化痰，理气降逆。

【主治】寒痰气滞之噎膈。症见咽喉噎塞，不能下食，或食入即吐，舌淡胖苔白腻，脉细滑。

【方解】本方是治疗寒痰气滞之噎膈的有效方剂。胃气以下降为顺，胃受寒邪，升降失调，气机不畅；脾胃受寒，腐熟和运化功能障碍，则易化生痰湿，痰气交阻于食道和胃，故见咽喉噎塞，不能下食，或食入即吐；舌淡胖苔白腻，脉细滑为寒痰气阻之象。治当以温中化痰，理气降逆。

方中吴茱萸辛苦性热，善温中散寒，降逆止呕，为君药；臣以半夏燥湿化痰，降逆止呕，君臣相须为用，以达温中化痰降逆之功；寒邪易伤阳气，阻滞气血，故佐以厚朴、青橘皮、槟榔、枳壳，行气消积，前胡降气化痰，白术、赤茯苓健脾利水，京三棱行气活血，桂心温经散寒，再加鳖甲软坚散结，滋阴润燥，以防诸药之性燥伤津。诸药合用，散寒、化痰、行气，以恢复食道与胃之通降，则噎膈之症自除。

【临床应用】

1. 应用要点 本方主要用于寒痰气滞之噎膈。临证以咽喉噎塞，不能下食，舌淡胖苔白腻，脉细滑为辨证要点。

2. 随症加减 呕逆甚者，加丁香、柿蒂；胸痛者，加桃仁、红花、丹参；日久气短乏力者，加红参、黄芪。

3. 现代运用 现代常用于食管炎、贲门失弛缓证、食道癌、胃肠神经官能征等属寒痰气滞者。

桃花丹

【出处】《医略六书》

【组成】大黄（醋煮）三两　代赭石（醋煅）三两　桃仁（炒黑）三两

【用法】上为末，薄荷汁捣丸。每服三钱，沸汤送下。

【功用】行气活血，清热降逆。

【主治】产后血瘀之噎膈。症见胸腹胀满，噎食不下，大便干结，舌黯苔黄，脉洪涩大。

【方解】本方临床常用于治疗妇女产后血瘀之噎膈。妇女产后若因瘀血阻滞，易使气机不畅，肝气不舒，胃气上逆，故胸腹胀满，噎食不下；产后血虚血瘀，肠道失润，故大便干结；舌黯苔黄，脉洪涩大，为瘀血内阻，郁而化热之征象。方中桃仁破瘀血以润胃燥，炒黑不伤好血，为君药；醋煮大黄以搜涤其血，助桃仁破血之力，为臣药；代赭石镇逆气以平肝阳，醋煅引之入肝，为佐使之用。诸药合用，瘀血消化，则胃气和平，腹胀无不退，噎食无不下也。

【临床应用】

1. 应用要点 本方主要用于治疗产后血瘀之噎膈。临证以噎食不下，大便干结，舌黯苔黄，脉洪涩大为辨证要点。

2. 随症加减 胸痛者，加红花、丹参、三七；胁肋胀闷者，加柴胡、郁金、素兴花。

3. 现代运用 现代常用于食管炎、贲门失弛缓证、食道癌、胃肠神经官能征等属瘀血阻络者。

撞气阿魏丸

【出处】《太平惠民和剂局方》

【组成】 茴香（炒）　青皮（去白）　甘草（炒）　蓬莪术（炮）　川芎
陈皮（去白）各一两　白芷半两　丁香皮（炮）一两　缩砂仁　肉桂（去皮）各半两
生姜（切片，用盐腌一宿，炒黑色）四两　胡椒　阿魏（醋浸一宿，以面同为糊）各二
钱半

【用法】 上药捣末，用阿魏糊和丸，如芡实大，每药丸一斤，用朱砂七钱
为衣，丈夫气痛，炒姜、盐汤下一至二粒；妇人血气，醋汤下；常服一粒，
烂嚼，茶、酒任下。

【功用】 化积破瘀。

【主治】 寒邪凝滞，瘀血内阻之噎疾。症见饮食不下，心胸痛，痃癖气
块，冷气攻刺；胸满膨胀，腹痛肠鸣，呕吐酸水，舌淡暗，脉弦紧。

【方解】 本方是治疗寒邪凝滞，瘀血内阻所致的胸腹诸痛的方剂。中焦脾
胃虚寒，胃失和降，寒气挟胃气上逆，则噎膈；寒邪伤胸阳，不能温养心阳
则心胸痛；寒邪阻滞气血，兼脾失健运，则可见腹部痃癖气块，冷气攻刺，
胸满膨胀，腹痛肠鸣，呕吐酸水等症。治疗上应当温里散寒，化积破瘀。

方中小茴香辛香温通，温里散寒止痛；阿魏为我国新疆常用药材，性味
辛、温，消积散痞，以消脘腹胀满，癥瘕痞块，两药共为君药。臣以丁香皮、
胡椒，以温中行气，散寒止痛。佐以青皮、蓬莪术、川芎行气活血；陈皮、
缩砂仁理气化湿；肉桂、生姜温中散寒，止呕止泻；白芷辛温散寒止痛。甘
草既能补中益气，又可调和诸药，为佐使药。诸药合用，化积破瘀，温里散
寒止痛，可治噎膈及心腹诸痛证。

【临床应用】

1. 应用要点 本方主要用治寒邪凝滞，瘀血内阻所致的噎膈和胸腹诸痛。
临证以饮食不下，胸腹疼痛，舌淡暗，脉弦紧为辨证要点。

2. 随症加减 胸痛甚者，加丹参、三七；四肢不温者，加桂枝、附子。

3. 现代运用 现代常用于食管炎、贲门失弛缓证、慢性胃炎、食道癌、

胃肠神经官能症等属气滞血瘀者。

4. 应用经验 朱良春教授用阿魏丸加减治疗胃气痛、消化不良之脘腹胀痛取得良好的效果。［朱良春．"阿魏丸"的临床应用．江苏中医，1962，(4)：15－17］

熏膈丸

【**出处**】《普济本事方》

【**组成**】麦门冬（去心） 甘草（炙）各半两 人参（去芦） 桂心（不见火）细辛（去叶） 川椒（去目并合口，微火炒，地上出汗） 远志（去心，炒） 附子（炮，去皮、脐） 干姜（炮）各二钱

【**用法**】上为细末，炼蜜为丸，如鸡头子大，绵裹一丸，食后含化，日夜三服。

【**功用**】温中散寒，和胃利膈。

【**主治**】中焦虚寒之噎膈。症见胸膈闷塞作噎，饮食不下，面色苍白，腹胀便溏，舌淡苔白，脉细弱。

【**方解**】本方临床上常用于治疗中焦虚寒之噎膈。中焦阳气不足，易生内寒，外寒气也易趁虚而入，寒邪凝滞，气血不通，日久而成瘀，痰瘀郁结于上中二焦，故可见胸膈闷塞作噎，饮食不下；脾胃虚寒，气血化生不足，则面色苍白，腹胀便溏，舌淡苔白脉细弱。

方中附子大辛大热，温中散寒，为君药。干姜辛热，功专温中散寒，与附子相须为用，温中散寒之力倍增，人参甘温，功善大补元气，尤善补益脾气，两药均为臣药。再佐以细辛、川椒、桂心以温中散寒止痛；脾胃虚寒，易痰湿，痰易迷心窍，故加远志以安神祛痰；麦门冬甘寒生津，补养肺胃之阴，以防温燥药伤阴。诸药合用，温中健脾散寒，和胃利膈。

【**临床应用**】

1. 应用要点 本方主要用于治疗中焦虚寒之噎膈。临证以胸膈闷塞作噎，面色苍白，便溏，舌淡苔白，脉细弱为辨证要点。

2. 随症加减 恶心呕吐者，加生姜、吴茱萸；胸痛甚者，加三七、丹参、元胡；胃纳差者，加麦芽、谷芽。

3. 现代运用 现代常用于食管炎、贲门失弛缓证、食道癌、胃肠神经官能征等属寒凝气滞者。

<h1 style="text-align:center">调 中 散</h1>

【出处】《医学心悟》

【组成】北沙参三两 荷叶（去筋净）一两 广陈皮（浸，去白）一两 茯苓一两 川贝母（去心，粘米拌炒）一两 丹参二两 陈仓米（炒熟）三两 五谷虫（酒炒焦黄）一两

【用法】上为细末，每服二钱，用米饮调下，一日三次。

【功用】开关和胃。

【主治】胃阴虚之噎膈。症见吞咽不下，梗涩而痛，胸背灼痛，形体消瘦，大便干结，舌红苔干，或有裂纹，脉细数。

【方解】本方临床上常用于治疗胃阴虚之噎膈。胃阴不足，胃体及食道失去滋润，故见胸膈梗涩而痛，或吞咽不下；阴虚生内热，虚火上炎，灼伤阴津，则胸背灼痛，形体消瘦；胃阴不足，大肠失润，故大便干结；舌红苔干，或有裂纹，脉细数亦为阴虚火旺之征象。

方中北沙参甘寒生津，补养胃阴，故重用为君。川贝母甘寒质润，清热润燥，助君药滋阴润燥之功，为臣药。广陈皮、茯苓理气健脾，荷叶微苦、微寒，清热凉血，并升发中焦清阳之气，五谷虫健脾消积，陈仓米养胃除烦，五者合用，助君臣补养脾胃之功。丹参活血消积，上药俱为佐药。诸药合用，滋阴开胃，化痰祛瘀。

【临床应用】

1. 应用要点 本方主要用于治疗胃阴虚之噎膈。临证以吞咽不下，形体消瘦，大便干结，舌红苔干，脉细数为辨证要点。

2. 随症加减 胸痛者，加丹参、三七；胃纳差者，加麦芽、谷芽。

3. 现代运用 现代常用于食管炎、食管肿瘤、贲门失弛缓证、胃肠神经官能征等属胃阴虚者。

4. 应用经验 宋子云、马新飞用益肺调中散加减治疗小儿的反复上呼吸道感染，收到较满意的疗效。[宋子云，马新飞. 益肺调中散治疗小儿反复上

呼吸道感染三十例. 浙江中医杂志, 2000, (11): 489]

三棱丸

【出处】《博济方》

【组成】荆三棱（擘破, 以好醋三升, 用文武火煮, 令尽为度, 勿用铁器）三两　枳壳（去瓤, 麸微炒）一两　木香一两　青皮一两　槟榔一两　官桂（去皮）一两　甘草（炮）二两

【用法】上为末。每服一大钱, 水一盏, 煎至七分, 去滓温服。如患在膈上, 即食后服之。

【功用】行气消积和脾胃。

【主治】气滞之噎膈。症见心腹满闷噎塞, 或积聚气块, 嗳气呃逆, 舌淡苔白腻, 脉弦涩。

【方解】本方临床上常用于治疗气机阻滞, 或兼有瘀血的噎膈。中焦脾胃气滞, 胃失和降, 脾失健运, 胃气上逆则心腹满闷噎塞, 或积聚气块, 嗳气呃逆, 舌淡苔白腻脉弦涩。治当行气化血, 消积和胃。

方中荆三棱善破气祛瘀散结, 故重为君药；枳壳行气消积, 木香行气宽中, 青皮破气消积化滞, 槟榔行气消积导滞, 四药均能助君药行气导滞消积, 俱为臣药；再佐以官桂温经通脉, 使气血通畅；甘草补中益气并调和诸药为使。诸药合用, 行气祛瘀消积, 便饮食得下, 噎膈诸症自除。

【临床应用】

1. 应用要点　本方主要用于治疗气滞之噎膈。临证以心腹满闷噎塞, 嗳气呃逆, 舌淡苔白腻, 脉弦涩为辨证要点。

2. 随症加减　胸痛者, 加丹参、三七；胸胁胀闷者, 加郁金、香附、川芎；胃纳差者, 加麦芽、谷芽。

3. 现代运用　现代常用于食管炎、贲门失弛缓证、食道癌、胃肠神经官能症等属气滞积滞者。

五子散

【出处】《万病回春》

【组成】白萝卜子　紫苏子　白芥子各五钱　山楂子（去核）　香附子（去毛）各一钱

【用法】上各为细末，合一处，作芥末用。

【功用】降逆利膈。

【主治】气机阻滞之噎膈。症见脘腹膨胀，噎食，或食入即吐，胸胁疼痛，每因情志变化时发病，舌淡苔白，脉弦。

【方解】本方有行气降逆利膈的功效，临床上常用于治疗气机阻滞之噎膈。此病证每因情志不遂，肝气郁结，疏泄失常，致气滞血瘀，木盛乘脾，脾运不行而聚湿成痰，痰气交阻于食道和胃脘，故见脘腹膨胀，噎食，或食入即吐；肝经循于两胁，肝郁气滞则可见胸胁疼痛，每因情志变化时发病；舌淡苔白，脉弦为气滞之象。治疗上应当行气疏肝，降逆化痰利膈。

方中白芥子温中利气，畅膈消痰，为君药。臣以苏子降气化痰，消食；莱菔子消食导滞，利气化痰，两药与君药合用取三子养亲汤之义，"三子"系均行气消痰之品，三药相伍，各逞其长，可使痰消气顺，以达降气快膈，祛痰消食之功，再佐以山楂子消食化积，香附疏肝理气解郁。诸药合用，共奏行气疏肝，降逆化痰利膈之功。

【临床应用】

1. 应用要点　本方主要用于治疗气机阻滞之噎膈。临证以脘腹膨胀，吞咽不利，胸胁疼痛，舌淡苔白，脉弦为辨证要点。

2. 随症加减　胸痛者，加丹参、三七；胸胁胀闷者，加郁金、香附、川芎；胃纳差者，加麦芽、谷芽。

3. 现代运用　现代常用于食管炎、贲门失弛缓证、食道癌、胃肠神经官能症等属气机阻滞者。

五膈丸

【出处】《备急千金要方》

【组成】麦门冬　甘草各五两　蜀椒　远志　桂心　细辛各三两　附子一两半　人参四两　干姜二两

【用法】上九味，为细末，炼蜜为丸，弹子大；先嚼化一丸。喉及胸中当热，药力稍尽，再含一丸，日三次，夜二次。

【功用】温补脾肾，消积利膈。

【主治】忧膈、气膈、食膈、饮膈、劳膈之五膈。症见苦心满，气不得息，引背痛如刺，食即心下坚满，大痛欲吐，吐即愈，饮食不得下，甚则手足冷，上气咳逆，喘息短气，舌淡苔白，脉细。

【方解】本方临床上可用于治疗忧膈、气膈、食膈、饮膈、劳膈之五膈。本证或因饮食不节，过食生冷，或因外寒内侵，或因忧思郁怒，情志失和，导致膈间之气不利，引动胃气上冲喉间，故见五膈之病证；脾阳不足，运化无力，气机内阻，则患者自觉心胸满闷，不得气息，或引背痛如刺；脾阳不足，不能温养四肢，则手足冷；阳气不足，寒邪凝滞于心下，故见心下坚满，大痛欲吐，吐即愈，饮食不得下；脾肾阳虚，肾不纳气，则见上气咳逆，喘息短气。治宜温补脾肾，消积利膈。

方中附子大辛大热，温脾肾，散阴寒，为君药；干姜辛热，功专温中散寒，与附子相须为用，温中散寒之力倍增，为臣药；再佐以蜀椒、桂心、细辛温中散寒消积，远志交通心肾，人参、麦门冬益气养阴生津，防上药燥而伤津。诸药合用，共奏治宜温补脾肾，消积利膈之功。

【临床应用】

1. 应用要点　本方可用于治疗忧膈、气膈、食膈、饮膈、劳膈之五膈。临证以吞咽困难，引背痛如刺，食即心下坚满，大痛欲吐，吐即愈，舌淡苔白，脉细为辨证要点。

2. 随症加减　胸痛者，加丹参、三七；胸胁胀闷者，加郁金、香附、川芎；胃纳差者，加麦芽、谷芽。

3. 现代运用 现代常用于食管炎、食道癌、贲门失弛缓证、胃肠神经官能症等属阳虚气滞者。

沉香散

【出处】《三因极一病证方论》

【组成】沉香 白术 茯苓各半两 木通 当归 橘皮 青皮 大腹子 大腹皮 槟榔 芍药各一两 甘草（炙）一两半 白芷三两 紫苏叶四两 枳壳（麸炒，去瓤）三两

【用法】上药为末。每服二钱，用水一盏，加生姜三片，大枣一枚，煎至七分，空腹时温服。

【功用】理气宽中，通噎进食。

【主治】五噎五膈。胸中久寒，诸气结聚，呕逆噎塞，食饮不化，结气不消，舌淡苔白，脉弦。

【方解】本方临床上常用于治疗气机不畅，痰湿内阻之噎膈。饮食所伤，或肝气郁结，肝胃不和，导致中焦脾胃气滞，气机升降失调，气血运行不畅，郁结于胸膈，故见呕逆噎塞，食饮不化，结气不消，舌淡苔白脉弦。治宜理气宽中，通噎进食。

方中沉香温中行气，降逆止呕，为君药。臣以青皮、大腹子、大腹皮、槟榔、枳壳、紫苏叶行气宽中，以降气散结，化积止痛。佐以白术、茯苓、橘皮补气健脾，以复脾胃之运化功能；芍药、当归入肝，养血柔肝，以防土虚木乘；白芷辛香散结，木通通利湿浊，通利气血，二药合用以调畅气血。甘草为使，调和诸药。诸药合用，共奏理气宽中，通噎进食之功。

【临床应用】

1. 应用要点 本方主要用于治疗气机不畅，痰湿内阻之噎膈。临证以胸闷，呕逆噎塞，食饮不化，舌淡苔白，脉弦为辨证要点。

2. 随症加减 胸痛者，加丹参、三七；胸胁胀闷者，加郁金、香附、川芎；胃纳差者，加麦芽、谷芽。

3. 现代运用 现代常用于食管炎、贲门失弛缓证、食道癌、胃肠神经官能症等属气滞者。

4. 应用经验 莫平运用自拟加味沉香散治疗消化性溃疡取得佳效。[莫平. 自拟加味沉香散治疗消化性溃疡65例疗效观察. 云南中医中药杂志，2009，30（6）：39]

第七章　泄泻名方

泄泻是以排便次数增多，粪质稀薄或完谷不化，甚至泻出如水样为特征的病证。

泄泻的病因与多方面因素有关，外感风寒暑热湿邪气，或内伤饮食情志、脏腑失调皆可致泻。外邪之中以湿邪最为重要，湿为阴邪，易困脾土，使脾胃运化不利，升降失职，水湿清浊不分，混杂而下，而成泄泻，其他诸多邪气需与邪气兼夹，方易成泻。内伤中脾虚最为关键，脾主运化升清，脾气虚弱，清气不升，化生内湿，清气在下，则生泄泻。其他脏腑只有影响脾胃之运化，才可能致泻。

本病以大便粪质清稀，或大便次数增多，粪质清稀；或次数不多，粪质清稀，甚则如水状；或完谷不化为辨证要点。本病的治疗以运脾化湿为原则，寒湿泄泻者，治宜散寒化湿止泻；湿热泄泻者，治宜清利利湿以止泻；伤食泄泻者，治宜消食导滞以止泻；脾虚泄泻者，治宜健脾益气以止泻；肾虚泄泻者，治宜温补脾肾，固涩止泻；肝郁泄泻者，治宜抑肝扶脾以止泻。

泄泻与西医腹泻的含义相同，可见于多种疾病，凡属消化器官发生功能或器质性病变导致的腹泻，如急慢性肠炎、肠结核、肠易激综合征、吸收不良综合征等，均可参考本证辨证论治。

藿香正气散

【出处】《太平惠民和剂局方》

【组成】藿香（去土）三两　白芷一两　紫苏一两　茯苓（去皮）一两　半夏曲二两　白术二两　厚朴（去粗皮，姜汁炙）二两　苦桔梗二两　甘草（炙）二两半

【用法】上药为末，每次6g，每日2次，温水送服。亦可作汤剂，水煎服，用量按原方比例酌定（原方为细末，每服二钱，水一盏，姜三片，枣一

枚，同煎至七分，热服。如欲汗出，衣被盖，再煎并服）。

【功用】解表化湿，理气和中。

【主治】①外感风寒，内伤湿滞证。症见恶寒发热，头痛，脘闷食少，恶心呕吐，肠鸣泄泻，腹胀腹痛，舌苔白腻，脉浮或濡缓。②霍乱吐泻、水土不服、晕车晕船、山岚瘴疟等由于湿浊内阻，脾胃不和所致者。

【方解】本方证为外感风寒，内伤湿滞所致。由于风寒外束，卫阳被郁，正邪交争，故见恶寒发热，头痛，脉浮；湿浊中阻，气机不畅，则脘腹胀痛；脾胃居中焦，现为湿所困而升降失调，致胃气上逆，则恶心呕吐；湿浊下注，则肠鸣泄泻。治宜外散风寒，内化湿浊，兼以理气和中之法。方中藿香既能辛温散寒，祛风解表，又能芳香化湿，和胃止呕，一药能治病证的两个方面，两擅其功，故重用为君药。配以紫苏、白芷辛散风寒，以助君药解表，其中紫苏兼行气和中止呕；半夏曲、陈皮和胃止呕，理气化湿除满，上述四药为加强君药之力而设，共为臣药。厚朴行气化湿；大腹皮行气，利湿；茯苓、白术健脾祛湿；桔梗宽胸利膈，又寓升清降浊之意；生姜、大枣调和脾胃，生姜兼以和中止呕，共为佐药。炙甘草调和诸药为使。诸药合用，使风寒外解，湿浊得化，气机通畅，脾胃调和，诸症可愈。

【临床应用】

1. 运用要点　本方主要用于治疗外感风寒，内伤湿滞证。临证以恶寒发热，恶心呕吐，泄泻，腹痛，苔白腻，脉浮或濡缓为辨证要点。

2. 随症加减　若表邪偏重，寒热身痛，可加荆芥、防风，或用荆防败毒散；若湿邪偏重，腹满肠鸣，小便不利，可用胃苓汤健脾利湿；若寒重于湿，腹胀冷痛者，可用理中丸加味。

3. 现代应用　现代常用于肠胃型感冒、急性胃肠炎等属外感风寒，内伤湿滞者。

4. 注意事项　本方含芳香挥发性药物较多，故煎煮时应武火急煎，久煎则丧失药效。本方辛香温燥，苔黄腻，发热而不恶寒，证属湿热者忌用。

5. 应用经验　吕明惠医师认为藿香正气散能抑制胃肠蠕动，解除肠管痉挛，对各种致病菌均有明显的抑制作用。[吕明惠. 藿香正气散加味治疗急性腹泻疗效分析. 天津中医，1997，14（5）：214]

葛根芩连汤

【出处】《伤寒论》

【组成】 葛根半斤　甘草（炙）二两　黄芩三两　黄连三两

【用法】 水煎服（原方四味，以水八升，先煮葛根，减二升，纳诸药，煮取二升，去滓，分温再服）。

【功用】 解表清里。

【主治】 协热下利。症见身热汗出，泻下不畅，日三五次，伴胸脘烦热，口干作渴，舌红苔黄，脉数。

【方解】 本方原治伤寒表证未解，误用下法而协热下利证。此时，表证未解，故见身热；误用攻下，虚其里气，表邪乘虚入里（阳明）而成里热，故见下利，胸脘烦热，汗出口渴。此时，"邪陷于里者十之七，而留于表者十之三……"（《伤寒贯珠集》）因此，治之宜表里双解而以清里为主。但在具体运用上，凡表里俱病者，一般宜以解表为先，故此方中重用味甘辛性凉的葛根为君，一以辛凉解表退热；二是取其升发脾胃清阳之气以治下利；三是甘凉生津止渴。由于葛根清里止利之力不强，故又选用善于清热燥湿，厚肠止利之黄连为臣，并选黄芩以加强黄连清热止利之力为佐，臣佐药虽属苦寒化燥之品，但因本证尚未伤阴，故可用之，兼之葛根甘凉生津，芩、连则清热燥湿而无伤阴之虚。使以甘草，甘缓和中，缓芩、连之苦燥。四药相伍，"合为清热止利，兼解表邪之剂"（《临证实用伤寒学》）。

【临床应用】

1. 运用要点　本方常用于治疗表邪未解，胃肠湿热之下利证。临证以症见身热，泻下不畅，口渴，舌红苔黄，脉数为辨证要点。

2. 随症加减　本方适于热泻、热痢，兼见腹痛者，可加白芍以缓急止痛。泻下赤白（赤白相兼），里急后重，肛门灼热属于湿热俱盛（热重于湿）者，可加木香、槟榔以行气化湿。

3. 现代应用　现代常用于急性肠炎、急性细菌性痢疾、肠伤寒、胃肠型感冒等属于表热未解，里热甚者。

4. 注意事项 舌淡苔白，脉沉迟属于虚寒下利者；舌红无苔，脉细数属于热毒下利，伤阴耗津者，均忌用本方。

5. 应用经验 成肇仁教授运用葛根芩连汤治疗慢性肠炎。他认为葛根升清又透邪，黄连厚肠止利，主治外邪入里化热，下迫于肠之身热，下利，喘而汗出。本证"其邪阳于里者十之七，而留于表者十之三"，表里同治偏于治里，然凡热利者均可用之。[李玉玲. 成肇仁经方运用举隅. 中医药临床杂志，2009（1）：54-55]

参苓白术散

【出处】《太平惠民和剂局方》

【组成】 莲子肉（去皮）一斤　薏苡仁一斤　缩砂仁一斤　桔梗（炒令黄色）一斤　白扁豆一斤半　白茯苓二斤　人参（去芦）二斤　甘草（炒）二斤　白术二斤　山药二斤

【用法】 上药共研末，为散剂，用枣汤调服，每服6g，每日2~3次，小儿量岁数加减服用；亦可做汤剂，加大枣3枚，水煎服，用量按原方比例酌定（原方上为细末，每服二钱，大枣汤调下，小儿量岁数加减服之）。

【功用】 健脾益气，渗湿和胃。

【主治】 脾虚挟湿证。症见食少便溏，或泻或吐，胸脘痞闷，形体虚弱，四肢无力，面色萎黄，苔白腻，脉虚缓者。

【方解】 本方所治之证，是因脾胃气虚，湿浊阻滞所致。脾胃虚弱，纳运无力，湿自内生，故食少便溏；脾虚湿滞，气机不畅，故胸脘痞闷；脾胃气虚，升降失调，清浊不分，脾之清阳不升，降泄于下则泻，胃之浊阴不降，浊阴上逆则吐；脾虚水谷精微化生不足，不能充养肢体，故形体虚弱，四肢无力，面色萎黄；苔白腻，脉虚缓，也是脾虚挟湿之象。治疗之法，应当健脾益气，渗湿和胃。

方中人参益气补中而健脾；白术性味甘苦而温，专入脾胃经，既能益气补中，又能健脾燥湿；茯苓健脾渗湿，三药共为君药。山药补脾益气涩精，白扁豆补脾益气，化湿和中，二药与君药相配，健脾祛湿之力更强，均为臣药。再以砂仁行气调滞，并能芳香化湿，醒脾和胃；薏苡仁淡渗利湿，健脾止泻，并渗湿于下，使湿邪从下而去；莲子益脾胃而止泻；大枣补脾养胃，共为佐药。桔梗善入肺经，配入本方，一是发挥其宣肺而宽胸利膈之效，以协助调畅气机；二是以其性升浮上行，如舟楫载药上行，引脾气上升，输精达于上焦以益肺。因而本方对因肺气虚弱而久咳痰多者，亦颇相宜，体现了"培土生金"法；炒甘草和中调药，同为使药。全方诸药相互配伍，药性平和，补而不滞，共奏健脾益气，渗湿和胃之效。

《医方集解》所载参苓白术散，较本方多一味陈皮，则理气开胃，化湿祛痰之力有所加强。

【临床应用】

1. 运用要点 本方主要用于治疗脾胃气虚，湿浊阻滞之泄泻证。临证以食少便溏，四肢无力，面色萎黄，苔白腻，脉虚缓为辨证要点。

2. 随症加减 若脾阳虚衰，阴寒内盛，可用附子理中丸以温中散寒；若久泻不愈，中气下陷，而兼有脱肛者，可用补中益气汤，并重用黄芪、党参以益气升清，健脾止泻。

3. 现代应用 现代常用于浅表性胃炎、慢性肠炎、肺源性心脏病缓解期、慢性肾炎蛋白尿、泌尿结石等属于脾虚挟湿者。

4. 注意事项 阴虚火旺者宜慎用；气阴两虚、或阴虚兼有脾虚者，应酌情运用。

5. 应用经验 汪石山运用参苓白术散治疗腹胁胀痛泄泻取得佳效，张介安运用参苓白术散治疗小儿滞颐取得佳效。[参苓白术散治验实录. 中医杂志，2012，53（6）：989]

附子理中丸

【出处】《太平惠民和剂局方》

【组成】人参 白术 干姜（炙） 甘草 黑附子各三两

【用法】上药研末作蜜丸，每日3次，每次6~9g，开水送下；亦可作汤剂，水煎服，用量按原方比例酌定。

【功用】温暖脾肾，补气健脾。

【主治】脾阳虚衰，阴寒内盛之泄泻。症见泄泻，脘腹冷痛，喜温喜按，神疲乏力，舌淡苔白，脉沉迟弱。

【方解】脾主运化而升清阳，胃主受纳而降浊阴。脾胃虚寒，则脾胃的运化、受纳升降失司。脾气不升，则精微下注而见下利清稀；胃气不降，则浊阴上逆而见呕吐；寒邪凝滞则腹痛；舌淡苔白，脉沉细或沉迟属虚寒之象。证虽不同，究其实质总不离脾胃虚寒，故治宜温中祛寒为主，兼以补益脾胃。方中附子、干姜辛热，功善温中祛寒以振脾阳，又可和胃止呕，共为君药。人参甘温益气，健脾补中，培补后天之本，使脾气健旺而阳自复，为臣药，君臣相配，温阳益气，虚寒并治。脾喜燥恶湿，故又以苦温之白术健脾燥湿，适脾之所喜，为方中佐药，此为"脏腑用药"的具体表现。炙甘草益气和中，调和诸药，为使药。

【临床应用】

1. 运用要点　本方主要用治脾阳虚衰，阴寒内盛之泄泻。临证以泄泻，脘腹冷痛，舌淡苔白，脉沉迟弱为辨证要点。

2. 随症加减　腹痛甚者，加元胡、木香；饮食减少者，加麦芽、谷芽、神曲。

3. 现代应用　现代常用于急慢性肠炎、肠结核、肠易激综合征、吸收不良等属于脾阳虚衰，阴寒内盛者。

4. 注意事项　本方药性温燥，故外感发热或阴虚内热者忌用。

5. 应用经验　张老从脾肾入手治疗慢性泄泻，通过健脾补肾、益火暖土，以附子理中丸加减，取效甚佳。[王晶、李桂芬. 张任城教授治疗慢性泄泻经验. 河北中医. 2006，28（5）：330]

补中益气汤

【出处】《脾胃论》

【组成】黄芪一钱　甘草（炙）五分　人参（去芦）二分或三分　升麻二分或三分　当归身（酒焙干或日晒干）二分　橘皮（不去白）二分或三分　柴胡二分或三分　白术三分

【用法】水煎服，其中人参宜另炖（原方上药㕮咀，都作一服，水二盏，煎至一盏,量气弱、气盛,临病斟酌水盏大小,去渣,食远稍热服)。

【功用】补中益气,升阳举陷。

【主治】①脾胃气虚证。症见饮食无味,少气懒言,体倦乏力,动则气促,舌淡苔白,脉虚软。②气虚发热证。症见发热自汗出,头痛恶寒,渴喜热饮,少气懒言,食少体倦,脉洪而虚。③中气下陷证。症见脱肛,子宫下垂,久泻,久痢,崩漏等,以及清阳下陷诸症。

【方解】本方为李东垣脾胃学说之代表方,主要应用于脾胃气虚、气虚发热和气虚下陷证。脾胃虚弱,运化无力,故见饮食无味,少气懒言,体倦乏力,动则气促,舌淡苔白,脉虚软。中气不足,清阳下陷,阴火则上乘土位,故见发热。中气下陷,升举无力,故见脱肛,子宫下垂,久泻,久痢,崩漏等症。治宜补中益气,升阳举陷。方中黄芪益气补中,升阳固表,用之既能补脾益气,托清阳上行而举陷,又能益气养肺,充皮毛而固表实卫,通达内外,为君药。配以人参益气补中而健脾;白术健脾益气以助中焦促运化;炙甘草甘温益气,调中和胃,三药共为臣药。更用升麻、柴胡升举下陷之阳气;陈皮理气和中,既调畅中焦气机,以助升阳之效,又于补气之中佐以理气,使补而不滞;当归养血补虚,气血同源,养血以助益气,共为佐药;炙甘草调和诸药;升麻、柴胡升提阳气,均兼为使药。

【临床应用】

1. 运用要点 本方为治脾胃气虚、气虚发热及脾虚气陷的代表方剂。临床应用以脾胃气虚证,或中气下陷证、或气虚发热证伴食少体倦,少气懒言,面色萎白,舌淡苔白,脉虚软无力为辨证要点。

2. 随症加减 胃气失和,痞闷不舒者,加砂仁、白豆蔻;大便溏泻者,加山药、薏苡仁、茯苓;兼腹胀者,加木香、枳壳。

本方黄芪用量可偏大,升麻、柴胡用量宜轻不宜重。全方剂之总用量亦不宜太重,因本方甘温益气升阳,重用反而不利于升阳举陷。

3. 现代应用 现代常用于脏器下垂(胃下垂、子宫下垂、脱肛、肾下垂)、萎缩性胃炎、胆汁反流性胃炎、呃逆、上消化道出血、泄泻、慢性肝炎等属于脾胃气虚或气虚下陷者。

4. 应用经验 张茂平教授应用补中益气汤治疗多种疑难杂症、慢性病,如耳鸣、口腔溃疡、顽固性失眠、咳血等，疗效显著。［胡琼丹，程刘海．张茂平运用补中益气汤临床验案．河南中医，2012，(2)：241－242］

四神丸

【出处】《内科摘要》

【组成】补骨脂四两　肉豆蔻　五味子各二两　吴茱萸（浸）二两

【用法】共为细末，另取生姜240g，大枣100枚，加水煮熟后去姜取枣肉，和上药细末为丸，每服6～12g，一日2次，空腹淡盐汤或白开水送下。亦可作汤剂，用量按原方比例酌定（原方以上为末，生姜八两，红枣一百枚，煮姜、枣，水干，取枣肉，丸桐子大，每服五七十丸，空心食前服，白汤送下）。

【功用】温肾暖脾，固肠止泻。

【主治】五更泻。症见黎明前泄泻，不思饮食，食不消化，或腹痛腰酸，肢冷乏力，舌淡苔薄白，脉沉迟无力。

【方解】五更泻，又称肾泄、鸡鸣泄，为脾肾阳虚（以肾阳虚为主），封藏失职，肠失固涩所致。脾肾阳虚，阳虚生内寒。而五更正是阴气极盛，阳气萌发之际。此时，阳气当至而不至，阴气极盛而下行，故于五更之时出现泄泻，正如《医方集解》所言："久泻皆由命门火衰，不能专责脾胃。"肾阳虚衰，不能温暖脾阳，脾运失常，故不思饮食，疲倦乏力；脾肾虚寒，故腹痛腰酸，舌淡苔薄白，脉沉迟无力。治宜温肾暖脾，涩肠止泻。方中重用补骨脂温补命门之火以温养脾土，为君药。肉豆蔻温脾暖胃，涩肠止泻；吴茱萸温暖脾肾以散阴寒；五味子温敛收涩，固肾益气，涩精止泻，共为臣药。君臣药相配，肾脾兼治，命门火旺则可暖脾，脾得健运，肠得固摄，则久泻可止。生姜温胃散寒，大枣补脾养胃，共为佐使药。上药合用，则温肾暖脾，涩肠止泻之功更为神速，故名为"四神"。

【临床应用】

1. 运用要点　本方主要用于治疗脾肾阳虚的五更泄。临证以黎明前泄泻，不思饮食，食不消化，肢冷乏力，舌淡苔薄白，脉沉迟无力为辨证要点。

2. 随症加减　若久泻中气下陷而见脱肛者，可加黄芪、升麻等以益气升阳；若洞泄无度，完谷不化腰酸肢冷者，可加肉桂，附子以温补肾阳。

3. 现代应用 现代常用于慢性结肠炎、过敏性结肠炎、肠结核等属于脾肾阳虚者。

4. 应用经验 林武教授运用四神丸治疗小儿慢性腹泻，胃肠功能紊乱、营养不良、免疫功能低下。[林洁. 林武教授对小儿慢性腹泻的治疗经验. 光明中医. 2011. 26（3）：455－456]

吴存亮教授运用四神丸于急性肠炎、慢性结肠炎、小儿泄泻、慢性泄泻、肠易激综合征等属肝旺脾虚、脾肾虚寒的久泻、五更泄泻、腹痛不思饮食、食不消化、腰酸肢冷等症。[刘俊红. 吴存亮教授治疗溃疡性结肠炎1则. 光明中医. 2011，26（3）：576]

真人养脏汤

【出处】《太平惠民和剂局方》

【组成】人参　当归（去芦）　白术（焙）各六钱　肉豆蔻（面裹煨）半两　肉桂（去粗皮）　甘草（炙）各八钱　白芍药一两六钱　木香（不见火）一两四钱　诃子（去核）一两二钱　罂粟壳（去蒂萼，蜜炙）三两六钱

【用法】共为粗末，每服6～9g，每日2～3次，水煎食前温服。亦可作汤剂，水煎温服，用量按原方比例酌定（原方上锉为粗末，每服二大钱，水一盏半，煎至八分，去渣食前温服。忌酒、面、生冷、鱼腥、油腻）。

【功用】涩肠固脱，温补脾肾。

【主治】久泻久痢。症见大便滑脱不禁，下利赤白，腹痛喜温喜按，不思饮食，或便脓血，里急后重，脐腹疼痛，日夜无度，甚则脱肛，胸闷纳呆，舌淡苔白，脉迟细。

【方解】本方所治证候，可因泻痢日久，伤及脾肾而致，亦可因脾肾虚寒，不能固摄而致。脾主运化，需赖肾阳之温煦，如泻痢日久，损伤脾肾，脾阳虚中气下陷，肾阳虚关门不固，故见久泻久痢而滑脱不禁，甚或脱肛不收。脾肾阳虚，虚寒内生，寒邪凝滞，故腹痛喜温喜按。其余诸症皆为脾肾虚寒之象。如泻痢日久，亦会加重脾肾虚寒，两者互为因果。病虽以脾肾虚寒为本，但已致久泻久痢滑脱，故治宜涩肠固脱为主，配以温补脾肾之法。

方中重用罂粟壳涩肠固脱止泻，为君药。诃子涩肠止泻，肉豆蔻暖脾温肾，涩肠止泻，两药共助罂粟壳以增涩肠固脱止泻之功，以治其标；肉桂温补肾阳，补火生土，人参、白术益气健脾，合之则温肾暖脾，以治其本，共为臣药。泻痢日久伤阴血，故用当归、白芍养血和营，且白芍又治下痢腹痛；又恐补涩太过反生气滞，故又配木香醒脾导滞，行气止痛，使补而不滞，上述三药相配，亦寓治痢"行血则便脓自愈，调气则后重自除"之意，共为佐药。炙甘草调和诸药，合白芍又能缓急止痛，是为使药。诸药合用，补涩结合，标本兼治，使滑脱得固，脏腑得养，故名"养脏"。

【临床应用】

1. 运用要点 本方主要用于治疗脾肾虚寒之久泻久痢。临证以大便滑脱不禁，腹痛喜温喜按，不思饮食，舌淡苔白，脉迟细为辨证要点。

2. 随症加减 兼脱肛者，可加黄芪、升麻等以升阳益气；如洞泄无度，手足不温，脾肾虚寒较甚者，可加炮附子、干姜等以温肾暖脾。

3. 现代应用 现代常用于慢性结肠炎、慢性痢疾、肠结核、慢性肠炎等属于脾肾阳虚，不能固涩者。

4. 注意事项 原书方后有注，服用本方时"忌酒面、生冷、鱼腥、油腻之物"，应予注意。因本方温涩之力较强，故下痢初起，积滞热毒未去者，禁用本方。

痛泻要方

【出处】《景岳全书》

【组成】 白术（炒）三两　白芍（炒）二两　陈皮（炒）两半　防风一两

【用法】 水煎服。亦可作散剂或丸剂（原方或煎或丸或散，皆可用）。

【功用】 健脾止泻，柔肝止痛。

【主治】 痛泻证。症见肠鸣腹痛，大便稀烂，量少，日三五次，泻下不畅，泻前腹痛，泻后痛减，反复发作，舌淡红苔白，脉弦。

【方解】 本方原名白术芍药散（系刘草窗方，录自《景岳全书》）。其证系因肝旺脾虚所致。肝旺乘脾，故见"泻前腹痛，泻后痛暂减，反复发作"（《中国医学百科全书·方剂学》）。因此，治之既要柔肝止痛，又要健脾止泻，但重点在脾，此即"扶土抑木"之意。方中白术苦、甘而温，一是健脾以御木乘，二是燥湿止泻，故重用为君。白芍酸寒，既能柔肝缓急止痛，又能补益脾阴，配白术可于土中泻木，为臣药。陈皮理气燥湿，醒脾和胃，助白术之补脾，为佐药。防风祛风胜湿，与白术相伍，升清阳而止泄泻。防风又为脾经引经药，故兼俱佐使之用。四药相伍，既可健脾胜湿以止泻，又可柔肝缓急以止痛，故名痛泻要方。

【临床应用】

1. 运用要点 本方主要用于治疗脾虚肝郁之痛泻证。临证以肠鸣腹痛，大便稀烂，泻前腹痛，泻后痛减，舌淡红苔白，脉弦为辨证要点。

2. 随症加减 肝旺而腹痛甚者，可加元胡以和肝止痛。脾虚而泻多者，可加茯苓以健脾渗湿。

3. 现代应用 现代常用于急慢性结肠炎、神经性腹泻、结核性腹膜炎、小儿消化不良症等属于肝郁脾虚者。

4. 应用经验 连建伟教授运用痛泻要方临床常用于治疗肠易激综合征、慢性肠炎、过敏性肠炎、结核性结肠炎、慢性痢疾等疾病所致的痛泻之症，尤其是治疗肠易激综合征的疗效甚佳。[喻剑华，连建伟. 连建伟运用痛泻要方经验. 浙江中医杂志，2012，47（6）：393]

连朴饮

【出处】《霍乱论》

【组成】 制厚朴二钱 川连（姜汁炒）一钱 石菖蒲一钱 制半夏一钱 香豉（炒）三钱 栀子三钱 芦根二两

【用法】 水煎服（原方水煎温服）。

【功用】 清热化湿，理气化浊。

【主治】 湿热霍乱。症见上吐下泻，胸脘痞闷，心烦躁扰，小便短赤，舌苔黄腻，脉滑数。

【方解】 霍乱一病多发于夏秋之间，发病急骤，有挥霍撩乱之势，故命名为霍乱。其因皆由内伤饮食，外感湿浊，致使脾胃升降失常所致。由于感邪有寒热之别，所以临床上有寒霍乱、热霍乱之分。本方是治疗湿热霍乱之常用方，湿热蕴伏，清浊相干，胃失和降，脾失升清，故上吐下泻，胸脘痞闷，心烦躁扰。治宜清热祛湿，理气化浊之法。方中芦根清热和胃，止呕除烦，且能滋养胃阴，故重用为君。配以黄连清热燥湿，厚朴理气祛湿，菖蒲芳香化浊，半夏和胃燥湿，四药合用，可使湿去热清，气机调和，共为臣药。栀子、淡豆豉清宣胸脘郁热以除烦闷，共为佐使。诸药配伍，具有清热燥湿，升清降浊之特点，使湿热既除，脾胃调和，则吐泻可止。

【临床应用】

1. 运用要点　本方主要用于治疗湿热霍乱。临证以上吐下泻，小便短赤，舌苔黄腻，脉滑数为辨证要点。

2. 随症加减　若腹泻较著者，宜加薏苡仁、茯苓、车前子以渗湿止泻；若脘腹胀甚者，可加草果、白蔻仁以助理气消胀之效；若纳差不思饮食者，加砂仁、山楂、神曲以开胃消食。

3. 现代应用　现代常用于急性胃肠炎、肠伤寒、副伤寒、细菌性痢疾等属于湿热证者。

4. 应用经验　王玉芳医师运用连朴饮治疗慢性胃炎取得较好的临床疗效。

[王玉芳．连朴饮新用．河北医学，1999，5（5）：80]

胃苓汤

【出处】《丹溪心法》

【组成】苍术（泔浸）八钱　陈皮五钱　厚朴（姜制）五钱　甘草（蜜炙）三钱　泽泻二钱五分　猪苓钱半　赤茯苓（去皮）钱半　白术钱半　肉桂一钱

【用法】每服一两，以水二盅，加生姜三片，大枣二枚，炒盐一捻，煎八分，食前温服。

【功用】化湿和胃，利水止泻。

【主治】湿困脾胃之泄泻。夏秋之间，脾胃伤冷，泻利不止，水谷不分，以及水肿腹胀，小便短少，苔白腻脉滑者。

【方解】本方为治疗湿困脾胃之泄泻之常用方。湿困脾胃，脾阳受困，运化失职，清浊不分，故见泻利不止，水谷不分；水湿困阻于皮下，故可见水肿腹胀，小便短少。

方中苍术燥湿运脾，泽泻利水渗湿，两药共为君药。白术苦温，健脾燥湿止泻；茯苓甘淡，健脾渗湿，化痰止泻，为臣药。厚朴、陈皮行气除满，燥湿和胃；猪苓清热利湿，肉桂温中健脾止泻；四药均为佐药。甘草益气调中，兼以调和诸药，为佐使之用。诸药合用，共奏化湿和胃，利水止泻之功。

【临床应用】

1. 运用要点 本方主要用于治疗湿困脾胃之泄泻。临证以泻利不止，水谷不分，小便短少，苔白腻脉滑为辨证要点。

2. 随症加减 腹痛者，加元胡、木香、砂仁；饮食减少者，加神曲、鸡内金。

3. 现代应用 现代常用于急性胃肠炎、肠易激综合征、细菌性痢疾等属于湿困脾胃证者。

4. 应用经验 刘学元、段世锋运用加味胃苓汤治疗慢性胃炎取得佳效。[刘学元，段世锋．加味胃苓汤治疗慢性胃炎点滴体会．中医临床研究，2011，9（3）：69]

六一散

【出处】《伤寒标本》

【组成】 滑石六两　甘草一两。

【用法】 为末，每日3次，每次9g，温开水调服；亦可作汤剂，水煎服，用量按原方比例酌定（原方为末，每服三钱，蜜少许，温开水调下，日三服）。

【功用】 清暑利湿。

【主治】 暑湿之泄泻证。症见泄泻，身热心烦，口渴，小便不利，舌红苔白，脉滑；亦治膀胱湿热所致的小便赤涩淋痛。

【方解】 本方治证为暑邪夹湿所致。暑为阳邪，暑气通于心，故见身热心烦；暑热伤津，故见口渴；暑湿下注，下迫于大肠，可见泄泻；湿热下注膀胱小肠，故见小便不利。治之既要清暑，又要利湿。方中滑石味甘淡而性寒，质重而滑，淡能渗湿，寒能清热，质重能下降，性滑能利窍，既能清热解暑，又能利水通淋，故重用为君。甘草清热，并可防滑石之利水伤阴，为佐使药。二药相全，清暑利湿，使内蕴之暑湿从下而出。《明医杂著》"治暑之法，清心利小便最好"之说，正合本方之意。本方滑石与甘草用量为六比一，故名六一散。

【临床应用】

1. 运用要点 本方主要用于治疗暑湿之泄泻证。临证以泄泻，身热，口渴，小便不利，舌红苔白，脉滑为辨证要点。

2. 随症加减 暑热偏重者，可加西瓜翠衣以清暑热；小便涩痛或砂淋，可加海金沙以利水通淋；血淋者，可加小蓟以利水止血。

3. 现代应用 现代常用于日射病、尿道炎、膀胱炎、尿路结石、急性肠炎等属于暑湿证或膀胱湿热者。

4. 应用经验 任继学教授运用六一散治疗暑温有较好的疗效。［黄燕，蔡业峰．任继学教授治愈暑温夹湿验案．中华现代中西医杂志，2003，1（10）：920－921］

乌梅丸

【出处】《伤寒论》

【组成】乌梅三百枚　细辛六两　干姜十两　黄连十六两　当归四两　附子（炮，去皮）六两　蜀椒（炒香）四两　桂枝六两　人参六两　黄柏六两

【用法】乌梅用50%醋浸一宿，去核打烂，和余药打匀，烘干或晒干，研成末，加蜜制丸，每服9g，每日一至三次，空腹温开水送下。亦可作汤剂水煎服，用量按原方比例酌定（原方十味，异捣筛，合治之。以苦酒浸乌梅一宿，去核，蒸之五斗米下，饭熟，捣成泥，和药令相得，纳臼中，与蜜杵二千下，丸如梧桐子大，先食饮服十丸，日三服，稍加至二十丸。禁生冷、滑物、臭食等）。

【功用】温脏安蛔止泻。

【主治】蛔厥证。症见腹痛时作时止，痛甚则足厥冷，伴烦闷呕吐，常自吐蛔。亦治久痢久泻。

【方解】本方所治蛔厥，是因上热下寒，蛔动不安所致。蛔虫原寄生在肠内，喜温而恶寒，若肠寒，不利于蛔虫之生存，蛔虫为避下寒而就上热，故上窜入胃或入胆道，则发生蛔厥腹痛；肠寒则蛔虫不时扰动而腹痛时作，痛

剧则阴阳之气不相顺接以致四肢厥冷；胃受虫扰，故烦闷、呕吐、或吐蛔。治疗上应以温脏安蛔，兼清上热。"蛔得酸则静"，故用乌梅味酸制蛔，安其扰动，使蛔静而痛止，重用为君药；然蛔虫因于肠寒而向上窜动，故用细辛、蜀椒味辛可伏蛔，性温可暖肠祛寒；并用桂枝、附子、干姜辛温之品，以加强暖肠热，令蛔虫折回肠内，此即"蛔得苦则下"之理；人参、当归补养气血，扶正以祛邪，四药共为佐药；蜂蜜甘缓和中，调和诸药，为使药。柯韵伯说："蛔得酸则静，得辛则伏，得苦则下"（《名医方论》）。本方辛酸苦味俱备，且寒热并用，共奏温脏安蛔，兼清上热之功，其立法重在安蛔止痛，使蛔静下行，腹痛自止，厥逆可消。

方中乌梅酸涩，可涩肠止泻；黄连、黄柏苦寒，能清热燥湿止痢；附子、干姜、桂枝、川椒、细辛皆温热之品，可温肾暖脾而助运化；人参、当归益气补虚而扶正。诸药相合，具有温中补虚，清热燥湿止痢之功。因此，对于寒热错杂，正气虚弱之久泻、久痢亦可奏效。

本方配伍特点：一是选药酸苦辛并进，使"蛔得酸则静得辛则伏，得苦则下"，二是寒热并用，邪正兼顾，攻补并施。

【临床应用】

1. 运用要点　本方既可用治蛔厥证，临证以腹痛，痛甚则足厥冷，伴呕吐蛔虫为辨证要点。又可用治寒热错杂，正气虚弱之久泻、久痢。

2. 随症加减　若用于杀虫或驱虫时可加使君子、苦楝根皮、榧子、槟榔等以加强驱虫之力。由于乌梅味酸，有生津止渴作用，故对于消渴而属上热下寒，气血已虚者，也可用本方治疗。

3. 现代应用　现代常用于蛔虫症、慢性肠炎、慢性细菌性痢疾等属寒热错杂而正虚者。

4. 注意事项　本方后注禁生冷、滑物、臭食等。

5. 应用经验　付继刚医师运用乌梅丸治疗急性胆囊炎、胆道蛔虫病、急性痢疾等取得较好的临床疗效。[付立平，王亚斌，赵斌. 付继刚副主任医师乌梅汤救治急重症经验. 中国中医急症，2011，20（4）：572]

固肠丸

【出处】《医学入门》

【组成】龙骨 附子 枯矾 诃子各二两 良姜 赤石脂各一两半 丁香一两 木香五钱 白豆蔻 砂仁各六钱半

【用法】上药为末，醋糊丸，如梧桐子大。每服三十丸，粟米饮下。

【功用】补脾益胃，温阳止泻。

【主治】脾胃虚弱，脏腑停寒之泄泻。症见脐腹疼痛，下利滑数，肌肉消瘦，饮食不下，舌淡胖苔白，脉细弱。

【方解】本方临床上常用于治疗脾胃虚弱，脏腑停寒之泄泻。本方证多因饮食失调、过食生冷、劳倦过度、或久病或忧思伤脾等所致。脾阳不足，虚寒内生，则见脐腹疼痛；脾主升清，脾虚则清阳不升，故见下利滑数；脾主四肢肌肉，肌肉失养，故见肌肉消瘦；脾胃虚弱，运化失职，故见饮食不下；舌淡胖苔白脉细弱为脾胃虚弱，脏腑停寒之象。

方中辛温之附子为君，入中下焦，温补脾肾，升阳止泻；龙骨、诃子涩肠止泻，枯矾燥湿止泻，三药合用则固脱止泻之力尤著，体现了"急则治其标"之法，共为臣药；良姜散寒止痛，温中止泻，赤石脂温里涩肠止泻，二药与附子相配，使温中止泻之力倍增；丁香入脾、肾经，既能温中，又能补肾；木香、白豆蔻温中行气；砂仁温脾止泻，行气化湿；四药能助君药温肾健脾之力，上药俱为佐药。本方温中暖脾，收敛大肠，适合于虚寒脱泻，久泻久痢等。

【临床应用】

1. 应用要点 温阳药与止泻药相配，一治标，一治本，标本兼治，为治疗脾胃虚弱，脏腑停寒泄泻之常用方。临证以脐腹疼痛，下利滑数，肌肉消瘦，饮食不下，舌淡胖苔白，脉细弱为辨证要点。

2. 随症加减 腹痛甚者，去枯矾，加元胡、白芍；饮食减少者，加神曲、鸡内金。

3. 现代运用 现代常用于慢性肠炎、肠易激综合征、慢性痢疾等属脾胃虚弱，脏腑停寒者。

4. 应用经验 王佐明医师运用乌梅丸、固肠丸合用治疗脾胃虚弱，脏腑停寒性质的溃疡性结肠炎有良好疗效。[王佐明. 乌梅丸、固肠丸治疗溃疡性结肠炎. 四川中医，1991，9（12）：29－30]

赤石脂禹余粮汤

【出处】《伤寒论》

【组成】赤石脂（碎）一斤　太一禹余粮（碎）一斤

【用法】上二味，以水六升，煮取二升，去滓，分温三服。

【功用】涩滑固脱。

【主治】下元不固之泄泻。症见心下痞硬，下利不止，滑脱不禁，小便短少或不利，舌淡苔白，脉细。

【方解】本方临床上常用于治疗下元不固之泄泻。下元不固，统摄无权，故见下利不止，滑脱不尽；肾阳不足，膀胱气化失职，故见小便短少或不利；舌淡苔白脉细，为下元不足之象。急则治其标，本证治当以涩滑固脱为主。方中赤石脂甘温酸涩，涩肠而止泻，为君药；禹余粮甘涩性平，亦能涩肠止泻，用为臣药。二药皆入胃与大肠，而同有收涩固脱的功效，是治疗各种泄泻之常用组合。

【临床应用】

1. 应用要点 本方主要用于治疗下元不固之泄泻。临证以下利不止，滑脱不禁，舌淡苔白，脉细为辨证要点。

2. 随症加减 若小便不利盛者，可加五苓散类以温阳利水；疲倦乏力者，加白术、茯苓、淮山、党参；饮食减少者，加神曲、鸡内金。

3. 现代运用 现代常用于慢性肠炎、肠易激综合征、慢性痢疾等属肾虚不固者。

4. 应用经验 黄家诏医师以附桂理中汤合赤石脂禹余粮汤治疗脾肾阳虚之久泻有良好效果。[黄家诏. 经方临证验案录. 辽宁中医杂志，2005，32（11）：1200－1201]

地榆丸

【出处】《普济方》

【组成】地榆（微炒） 当归（微炒） 阿胶（糯米炒） 黄连（去须） 诃子肉（炒，取肉称） 木香（晒干） 乌梅肉（去核，净称）各半两

【用法】上为末，炼蜜为丸，如梧桐子大，每服20～30丸，陈米饮吞下。

【功用】固肠止泻，活血止血。

【主治】下血证。症见下利口渴，腹部隐痛，里急后重，大便有血及黏液，次数增多，舌淡苔厚腻，脉细。

【方解】本方为治疗下血证之常用方。湿热邪毒，壅遏肠道，肠道气机失调，故见里急后重；热伤血络，迫血妄行，故大便见血；热盛伤阴，故见口渴；湿热下注大肠，故大便次数增多，带黏液；湿热内阻肠胃气机，故而腹部隐痛。舌淡苔厚腻脉细为胃肠湿热壅滞之象。

方用地榆苦酸微寒，清热凉血止血，为君药；黄连苦寒，清热燥湿止泻，阿胶养血止血，两者共为臣药；当归补血活血，引血归经，诃子肉涩肠固脱止泻；木香善行大肠之气，使肠道之气机通畅，与当归相配，调和气血；乌梅肉酸敛固肠止泻，四药均为佐药。诸药合用，共奏固肠止泻，活血止血之效。

【临床应用】

1. **应用要点** 本方主要用治大便出血证。临证以腹部隐痛，里急后重，大便有血及黏液，舌淡苔厚腻，脉细为辨证要点。

2. **随症加减** 腹痛明甚者，加川楝子、元胡；饮食减少者，加神曲、麦芽、鸡内金。

3. **现代运用** 现代常用于慢性痢疾、肠易激综合征、溃疡性结肠炎等属痢下带血者。

益黄散

【出处】《小儿药证直诀》

【组成】 陈皮（去白）一两　丁香（一方用木香）二钱　诃子（炮，去核）　青皮（去白）　甘草（炙）各五钱

【用法】 上药为末，三岁儿服一钱半，水半盏，煎三分，食前服。

【功用】 温中理气，健脾止泻。

【主治】 脾胃虚弱之泄泻。症见腹痛泄痢，不思乳食，神倦面黄，疳积腹大身瘦，舌淡胖苔白，脉细。

【方解】 本方常用于小儿先天不足，脾胃虚弱之泄泻。脾胃虚弱，运化无权，食物积滞于肠胃，故见疳积，腹痛，不思乳食；中焦饮食积滞，故而腹痛泄痢；脾胃虚弱，气血生化不足，则面黄神倦；舌淡胖苔白脉细，为脾胃虚弱之象。治当以温中理气，健脾止泻。方中重用甘温之陈皮行气燥湿和胃，为君药；诃子酸涩，涩肠止泻，为臣药；佐以丁香温中行气，助陈皮温中行气之力；青皮行气，消积行滞，能化中焦之食滞；甘草益气补中，兼调和诸药，为佐使之用。本方用法散剂，量小药简，治疗小儿脾胃虚弱，斡旋中焦，行气止泻。

【临床应用】

1. 应用要点　本方主要用于治疗脾胃虚弱之泄泻。临证以腹痛泄痢，食少，神倦面黄，舌淡胖苔白，脉细为辨证要点。

2. 随症加减　腹痛明显者，加藿香、元胡；泄泻明显者，加白术、茯苓、白豆蔻；手足不温者，加干姜、吴茱萸。

3. 现代运用　现代常用于小儿疳积、慢性肠炎、单纯性消化不良等属脾胃虚弱者。

4. 应用经验　刘兰医师运用益黄汤治脾胃虚弱及脾疳，腹大，身瘦，通过临床观察。疗效肯定。[刘兰.益黄汤加味在儿科常见病中的临床应用举隅.辽宁中医药大学学报，2008，(10)：168-169]

升阳益胃汤

【出处】《内外伤辨惑论》

【组成】 黄芪一两　半夏　人参　炙甘草各五钱　独活　防风　白芍药　羌活各三钱　橘皮二钱　茯苓　柴胡　泽泻　白术各一钱五分　黄连五分

【用法】 上为粗末。每服三钱，加生姜五片，大枣二枚，用水九分，煎至三分，去滓，早饭、午饭之间温服。

【功用】 益气升阳，清热燥湿。

【主治】 脾胃虚弱，湿热滞留中焦之泄泻。症见腹痛泄痢，不思饮食，神倦面黄，倦怠嗜卧，肢体重痛，舌淡胖苔厚腻，脉细。

【方解】 本方临床上常用于治疗脾胃虚弱，湿热滞留中焦之泄泻。脾胃虚弱，清阳不升，故见腹痛泄痢；脾胃虚弱，气血生化不足，则神倦面黄；脾胃虚弱，运化失司，湿浊内停，故见倦怠嗜卧，肢体重痛；舌淡胖苔白脉细，为脾胃虚弱之象。治当以益气升阳，清热燥湿。方中重用黄芪以补脾益气，升阳止泻，为君药；配伍用人参、白术助君药补气健脾之力，共为臣药；半夏、陈皮燥湿和胃，芍药以敛阴而调荣；羌活、独活、防风、柴胡以除湿止痛，并升清阳；茯苓、泽泻以利湿泻浊；黄连清热燥湿止泻，上药俱为佐药。诸药合用，共奏益气升阳，清热除湿之功。

【临床应用】

1. 应用要点　本方补气升阳，补中有散，相反相成。主要用治脾胃虚弱，湿热滞留中焦之泄泻。临证以腹痛泄痢，不思饮食，倦怠嗜卧，舌淡胖苔厚腻，脉细为辨证要点。

2. 随症加减　饮食减少者，加神曲、麦芽、山楂；腹痛者，加木香、元胡。

3. 现代运用　现代常用于小儿疳积、慢性肠炎、慢性胆囊炎、萎缩性胃炎、带下等属脾胃虚弱兼有湿者。

升阳除湿汤

【出处】《脾胃论》

【组成】 甘草　大麦蘖面（如胃寒腹鸣者加）　陈皮　猪苓各三分　泽泻　益智仁　半夏　防风　羌活　神曲　柴胡　升麻各五分　苍术一钱

【用法】 上㕮咀。作一服，水三大盏，加生姜三片，大枣二枚，同煎至一盏，去滓，空心服。

【功用】 益气升阳，除湿止泻。

【主治】 湿邪困脾之泄泻。症见泄泻无度，肠鸣腹痛，不思饮食，小便黄，四肢困弱。或妇人湿盛带下，舌淡胖苔白腻，脉细滑。

【方解】 本方用于治疗湿邪困脾之泄泻。湿邪困脾，脾气不升，中气下陷，故而泄泻无度，不能自已；湿邪壅滞于肠道，气机不行，故见肠鸣腹痛；湿热下注，故见小便黄，或带下过多。脾主肌肉，脾虚则肌肉失养，加之湿邪困阻，故见四肢困弱；舌淡胖苔白腻，脉滑数为脾虚兼有湿热之象。方中重用苍术为君，以其辛香苦温，入中焦燥湿运脾，使湿去而脾气复健，运化有权；臣以升麻、柴胡助清阳上行；羌活、防风祛风胜湿，猪苓、泽泻利尿以渗湿，陈皮、半夏行气燥湿化痰浊，上药共助苍术燥湿之功，神曲、麦芽导滞以和中。泄泻无度，故用益智仁温中止泻，姜、枣和营卫，共为佐药；甘草调和诸药，为使药。诸药合用，共奏升阳除湿之功，使脾运得复，湿邪得去，诸症自除。

【临床应用】

1. 应用要点　本方主要用于治疗湿邪困脾之泄泻。临证以泄泻，肠鸣，不思饮食，四肢困弱，舌淡胖苔白腻，脉细滑为辨证要点。

2. 随症加减　腹痛者，加木香、藿香、元胡；饮食减少者，加神曲、鸡内金；神疲乏力者，加黄芪、党参。

3. 现代运用　现代常用于慢性肠炎、慢性胆囊炎、萎缩性胃炎、妇人带下等属湿邪困脾者。

连理汤

【出处】《症因脉治》

【组成】黄连（姜汁炒）八分　人参一钱半　白术（炒）一钱半　干姜（炮）一钱半　炙甘草五分

【用法】水煎，去滓温服，亦可做丸剂。

【功用】温中祛寒止泻，兼清郁热。

【主治】脾胃虚寒兼有郁热之泄泻。症见大便泄泻，腹痛，呃逆，呕吐酸水，口疮，舌边红苔白，脉细数。

【方解】本方临床上常用于治疗脾胃虚寒兼有郁热之泄泻。脾胃虚寒，清阳不升，中气下陷，统摄无力，则大便泄泻；脾胃虚寒，温煦失职，故腹痛（喜温喜按）；脾虚兼有郁热，寒热错杂，升降失常，故见呕吐酸水；口疮，舌边红脉细数，为脾虚并内有郁热之象。本方证的病机为脾胃虚弱，寒热错杂，故治当以温中祛寒止泻，兼清郁热。应用黄连加理中汤（简称连理汤）进行治疗。方中干姜大辛大热，直入脾胃，温中散寒，振奋脾阳，升阳而止泻，为君药；人参甘温，大补元气，尤善入中焦以补益脾胃之气，为臣药；白术健脾燥湿，与人参相配增强健脾一起之功，黄连清热燥湿，除郁热，两者共为佐药；炙甘草缓中以益胃，兼调和诸药，为佐使之用也。水煎温服，使胃气内充，则清阳敷布，而寒滞自化，升降如常，则泄泻、呃逆之症可愈。

【临床应用】

1. 应用要点　本方温热药、补气药、清热药并用。主要用于治疗脾胃虚寒兼有郁热之泄泻。临证以泄泻，腹痛，呕吐酸水，口疮，舌边红苔白，脉细数为辨证要点。

2. 现代运用　现代常用于急慢性肠炎、急慢性胃炎等属脾胃虚寒兼有湿热内蕴者。

桃花汤

【出处】《伤寒论》

【组成】赤石脂（一半全用，一半筛末）一斤　干姜一两　粳米一升

【用法】上三味，以水七升，煮米令熟，去滓，温服七合，纳赤石脂末方寸匕，日三服。若一服愈，余勿服。

【功用】温涩固脱。

【主治】脾肾阳虚之泄泻。症见下利不止，便脓血，小便不利，腹痛绵绵，喜温喜按，舌淡苔白，脉沉弱。

【方解】本方是治疗脾肾阳虚之泄泻的常用方。脾肾阳虚，失于固涩，故下利不止；寒湿凝滞于肠胃，气机不畅，故腹痛；肾阳虚，膀胱气化失司，故小便不利；阳虚寒湿凝滞，大肠气血不和，则便脓血，且腹痛绵绵，喜温喜按；舌淡苔白，脉沉弱为阳虚寒盛之象。治当以温补脾肾，涩肠固脱。方中重用赤石脂温阳涩肠，固脱止利，一半入煎是取其温涩之气，一半为末是取其直接粘附肠中，加强收敛涩肠之效，为君药；臣以干姜温中散寒，助君药温阳固脱；佐以粳米补益脾胃。三药合用，共奏温阳涩肠固脱之效。

【临床应用】

1. 应用要点　本方主要用于治疗脾肾阳虚之泄泻。临证以下利不止，便脓血，腹痛喜温喜按，舌淡苔白，脉沉弱为辨证要点。

2. 随症加减　饮食减少者，加神曲、鸡内金、山楂；恶心呕吐者，加半夏、陈皮；腹痛明显者，加木香、藿香、元胡。

3. 现代运用　现代常用于慢性肠炎、慢性痢疾、肠易激综合征、肠伤寒等属脾肾阳虚寒盛者。

4. 应用经验　曾辅民运用经方桃花汤加味治疗久泻有良好疗效。[李倩. 曾辅民应用桃花汤加味治疗久泻举隅. 实用中医药杂志，2009，25（3）：176]

醒脾散

【出处】《活幼口议》

【组成】木香（炮）一钱　全蝎（炒）五分　天麻（炒）一钱　人参三分　白茯苓一钱　白术（炒）一钱　甘草（炙）一钱　白僵蚕（炒）一钱　白附子（炮）一钱

【用法】上药为末。每服五分，大者加服，水少许，加枣，同煎至五七沸，通口不定时服。

【功用】醒脾止泻。

【主治】脾虚泄泻。症见婴孩、小儿吐泻不止，神疲昏沉，默默不食，舌淡胖苔白，脉细弱。

【方解】本方用于小儿脾虚泄泻。小儿脏腑娇嫩，形气未充，容易受邪，脾虚兼寒湿内阻，则容易出现吐泻不止。脾虚清阳不升，气血生化不足，故而神疲劳倦；脾虚运化失司，则默默不欲饮食。舌淡胖苔白脉细弱，为脾胃虚弱之象。方中木香辛温，入脾胃经，行气醒脾养胃，白术燥湿健脾，两者共为君药。人参大补元气，善入中焦而补益脾胃之气，助白术以补脾止泻，为臣药。白茯苓渗湿利水、健脾和胃，炙甘草补脾和胃，两药合人参、白术取四君之义，益气而健脾；因小儿长期脾胃虚弱，容易出现肝风内动，出现眩晕，甚至抽搐等症，因此，方中配用天麻用平肝熄风止眩晕；白僵蚕平肝熄风解痉，化痰散结；白附子祛风痰，定惊搐。诸药合用，共奏醒脾止泻，平熄肝风之功，使脾气复健，脾运复常，泄泻诸症自除。

【临床应用】

1. 应用要点　本方主要用于治疗婴孩、小儿脾虚泄泻。临证以吐泻不止，神疲，不食，舌淡胖苔白，脉细弱为辨证要点。

2. 随症加减　饮食减少者，加神曲、内金；无神志昏沉者，可去天麻、僵蚕、白附子；泄泻甚者，加藿香、白豆蔻。

3. 现代运用　现代常用于小儿慢性肠炎、单纯性消化不良等属脾胃虚弱者。

4. 应用经验　黄玲医师运用醒脾散外敷结合针刺四缝治疗小儿厌食症病

134 例，收到较为满意的效果。[黄玲.醒脾散外敷结合针刺四缝治疗小儿厌食症临床观察.中国中医药信息杂志.2010，17（3）：75]

燮理汤

【出处】《医学衷中参西录》

【组成】生山药八钱　金银花五钱　生杭芍六钱　牛蒡子（炒捣）二钱　甘草二钱　黄连钱半　肉桂（去粗皮）一钱半

【用法】上七味，先煎六味。将药煎至数十沸，再入肉桂同煎。

【功用】燮理阴阳，泻火止利。

【主治】泄泻。症见下痢数日未愈，下赤黏冻，腹痛，小便不利，口干咽燥，或噤口痢，舌边红苔白，脉细数。

【方解】本方临床上常用于治疗阴阳失调，寒热错杂的泄泻、痢疾。胃中本有虚寒，加以肝胆火热，横逆犯胃，寒热交杂，胃气失和，故见腹痛下利，或噤口痢；火热迫血妄行，故见下利脓血；火热伤津，可见口干咽燥，小便不利；舌边红苔白脉细数为寒热交杂之证。方中黄连以治其火，肉桂以治其寒，二药等份并用，阴阳燮理于顷刻矣，共为君药。《伤寒论》诸方，腹疼必加芍药协同甘草，亦燮理阴阳之妙品；且痢证之噤口不食者，必是胆火逆冲胃口，后重里急者，必是肝火下迫大肠，白芍能泻肝胆之火，故能治之，肝主藏血，肝胆火戢，则脓血自敛也，为臣药；用山药者，泄下久则阴分必亏，山药之多液，可滋脏腑之真阴，且泄下久，则气化不固，山药之收涩，更能固下焦之气化也；又白芍善利小便，自小便以泻寒火之凝结；牛蒡能通大便，利大便以泻寒火之凝结；金银花与甘草同用，善解热毒，可预防肠中之溃烂。诸药合用，燮理阴阳，寒热并治，诸症自除。

【临床应用】

1. 应用要点　本方主要用于治疗阴阳失调，寒热错杂的泄泻、痢疾。临证以下痢，腹痛，小便不利，口干咽燥，舌边红苔白，脉细数为辨证要点。

2. 随症加减　单白痢则病在气分，故加生姜以行气；单赤痢则病在血分，故加生地榆以凉血；至痢中多带鲜血，其血分为尤热矣，故加鸦胆子，以大清血分之热。

3. 现代运用 现代常用于慢性肠炎、慢性痢疾、伤暑等属阴阳失调者。

芍药汤

【出处】《素问病机气宜保命集》

【组成】芍药一两 当归 黄连各半两 槟榔 木香 甘草（炒）各二钱 大黄三钱 黄芩半两 官桂二钱半

【用法】水煎服，木香后下，官桂（即肉桂）焗服（原方㕮咀，每服半两，水二盏煎至一盏，食后温服）。

【功用】清热燥湿，调气和血。

【主治】湿热痢疾及湿热泄泻。症见腹痛，大便脓血，赤白相兼，里急后重，肛门灼热，小便短赤，舌红苔腻微黄，脉滑数。

【方解】本方治证乃因湿热积滞蕴于大肠所致。湿热熏灼大肠，可致气血瘀滞，故见腹痛；湿热与瘀血相搏，化为脓血，故见下痢脓血，赤白相兼；湿热下注，故见肛门灼热；气机壅滞，故见里急后重。治之既要清热燥湿，又要调气和血。根据原书提出的"行血则便脓自愈，调气则后重自除"（《保命集》）的治痢法则，故方中重用擅于调气和血，柔肝理脾，"止下痢腹痛后重"（《本草纲目》）的白芍为君药。黄连、黄芩清热燥湿，解肠中湿热毒邪，以治湿热痢之本，为臣药。大黄泄热祛积，活血化瘀，有"通因通用"之意；当归活血，合大黄则祛瘀化腐，此为"行血则便脓自愈"之理；木香、槟榔行气导滞，使积滞去则气机舒畅而腹痛、里急后重自可消除，此为"调气则后重自除"之理；肉桂辛甘芳香，醒脾和胃，凉药中，其浊热之性得制而无助之虑，又可防寒凉之品冰伏湿热之邪。而且，肉桂在大队寒凉药中，其温热之性得制而无助火之虑，以上五味共为佐药。使以甘草，调和诸药，与白芍相伍，又能缓急止痛。总观全方，清热燥湿，调气和血之中，尚寓辛开苦降之意，对于湿热交困于大肠之证，其立法选药，甚为得当。

【临床应用】

1. 运用要点 本方主要用于治疗湿热痢疾及湿热泄泻。临证以泄泻，或下痢黏液脓血，赤白相兼，里急后重，小便短赤，舌红苔腻微黄，脉滑数为辨证要点。

2. 随症加减 原书指出："如血痢，则渐加大黄；如汗后脏毒，加黄柏半两。"血痢者，便血赤多白少，甚或纯下赤冻，此为热毒重，伤及大肠血络而成血瘀毒痢，故加大黄以清热解毒，祛瘀行血。"汗后脏毒"者，便血紫暗污浊，此为阴分热毒，故加黄柏以清热解毒，坚阴止痢。

3. 现代应用 现代常用于细菌性痢疾、阿米巴痢疾、白色念珠菌性肠炎、溃疡性结肠炎等属湿热疫毒蕴于大肠者。

4. 注意事项 痢疾初起有表证者，忌用本方。

5. 应用经验 徐士伟运用芍药汤治疗慢性阑尾炎取得佳效。[徐士伟. 芍药汤临床应用举隅. 上海中医药杂志，2012，46（4）：64]

颜湘华等运用芍药汤合痛泄要方加减治疗溃疡性结肠炎取得佳效。[颜湘华，刘翠云，刘红丽. 芍药汤合痛泄要方加减治疗溃疡性结肠炎的临床疗效. 中外医学研究，2012，10（18）：21 - 22]

白头翁汤

【出处】《伤寒论》

【组成】 白头翁二两　黄柏三两　黄连三两　秦皮三两

【用法】 水煎服（原方四味，以水七升，煮取二升，去滓，温服一升，不愈，更服一升）。

【功用】 清热解毒，凉血止痢。

【主治】 热毒痢。症见泻下频频，大便脓血，赤多白少，肛门灼热，里急后重，腹痛拒按，得泻痛减，旋即又见腹痛，渴欲饮水，舌红苔黄，脉弦数。

【方解】 本方原治"利下重者"（《伤寒论》），系热毒深陷大肠血分所致。血与热毒相搏，化为脓血，故见泻下脓血，赤多白少；脓血壅滞大肠，气滞不通，故腹痛里急；热毒下迫，肛门灼热；泻下频频则易伤阴，故渴欲饮水。病位在大肠血分，因此，治之既要清热解毒，又要凉血止痢。方中白头翁能入血分，善于凉血解毒，为治热痢要药，故重用为君药。黄连、黄柏清热解毒，燥湿止痢，为臣药。秦皮即清热解毒，又略兼收涩止痢作用，以防泻下频频而出现伤阴之象，实有标本兼顾之意，为佐药。四药相伍，清热解毒之中兼以收涩，是热毒血痢的一首代表方剂。

【临床应用】

1. 运用要点　本方主要用于治疗热毒痢疾。临证以泻下脓血，赤多白少，肛门灼热，里急后重，舌红苔黄，脉弦数为辨证要点。

2. 随症加减　兼恶寒发热，表邪未解者，可加葛根、银花以解肌透表，清热解毒。腹痛较甚者，可加白芍以缓急止痛。若兼见不欲饮食，食亦难下，或呕不能食者，此为噤口痢。其中病机属于热毒伤胃阴（舌绛干）者，可加石斛、麦冬、菖蒲以养胃化浊。

3. 现代应用　现代常用于细菌性痢疾、阿米巴痢疾、白色念珠菌性肠炎、溃疡性结肠炎等属于热毒深陷血分者。

4. 注意事项　痢疾初起有表证者，忌用本方。

5. 应用经验　吴康衡教授运用白头翁汤治疗腹泻和沙门菌引起的肠道疾病有较好的疗效。[钟森，徐博君，陈婧. 吴康衡教授法治疗沙门氏菌感染引起的小儿腹泻1例. 西部医学，2011，23（12）：2323]

仙桔汤

【出处】　朱良春验方（《首批国家级名老中医效验秘方精选》）

【组成】　仙鹤草30g　桔梗6g　乌梅炭4g　白槿花9g　炒白术9g　广木香5g　生白芍9g　炒槟榔10g　甘草4g

【用法】　一日1剂，水煎2次，分2次服。

【功用】　补脾敛阴，清化湿热。

【主治】　久泻。症见长期泄泻，时轻时剧，时作时休，作则腹痛、腹胀，大便溏薄，夹有黏液，间见少许脓血，反复发作，久治不愈者。

【方解】　本方是临床上治疗慢性泄泻和慢性痢疾的常用方。凡慢性泄泻和慢性痢疾，迭治不愈，缠绵难解者，往往既有脾虚气弱的一面，又有湿热稽留的存在，呈现虚实夹杂之象。因此，在治疗立法上，既要补脾敛阴，又需清化湿热，方能奏效。仙桔汤即据此而拟订。方中仙鹤草除善止血外，并有治痢、强壮之功，《滇南本草》载"仙鹤草治赤白痢下"，因此，本品不但可治痢下赤白，还能促进肠吸收功能的恢复，对慢性泄泻，亦有效。桔梗《别录》载：能"利五脏肠胃，补血气……温中消谷"；《大明》载：桔梗"养血排脓"；《本草备要》载：桔梗治"下痢腹痛"。因此，本方用桔梗不是取其升提之功，而是取其排脓治痢之效，凡泄痢大便夹杂黏冻者，取桔梗甚效。白术、木香健脾而调气；白芍、乌梅、甘草酸甘敛阴，善疗泻痢而缓解腹痛；白槿花味甘，能清热利湿凉血，常用于肠风泻血、血痢、带下，用治痢疾，有一定疗效，其不仅能迅速控制症状，且长于退热；槟榔本为散结破滞，下泄杀虫之物，若用小剂量则善于行气消胀，故对痢疾、泄泻而腹胀较甚者，颇有功效。诸药合之，共奏补脾敛阴、清化湿热之功。

【临床应用】

1. 运用要点 本方常用于治疗慢性泄泻和慢性痢疾。临证以长期泄泻，大便夹有黏液，间见少许脓血，反复发作，久治不愈为辨证要点。

2. 随症加减 本方用治阿米巴痢疾时，应另加鸦胆子 14 粒，去壳分 2 次吞服；慢性痢疾、慢性结肠炎肝郁脾滞征象较著者，去槟榔，加柴胡 4.5g、草薢 15g、秦艽 9g；腹痛甚者，应加重白芍与甘草用量：白芍 15～30g、甘草 9～15g；泄泻日久，体虚气弱，而腹胀不显者，去木香、槟榔，加炙升麻 4.5g、党参 12g、炙黄芪 15g。

3. 现代应用 临床常用于慢性菌痢、阿米巴痢疾及慢性结肠炎等表现为脾胃气虚，又兼湿热之患者。

4. 注意事项 凡久泻证属脾肾阳虚或为肾阳不振者，则非本方适应证，当以附子理中或四神丸治之。

5. 应用经验 朱良春名老中医常用该方治疗慢性细菌性痢疾、阿米巴痢疾及慢性结肠炎，均取得较好的效果。[张丰强，郑英主编．首批国家级名老中医效验秘方精选．北京：国际文化出版社，1996]

清理肠道汤

【出处】 印会河验方（《首批国家级名老中医效验秘方精选》）

【组成】 黄芩 12g 赤白芍各 15g 粉丹皮 12g 桃仁 12g 生薏苡仁 30g 冬瓜子（杵）30g 马齿苋 30g 败酱草 30g

【用法】 先将诸药浸泡在清水中，水须没药渣一寸左右。约半小时后，以文火煎煮，沸后再煎 10 分钟，然后倒取药汁约 100 毫升，温服。第二次煎药时，用水可较头煎略少，因药渣已经湿透，其余煎煮同前。服药时间宜与吃饭隔 1 小时以上，饭前饭后均可。

【功用】 清肠燥湿，除积导滞，解毒消炎。

【主治】 湿热停滞大肠而引起泄泻。症见大便频数，中带黏垢，便后有不尽感，或见肛门下坠、疼痛等证，舌红苔黄腻，脉滑。

【方解】 本方系脱胎于"芍药汤"、"大黄牡丹皮汤"，去除其中的因于泻下而增添患者痛苦的大黄、芒硝等药，增加消炎、解毒的败酱草、马齿苋等药，着眼于大肠的炎症。通过"肺与大肠相表里"的基础理论，选择一些既治肺又治大肠的药物，如黄芩、桃仁、薏苡仁、冬瓜子等。这样既使大肠积垢之腑实证与脾虚水泻有所区分，同时又与便脓血的痢疾划清界线。特别是把民间治痢疾、消大肠炎症的马齿苋用进正方，为治疗本病增加了疗效。

方中黄芩、马齿苋，清热燥湿，凉肠止痢；赤白芍、粉丹皮清热凉血，缓急止腹痛；桃仁活血祛瘀，助赤白芍止腹痛；生薏苡仁、冬瓜子清肠利湿，排脓止泄痢；败酱草清热解毒，燥湿止泻痢。诸药合用，共奏清肠燥湿，除积导滞，解毒消炎之功。

【临床应用】

1. 运用要点 本方主要用于治疗湿热停滞大肠而引起泄泻。临证以大便频数，中带黏垢，舌红苔黄腻，脉滑为辨证要点。

2. 随症加减 后重甚者，加广木香 3g、槟榔 6g 以导滞行气；热象明显者，加川黄连 6g，以清热燥湿消炎；病延日久，加肉桂 3g 以厚肠化湿；下腹胀满，加炒莱菔子 15g 以下气宽肠。

3. 现代应用 临床常用于慢性菌痢、阿米巴痢及慢性结肠炎、溃疡性结肠炎等表现为大肠湿热、食物停滞之患者。

4. 应用经验 印会河名老中医常用该方治疗慢性菌痢、阿米巴痢及慢性结肠炎、溃疡性结肠炎，均取得较好的效果。[张丰强，郑英主编. 首批国家级名老中医效验秘方精选. 北京：国际文化出版社，1996]

乌梅败酱方

【出处】 路志正验方（《首批国家级名老中医效验秘方精选》）

【组成】 乌梅 12~15g　败酱草 12g　黄连 4.5~6g　木香（后下）9g　当归 10g　炒白芍 12~15g　炒枳实 10g　太子参 12g　炒白术 12g　茯苓 15g　葛根 12g　炙甘草 6g

【用法】 ①水煎服，每日1剂，分2次服；②乌梅用50%醋浸一宿，去核打烂，和余药按原方比例配匀，烘干研末装入胶囊，每服生药1.5g，每日2~3次，空腹温开水送下。

【功用】 清热化湿，调气行血，健脾抑肝。

【主治】 胃肠湿热、肝郁脾虚之泄泻。症见长期腹泻，大便黏滞或带脓血，腹痛坠胀，或里急后重，脘腹痞闷，纳少乏力，面色黄白，舌质暗滞，苔腻，脉弦缓滑。

【方解】 本方为治疗胃肠湿热，肝郁脾虚之泄泻之经验方。胃肠湿热，热邪内迫，大肠传导失司，故见大便黏滞或带脓血，腹痛坠胀，或里急后重；肝郁脾虚，脾胃升降功能失常，故见脘腹痞闷；脾虚健运无力，故见纳呆；脾虚肌肉失养，故见面色黄白，乏力；舌质暗滞，苔腻，脉弦缓滑为胃肠湿热，肝郁脾虚之象。

方中白术、太子参、茯苓、炙甘草四君健脾益气，使脾健而行其运化水湿之职；乌梅、白芍柔肝，缓急止痛，乌梅还擅于涩肠止泻；木香、黄连行气止痛，清热燥湿治泻痢；当归养血和血；败酱草辛、苦、微寒，功擅解毒排脓；葛根升阳止泻；枳实抑肝理气。诸药合用，共奏健脾、抑肝、清热、利湿之功。

【临床应用】

1. 运用要点　本方主要用于治疗胃肠湿热、肝郁脾虚之泄泻。临证以长期腹泻，纳少乏力，舌质暗滞，苔腻，脉弦缓滑为辨证要点。

2. 随症加减　大便脓血，口苦急躁，舌红苔黄腻，脉弦滑，热盛邪实者，减太子参、白术等健脾益气药，加白头翁、秦皮、大黄炭、炒槟榔等清肠导滞之品；胃脘痞闷，舌苔白腻，湿阻气滞者，酌加薏苡仁、白蔻仁。

3. 现代应用 临床常用于慢性非特异性结肠炎、溃疡性结肠炎等表现为胃肠湿热、肝郁脾虚之患者。

4. 应用经验 路志正名老中医常用该方治疗慢性非特异性结肠炎、溃疡性结肠炎等，均取得较好的效果。[张丰强，郑英主编.首批国家级名老中医效验秘方精选.北京：国际文化出版社，1996]

久泻断下汤

【出处】郭谦亨验方（《首批国家级名老中医效验秘方精选》）

【组成】炙椿皮9g 土茯苓9g 川黄连6g 炒干姜6g 石榴皮4~6g 防风4g 广木香4g 炙米壳9g 元胡4g

【用法】用清水浸过药面（约350毫升），煎至150毫升，滤出药液，渣再加水250毫升，煎至100毫升。滤出药液合一处，搅匀，分两份，先服一份，另一份间隔6小时服。也可加大剂量改作散剂或丸剂。丸剂每服9g，散剂每服6g，日服2次，勿在铜铁器中煎、捣。

【功用】燥湿开结，寒热并调，理气涩肠。

【主治】久泻久痢之湿热郁结、虚实交错证。症见长期溏便，杂有脓液，或形似痢疾，先便黏液脓血，继下粪便，左下腹痛，或兼见里急后重，时轻时重。

【方解】本方常用于治疗久泻久痢急性发作期，中医辨证为湿热郁结、虚实交错证。久泻、久痢之急性发作，多为饮食不节、不洁，积滞于中，或湿热、秽浊、热毒侵犯胃肠；或痢之日久缠绵，既可因急性期误治、失治而迁延不愈，更多属肝郁脾虚，湿聚酿热，邪郁肠道，久则入络损肠所致。临床上多呈寒热、虚实交错之证。"久泻断下汤"是苦寒辛热同用，开泄敛涩并举之方。方中以椿皮、土茯苓、黄连燥湿清热治病因；以干姜之辛热配黄连之苦寒解肠之寒热郁结；乌梅、米壳敛肠止泻以固其本；复以木香、元胡理气活血，防风胜湿升清，共复其用。诸药相合，则湿热清，郁结解，溃疡愈，肠气和而功能复。

【临床应用】

1. 运用要点 本方主要用于治疗湿热郁结、虚实交错之久泻久痢证。临证以长期溏便，杂有脓液，左下腹痛，或兼见里急后重为辨证要点。

2. 随症加减 便下黏液量少而后重甚者，去米壳加槟榔6g，以降泄肠中气滞；大便溏，量多有热感者，加薏苡仁15～20g，以利湿健脾止泻；日久气虚肢倦乏力者，加党参12g。

3. 现代应用 临床常用于过敏性结肠炎、慢性非特异性结肠炎、溃疡性结肠炎等表现为湿热郁结、虚实交错之患者。

4. 应用经验 郭谦亨名老中医常用该方治疗过敏性结肠炎、慢性非特异性结肠炎、溃疡性结肠炎等，均取得较明显的效果。[张丰强，郑英主编. 首批国家级名老中医效验秘方精选. 国际文化出版社，北京，1996]

姜莲养肠汤

【出处】 胡翘武验方（《首批国家级名老中医效验秘方精选》）

【组成】 干姜3g 毛姜10g 阿胶10g 旱莲草20g 当归10g 黄连6g 白术10g 木香6g 防风6g 炙甘草6g

【用法】 每日1剂，头煎二煎药液合并约400毫升，早晚2次空腹分服。其中阿胶应另炖烊化，分2次兑入药液中。症状缓解取得疗效后，可以上方剂量比例，研末（阿胶烊化）为丸，每服10g，日2次空腹吞服，以资巩固，以2～6个月为宜。

【功用】 燮理阴阳，祛邪厚肠止泻。

【主治】 慢性腹泻。症见腹泻经久反复不已，大便溏薄，日二三次，夹赤白黏液，腹痛隐绵，按之不减，形体消瘦，四末不温，神疲倦怠，纳谷不香，脘腹不适，口干黏或苦，不甚喜饮，舌质淡红或暗红，多细裂纹，苔薄白微腻，脉虚濡或细弦略数。

【方解】 本方是治疗慢性腹泻的有效方剂。慢性腹泻，病因病机比较复杂。因其经久不已，阴阳亏虚，精血不足；且常见气血郁滞，寒热湿浊壅遏不化。肠腑既失气阳阴精之温煦滋养，又遭内蕴结邪之侵扰，彼此互为因果，虚实两极分化，传导失职，变化不及，腹痛便泻有增无减。本方以干姜、白术、炙甘草温中健脾益气；合上补肾温阳，暖土止泻之毛姜温补脾肾，煦养肠腑；阿胶、旱莲、当归滋阴清热养血。杨士瀛尝谓："阿胶乃大肠主要药，有热毒留滞者，则能疏导，无热毒留滞者，则能平阴精耗伤之慢性腹泻，非此无以滋填厚肠，如斯阴阳燮理，益气养血，虚损肠腑始有补益之望。"毛姜、当归尚能活血行血；与行气止痛之木香为伍，可使郁滞日久之肠腔脉络流畅，气血通运；黄连清热泻火，燥湿厚肠，与辛热之干姜同用，久结之寒热可得清散，内困之湿浊亦能于苦辛通降中消化；更佐风中润药之防风，升散调运于胃肠间；使补而不滞，滋而不腻，结者能散，郁者能达，醒脾悦胃，活泼气血，若此气血两调，寒温并投；壅遏之客邪可消。

【临床应用】

1. 运用要点 本方常用于治疗慢性腹泻。临证以腹泻经久反复不已，腹痛隐绵，形瘦，四末不温，倦怠，纳果舌质淡红或暗红，苔薄白微腻，脉虚濡或细弦略数为辨证要点。

2. 随症加减 湿热偏盛者，加马齿苋 30g；便血或赤冻多者，加地榆 10g、鸦胆子（每服 15 粒，去壳吞服，日 2 次）；阴虚偏甚，泻下量多者，加乌梅 20g。

3. 现代应用 临床常用于过敏性结肠炎、慢性结肠炎、溃疡性结肠炎等表现为阴阳失和，邪在大肠之患者。

4. 应用经验 胡翘武名老中医常用该方治疗过敏性结肠炎、慢性结肠炎、溃疡性结肠炎等，均取得较好的效果。[张丰强，郑英主编. 首批国家级名老中医效验秘方精选. 国际文化出版社，北京，1996]

扶正祛邪汤

【出处】 汤承祖验方（《首批国家级名老中医效验秘方精选》）

【组成】 党参 20g　黄芪 20g　苍术 12g　广木香 10g　肉豆蔻 10g　制附子 10g　骨碎补 12g　荜茇 10g　败酱草 20g　白花蛇舌草 20g

【用法】 日 1 剂，水煎分服。

【功用】 益气健脾，温肾清肠。

【主治】 久泻虚实夹杂者。症见腹泻经久反复不已，大便溏薄，日二三次，带黏液，腹痛隐绵，形体消瘦，四末不温，神疲倦怠，纳谷不香，脘腹不适，舌质淡红，苔白，脉虚或细弱。

【方解】本方为治疗脾肾两虚，虚实夹杂之泄泻之经验方。脾肾两虚，提举固涩无力，故见腹泻经久反复不愈，大便溏薄，日二三次，带黏液，腹痛隐绵；脾虚肌肉不充，故见形体消瘦，神疲乏力；脾肾阳虚，阳气不能达于四末，故见四末不温；脾虚运化无力，则纳谷不香，脘腹不适；舌质淡红，苔白，脉虚或细弱为脾肾两虚之象。

方中木香行气止痛，为疗肠胃气滞之要药，功专温里止泻；肉豆蔻性涩，以温中涩肠为主效，用于久泻，二药共为君药。制附子功能温中止痛，性纯属阳，走而不守，内则温中焦暖下元，用为臣药。党参补中益气，善理脾胃诸疾；黄芪补气升阳，为扶正之佳品；苍术燥湿健脾，且有强壮之效；骨碎补温肾阳；荜茇温中止痛，且能温肾；败酱草活血散瘀、解毒，为消炎排脓之要药；白花蛇舌草为清肠之品，上药俱为佐药。诸药合奏益气、健脾、温督、清肠之功，以达正扶邪祛之效。

【临床应用】

1. 运用要点 本方主要用治久泻虚实夹杂者。临证以腹泻经久反复不已，腹痛隐绵，形体消瘦，神疲倦怠，纳谷不香，舌质淡红，苔白，脉虚或细弱为辨证要点。

2. 随症加减 湿重者去败酱草、白花蛇舌草，加川朴 10g、槟榔 10g；肾阳不振者加仙茅 12g；纳谷不香加炒谷芽 30g；血便者加仙鹤草 20g。

3. 现代应用 临床常用于过敏性结肠炎、慢性结肠炎、溃疡性结肠炎等表现为脾肾阳虚之患者。

4. 应用经验 汤承祖名老中医常用该方治疗过敏性结肠炎、慢性结肠炎、溃疡性结肠炎等，均取得较好的效果。[张丰强，郑英主编. 首批国家级名老中医效验秘方精选. 国际文化出版社，北京，1996]

健脾固肠汤

【出处】彭澍验方（《首批国家级名老中医效验秘方精选》）

【组成】党参 10g　炒白术 10g　炙甘草 6g　木香 5g　黄连 5g　炮干姜 5g

秦皮 10g　乌梅 5g

【用法】水煎服，1 日 1 剂，分 2～3 次口服，也可按用量比例制成丸剂服用。

【功用】补脾健胃，止泻固肠。

【主治】脾胃虚弱之慢性腹泻。症见大便泄泻经久不愈，时溏时泻，脘闷腹胀腹痛，肢倦神疲，舌质淡胖有齿印，苔白，脉细弱。

【方解】慢性腹泻，或起因外感时邪，或伤自食饮不节（洁），引起脾胃受伤而致。多因忽于除邪务尽，未作彻底治疗，或迁延失于正确调治，泻痢日久，导致脾胃气虚抵抗力不足，易感新邪，影响脾胃气机正常升降出入，是以大便不实而见脘闷腹胀作痛等虚实并现证候。

本方取理中立意，用党参为君大补元气，助运化而正升降。臣以炒白术燥湿健脾，炮干姜温中焦脾胃，使中州之虚得甘温而复。用木香辛甘微温行肠胃滞气，燥湿止痛而实肠；伍黄连燥湿解毒，秦皮、乌梅燥湿清热兼制炮干姜、木香辛燥，并收固涩腹泻之效，以上四药为佐药。炙甘草益气和中兼以调和诸药，为佐使之用。全方标本兼顾虚实互调，融益气运脾、温中散寒、清热燥湿、固肠止泻于一体，扶正祛邪，以复脾胃正常运化功能。

【临床应用】

1. 运用要点　本方常用于脾胃虚弱之慢性腹泻。临证以大便泄泻经久不愈，肢倦神疲，舌质淡胖有齿印，苔白，脉细弱为辨证要点。

2. 随症加减　如因久作泻痢，气虚下陷，导致脱肛者，可加黄芪、升麻；若兼见晨起则泻，泻而后安，或脐下时痛作泻，下肢不温，舌淡苔白，脾肾阳气不足者，加补骨脂补命门火，辅吴茱萸、肉豆蔻暖肾温脾，五味子涩肠止泻；如年老体衰，气虚于下久泻不止，加诃子；因气郁诱作痛泻，症见胸胁痞闷者，加枳壳、白芍、防风以泄肝益脾。

3. 现代应用　临床常用于过敏性结肠炎、慢性结肠炎、溃疡性结肠炎等表现为脾胃虚弱之患者。

4. 应用经验　彭澍名老中医常用该方治疗过敏性结肠炎、慢性结肠炎、溃疡性结肠炎等，均取得明显的效果。[张丰强，郑英主编. 首批国家级名老中医效验秘方精选. 国际文化出版社，北京，1996]

慢性肠炎丸

【出处】朱锡祺验方（《首批国家级名老中医效验秘方精选（续集)》)

【组成】焦楂炭 135g　苍术 60g　淮山药 60g　苦参 60g　白头翁 60g　补骨脂 45g　川厚朴 30g　煨木香 30g　蚂蚁草 30g　升麻 24g　炮姜 24g

【用法】上药共研细末，水泛为丸。日服 2 次，每次 6g。服 1 剂药为一疗程。

【功用】清热燥湿，健脾止泻。

【主治】慢性结肠炎之泄泻。症见腹泻、腹痛及粪便中带有黏液或兼有脓血。

【方解】慢性结肠炎之泄泻，病因病机较复杂，往往是虚实相兼，寒热杂错。故治疗上应攻补兼施，寒热并用，可用温补脾肾，清热燥湿止泻之法。

本方用白头翁清热解毒，燥湿止泻痢；苦参清热燥湿，厚肠止泻。再用补骨脂、炮姜温中益肾；淮山药、升麻健脾益气，升提中气；川厚朴行气燥湿，苍术燥湿健脾，焦楂炭味酸收敛，涩肠止泻；蚂蚁草清热解毒，利湿止泻。

【临床应用】

1. 运用要点　本方主要用治慢性结肠炎之泄泻。临证以腹泻、腹痛及粪便中带有黏液或兼有脓血为辨证要点。

2. 随症加减　腹痛甚者，加木香、元胡、川楝子；饮食减少者，加麦芽、谷芽、神曲。

3. 现代应用　临床常用于过敏性结肠炎、慢性结肠炎、溃疡性结肠炎等表现为脾虚而大肠有湿热之患者。

4. 注意事项　慢性结肠炎患者常表现为反复发作的泄泻，如属脾胃虚弱，湿热内盛者，可用本方。但对大便呈"带鱼肚肠"样的患者（古云五色痢）须排除结肠肿瘤；对五更泄（鸡鸣泄），要考虑肠结核；另外，血吸虫感染或早期肝硬化者，也可能出现慢性腹泻，应予鉴别。上面这几种疾病引起的慢性腹泻，运用此方效果欠佳。

5. 应用经验　朱锡祺名老中医常用该方治疗过敏性结肠炎、慢性结肠炎、溃疡性结肠炎等，均取得较好的效果。[米一鹗主编．首批国家级名老中医效验秘方精选（续集）．今日中国出版社，北京，1999]

四神理中汤

【出处】　祝德军验方（《首批国家级名老中医效验秘方精选（续集）》）

【组成】　熟附子9g　补骨脂12g　五味子6g　吴茱萸9g　炒白术10g　党参15g　炮姜6g　肉桂3g　罂粟壳9g　乌梅9g　地榆炭15g　白及10g　木香6g　甘草6g

【用法】　每日1剂，水煎2次，早晚分服。

【功用】　温补脾肾，涩肠止泻。

【主治】　脾肾阳虚之泄泻。症见久病不愈，肠鸣腹泻，或五更泄，泻后痛减，形寒腹冷，喜温喜按，少食肢倦，腰膝酸软，苔淡苔白，脉沉细无力。

【方解】　本方是治疗脾肾阳虚之泄泻的有效方剂。祝德军名老中医认为本病多由素体脾胃虚弱或因饮食不节或忧思恼怒，导致脾胃损伤，肝木克土，郁久化生湿热，蕴结肠中，阻滞脉络，血腐肉败而成。病程一般较长，常见本虚标实、寒热错杂之证。脾胃虚弱为其本，湿热蕴结为其标，气滞血瘀贯穿在本病的整个过程。脾肾阳虚型病机为：脾为釜，命火似薪，脾胃腐熟水谷有赖肾阳之温煦，命门火衰，下关不固而发洞泻。故以附子理中汤合四神丸组方，以大辛大热之附子为君，直入脾肾二经，大补阳气，温阳止泻。肉桂、补骨脂温补命门，益肾助阳，助君药温阳之功，共为臣药。吴茱萸、炮姜温中散寒；党参、白术、甘草益气健脾，以助运化；五味子、罂粟壳、乌梅固肠止泻；地榆炭、白及、木香行气理血，清化大肠，上药俱为佐药。诸药合用，共奏温补脾肾，涩肠止泻之功。

【临床应用】

1. 运用要点　本方主要用治脾肾阳虚之泄泻。临证以久泻不愈，形寒腹冷，腰膝酸软，苔淡苔白，脉沉细无力为辨证要点。

2. 随症加减　症见少腹刺痛者可加赤芍、红花通络理肠；苔腻，饮食不化者，可加藿香、佩兰、豆蔻、砂仁芳香化湿；脓血便明显者加白头翁。

3. 现代应用 临床常用于慢性结肠炎、溃疡性结肠炎等表现为脾肾阳虚之患者。

4. 应用经验 祝德军名老中医常用该方治疗慢性结肠炎、溃疡性结肠炎等，均取得较好的效果。[米一鹗主编. 首批国家级名老中医效验秘方精选（续集）. 今日中国出版社，北京，1999]

加味痛泻四逆散

【出处】祝德军验方（《首批国家级名老中医效验秘方精选》）

【组成】陈皮9g 防风6g 炒白术20g 赤芍15g 白芍15g 广木香9g 柴胡6g 炒枳实12g 合欢皮30g 白头翁12g 甘草6g

【用法】每日1剂，水煎2次，早晚分服。

【功用】疏肝行滞，理脾化湿。

【主治】肝实犯脾之泄泻。症见胸胁胀满，嗳气少食，每因精神刺激即发腹痛泄泻，泻后痛减，大便夹有黏液脓血，舌淡红、苔白，脉弦滑。

【方解】本方常用于治疗肝实犯脾之泄泻。肝实犯脾型患者多脾气素虚，加之情志不和，肝气横逆乘脾，脾失健运，清浊不分，混杂而下。故以痛泻要方合四逆散加减组方，疏肝行滞，理脾化湿。方中炒白术甘温，入脾经，益气健脾，化湿止泻，为君药。白芍敛肝柔肝，缓急止痛，可助白术止泻，为臣药。陈皮理气和中燥湿；防风理肝舒脾，能散气滞；广木香行气导滞，赤芍活血化瘀，一气一血，"调气则后重自除，行血则便脓自愈"，相辅相成；柴胡、枳实、合欢皮疏肝解郁，气畅郁舒则脾湿可除；白头翁清热燥湿，苦能坚肾止泻，上药俱为佐药。甘草和中健脾兼以调和诸药，为佐使之用。诸药合用能使肝气条达，脾气健旺，水湿得除，痛泻可止。

【临床应用】

1. 运用要点 本方主要用治肝实犯脾之泄泻。临证以胸胁胀满，嗳气少食，舌淡红、苔白，脉弦滑为辨证要点。

2. 随症加减 里急后重较甚者加槟榔12g行气导滞；腹痛甚者加元胡12g理气活血，倍白芍缓急止痛；嗳腐吞酸者加焦三仙各12g消食导滞。

3. 现代应用 临床常用于慢性结肠炎、溃疡性结肠炎等表现为肝实犯脾之患者。

4. 应用经验 祝德军名老中医常用该方治疗慢性结肠炎、溃疡性结肠炎，均取得较好的效果。［张丰强，郑英主编．首批国家级名老中医效验秘方精选．国际文化出版社，北京，1996］

益气升阳止泻汤

【**出处**】 陈福如验方（《中华当代名中医八十家经验方集萃》）

【**组成**】 黄芪20g 白术 苍术 益智仁各15g 升麻 柴胡 炙甘草各5g 红花3g 川黄连1~2g

【**用法**】 水煎服，日1剂。

【**功用**】 健脾益气，升阳止泻。

【**主治**】 脾气虚而阳气下陷所致的慢性腹泻症，症见慢性泄泻，迁延难愈，纳呆，肠鸣，舌质淡，苔白润，脉缓无力。

【**方解**】 本方为治疗脾虚阳气下陷所致腹泻。脾气虚弱，升举无力，阳气下陷，故见泄泻，迁延难愈；脾虚运化无力，故纳呆，肠鸣；舌质淡，苔白润，脉缓无力为脾虚之象。方中重用甘温的黄芪为君，入脾经，健脾益气，升阳举陷。白术甘温，入脾经，助黄芪以健脾益气，为臣药。苍术以苦温燥湿；益智仁以祛浊止泻；升麻、柴胡以升脾阳；红花以祛瘀通络，改善肠道微循环，对慢性泄泻有止泻之效；用川黄连少量以苦健胃厚肠，上药俱为佐药。诸药合用，共奏健脾益气，升阳止泻之功。

【**临床应用**】

1. 运用要点 本方主要用治脾气虚而阳气下陷所致的慢性腹泻症，临证以慢性泄泻，纳呆，肠鸣，舌质淡，苔白润，脉缓无力为辨证要点。

2. 随症加减 若脾胃虚寒则合理中汤以温中益气止泻；若脾肾阳虚则增肉桂、制附子、补骨脂等以补火暖土而止泻；若大便溏泄、频作量多，可益石榴皮或赤石脂以收敛止泻；若年老体弱而久泻不止，可服独参汤：高丽参20g，水150毫升，另炖服。

3. 现代应用 现代常用于慢性肠炎、肠易激综合征、过敏性肠炎等属脾气虚而中气下陷者。

4. 应用经验 陈福如名老中医常用该方治疗慢性肠炎、肠易激综合征、过敏性肠炎等，均取得较好的效果。[连建伟主编．中华当代名中医八十家经验方集萃．北京：知识产权出版社，2013]

久泻抚肠汤

【出处】余绍源验方（《中华当代名中医八十家经验方集萃》）

【组成】党参15g 白术15g 干姜10g 苍术10g 茯苓15g 煨肉蔻10g 草果（后下）5g 淮山15g 石榴皮15g 乌梅10g 炙甘草10g

【用法】水煎服，日1剂。

【功用】健脾化湿，温中涩肠。

【主治】脾胃虚弱之久泻。大便时溏时泻，甚则水谷不化，进食油腻之物更甚。脘腹胀满，面色萎黄，食欲减少，肢倦乏力。

【方解】本方为治疗脾虚患者久泻之经验方。脾胃虚弱，提举固涩无力，故见大便时溏时泻；脾虚无力运化，每因进食油腻之物，积滞困脾而脾愈虚，泄泻更甚。脘腹胀满，面色萎黄，食欲减少，肢倦乏力为脾虚之象。方中以理中汤（党参、白术、干姜）温中祛寒，补气健脾为君；以煨肉蔻、苍术、草果之辛温，燥湿除寒，暖脾胃、固大肠为臣；山药、茯苓二药甘平，健脾渗湿，治脾虚之久泻为佐；乌梅、石榴皮酸涩，涩肠止泻为使。全方温中健脾，固肠止泻，宜于久泻者。

【临床应用】

1. 运用要点 本方主要用于治疗脾胃虚弱之久泻。临证以大便时溏时泻，甚则水谷不化，面色萎黄，食欲减少，肢倦乏力为辨证要点。

2. 随症加减 如进一步发展至脾阳虚衰，阴寒内盛，腹中冷痛，手足不温，宜加附子、肉桂以温中散寒。纳谷不香者，加鸡内金、神曲、麦芽以和胃消食。恶心欲呕者，加法半夏、陈皮以和胃降逆止呕。

3. 现代应用 现代常用于慢性胃肠炎、肠易激综合征、过敏性肠炎等属脾气不足者。

4. 应用经验 余绍源名老中医常用该方治疗慢性胃肠炎、肠易激综合征、过敏性肠炎等，均取得较好的效果。[连建伟主编．中华当代名中医八十家经

验方集萃. 北京：知识产权出版社，2013]

激愈方

【出处】沈英森验方（《中华当代名中医八十家经验方集萃》）

【组成】陈皮 10g　防风 10g　白术 15g　白芍 15g　木香 5g　香薷 10g　厚朴 10g　扁豆花 10g　川黄连 3g　地榆 10g　槐角 15g　三七末（冲服）12g

【用法】水煎服，日 1 剂。

【功用】理气健脾化湿，止血敛疮。

【主治】溃疡性结肠炎属肝脾不和，湿热蕴结者。症见腹痛、腹泻、里急后重及脓血便，病程长，病情反复发作。

【方解】本方是治疗溃疡性结肠炎的一条有效方剂。溃疡性结肠炎是一种慢性非特异性结肠炎症，病位主要在结肠黏膜层，以溃疡病变为主，其主要症状为腹痛、腹泻、里急后重及脓血便，病程长，病情反复发作。本病可归属于中医学"腹痛"、"腹泻"、"痢疾"范畴，现代中医谓之"大瘕泄"。《难经·五十七难》曰："大瘕泄者，里急后重，数至圊而不能便，茎中痛。"沈英森老中医认为本病病位在大肠，与肝脾肾均有关联，其中与肝、脾联系更为密切。病机主要是湿热蕴结肠道，以致气血壅滞，气机阻滞则大肠通降不利，故有里急后重；不通则痛，而见腹痛；湿热蕴滞，清浊不分，混杂而下，可见肛门灼热、烂便或泄泻；湿郁热蒸、气血凝滞，腐败肠间以致血络受伤而出血。治疗当以通利肠道，调和气血为主，同时配以疏肝健脾、祛湿清热、化瘀止血等多种方法，方可奏效。方中应用木香、厚朴、陈皮理气，气畅则痛止；白芍柔肝缓急止痛；扁豆花、香薷清热化湿；黄连燥湿泻火解毒，药理证实其具有抗病原微生物、保护胃黏膜损伤与溃疡等作用；白术、防风健脾燥湿；槐角、地榆、三七通利肠道止血。诸药合用共奏理气和中止痛、清热化湿止泻之功。药证相符，则邪去正安。

【临床应用】

1. 运用要点　本方主要用治溃疡性结肠炎肝脾不和，湿热蕴结证。临证以腹痛、腹泻、里急后重、或脓血便，病情反复发作为辨证要点。

2. 随症加减　腹痛甚者，加槟榔、元胡；饮食减少者，加神曲、鸡内金。

3. 现代应用 现代常用于治疗溃疡性结肠炎、过敏性肠炎、肠易激综合征等属肝脾不和，湿热蕴结者。

4. 应用经验 沈英森名老中医常用该方治疗溃疡性结肠炎，取得较好的效果。[连建伟主编. 中华当代名中医八十家经验方集萃. 北京：知识产权出版社，2013]

<h2 style="text-align:center">痛泻顺激方</h2>

【**出处**】周福生验方（《中华当代名中医八十家经验方集萃》）

【**组成**】白术 15g 白芍 15g 元胡 15g 陈皮 10g 夜交藤 30g 木香 10g（后下） 防风 10g

【**用法**】水煎服，日 1 剂。

【**功用**】健脾柔肝祛湿，安神和胃止泻。

【**主治**】脾虚肝郁、心神不宁之痛泻。腹痛、腹泻时作，常因情绪变化诱发，泻后痛减，伴胸胁痞闷、胁肋胀痛、肠鸣、嗳气、矢气，善太息或易怒，纳呆，心烦，夜寐不安或失眠、多梦、易惊醒，舌淡苔薄白，脉弦细。

【**方解**】本方以痛泻要方加味而成。方中白术苦甘而温，补脾燥湿以治土虚，为君药。白芍养血柔肝缓急，元胡疏肝活血止痛，与白术相配，于土中泻木、调和气血，共为臣药。陈皮理气燥湿、醒脾和胃，夜交藤养心安神，木香行气止痛和中，共为佐药。防风性升散，辛能散肝郁，香能舒脾气，且有燥湿以助止泻之功，又为脾经引经之药，兼具佐使之用。诸药相合，可以补脾胜湿而止泻，柔肝理气而止痛，养血和胃而宁神，使脾健肝柔神安，痛泻自止。

【**临床应用**】

1. 运用要点 本方主要用于治疗脾虚肝郁、心神不宁之痛泻。临证以腹痛、腹泻时作，常因情绪变化诱发，心烦，夜寐不安，舌淡苔薄白，脉弦细为辨证要点。

2. 随症加减 气虚重者，加用五指毛桃、黄芪、党参益气健脾；腹泻重者，选加藿香、佩兰、薏苡仁利湿醒脾，莲子、芡实、山药收涩止泻；腹胀明显者，可加枳实、紫苏梗、厚朴等理气消胀；腹痛明显者，加用救必应、佛手、郁金等理气止痛；失眠多梦、心烦焦虑甚者，加用合欢皮、浮小麦等调心安神；出现心烦失眠、盗汗等症状时，可选用百合、生地黄等。夹瘀者，加用丹参、赤芍以化瘀；夹湿热者，加绵茵陈、黄连、败酱草等以清利肠道湿热。

3. 现代应用　现代常用治肠易激综合征、慢性结肠炎、过敏性肠炎等属脾虚肝郁、心神不宁者。

4. 应用经验　周福生名老中医常用该方治疗肠易激综合征，常取得明显的效果。[连建伟主编.中华当代名中医八十家经验方集萃.北京：知识产权出版社，2013]

第八章　便秘名方

便秘是指由于大肠传导失常，导致大便秘结，排便周期延长；或周期不长，但粪质干结，排出艰难，或粪质不硬，虽有便意，但便而不畅的病证。

便秘的病因与多方面的因素有关。外感寒热之邪，内伤饮食情志，阴阳气血不足等皆可引起本病的发生。若素体阳盛，或热病之后，余热留恋，或肺热肺燥，下移大肠，或过食醇酒厚味，或过食辛辣，或过服热药，均可致肠胃积热，耗伤津液，肠道干涩。忧愁思虑，脾伤气结；或抑郁恼怒，肝郁气滞；或久坐少动，气机不利，均可导致腑气郁滞，通降失常，传导失职。恣食生冷，凝滞胃肠；或外感寒邪，积聚肠胃；或过服寒凉，阴寒内结，均可导致阴寒内盛，凝滞胃肠，失于传导。饮食劳倦，脾胃受损；或素体虚弱，阳气不足；或年老体弱，气虚阳衰；或久病产后，正气未复；或过食生冷，损伤阳气；或苦寒攻伐，伤阳耗气，均可导致气虚阳衰，传导无力。若素体阴虚，或病后产后，阴血虚少；或失血夺汗，伤津亡血；或年老体弱，阴血不足等，均可导致肠道失润，传导失司而成便秘。

本病的治疗应当分清寒热虚实，辨证论治。属肠胃积热者，治宜泻热导滞，润肠通便；气机郁滞者，治宜顺气导滞；阴寒积滞者，治宜温里散，通便止痛；气虚便秘者，治宜补气润肠；血虚便秘者，治宜养血润肠；阴虚便秘者，治宜滋阴通便；阳虚便秘者，治宜温阳通便。

西医学中的功能性便秘、肠道激惹综合征、肠炎恢复期、直肠及肛门疾病所致的便秘、药物性便秘、内分泌及代谢性疾病的便秘、肌力减退所致的排便困难等，均可参考本病进行辨证论治。

麻子仁丸

【出处】《伤寒论》

【组成】麻子仁二升　芍药半斤　枳实（炙）半斤　大黄（去皮）一斤　厚朴（炙，去皮）一尺　杏仁（去皮、尖、熬，别作脂）一升　蜂蜜原方未列出用量

【用法】上药为末，炼蜜为丸，每日1～2次，每次10g，空腹服，亦可作汤剂，水煎服，大黄宜后下（原方六味，蜜和丸，如梧桐子大，饮服十丸，日三服，渐加，以知为度）。

【功用】润肠通便。

【主治】脾约证。症见大便干结，小便频数，不更衣数日而无所苦，舌质红，苔黄干，脉浮涩。

【方解】对于本方治证之病因病机，原书归纳为"其脾为约"。其意是由于胃有燥热，脾阴不足，脾受约束，不能为胃行其津液，津液不能四布，偏渗于膀胱而不能濡润大肠，故见小便频数、大便干硬。其便秘主要是由于肠道失于濡润所致，故虽多日不更衣，而无所苦，不似大承气汤之肠胃实热内结，腹痛里急，急需泻下存阴。本方证则以润肠通便为主，兼以泄热导滞。方中麻子仁（即火麻仁）质润多脂，既能滋脾润躁，又能滑肠通便，故重用为君药。大黄虽属苦寒之品，但它既能泻下，又能清热，因胃有燥热，故需用之。肺与大肠相表里，故又选用质润多脂，既能润燥通便，又能宣肺降气之杏仁以奏"开上通下"之效。芍药（本方证宜用白芍），质滑性寒，养阴和里，有助于滋脾润燥，滑肠通便，三药各有所司，但合而又有增强通便之效，并可使大黄下不伤阴，共为臣药。枳实、厚朴下气破结，既可助君药之通便，又可防麻子仁之腻滞，为佐药，蜂蜜养胃润肠为使。合而为丸，有润下、缓下之效。

综观本方，虽含有小承气汤，但比之小承气汤原方治证，本方证并非胃肠实热，腑气壅滞，而是胃有燥热，脾阴不足，故此大黄、厚朴用量相对减轻，并且只"服十丸，日三服，渐加，以知为度"说明本方意在缓下。

【临床应用】

1. 运用要点　本方主要用于治疗胃有燥热，脾阴不足之便秘证。临证以

大便干结，小便频数，舌质红，苔黄干，脉浮涩为辨证要点。

2. 随症加减 若津液已伤，可加生地、玄参、麦冬以滋阴生津；若兼郁怒伤肝，易怒目赤者，加服更衣丸以清肝通便；若燥热不甚，或药后通而不爽者，可用青麟丸以通腑缓下，以免再秘；若热势较甚，痞满燥实坚者，可用大承气汤急下存阴。

3. 现代应用 现代常用于惯性便秘、痔疮合并便秘、肠结核属于大肠燥热者。

4. 注意事项 本方虽属润下，但方中有大黄之苦寒泻下，因此，孕妇及血虚便秘均应慎用。

5. 应用经验 王自斌运用麻子仁丸治疗胆石症获得较好的临床疗效。〔王自斌. 老药临床新用. 光明中医，2008，23（6）：836－837〕

杨弋、叶琳运用麻子仁丸治疗胃炎获得较好的临床疗效。〔杨弋，叶琳. 麻子仁丸新用. 新中医，2009，41（1）：90〕

大黄附子汤

【出处】《金匮要略》

【组成】 大黄三两 附子（炮）三枚 细辛二两

【用法】 水煎服（原方以水五升，煮取二升，分温三服。若强人煮取二升半，分温三服。服后如人行四五里，进一服）。

【功用】 温里通便。

【主治】 寒积实证。症见便秘，脐腹冷痛或胁下偏痛，苔白，脉紧弦。

【方解】 寒邪积滞阻结于肠道，可致传化失职，故大便秘结。寒性凝泣，寒实内结于肠道，可致升降之气机痞塞，兼之大便不通，不通则痛，故见腹部或胁下疼痛，此时，"非温不能散其寒，非下不能去其积"（《成方便读》），只有温里通便之法才能去其寒实积滞，故用大辛大热、走而不守之附子温散寒凝而开闭结，以治脐腹冷痛，为君药。附子没有通便的功用，故又选用善于泻下通便之大黄为臣药，大黄虽属寒凉之品，但与辛散大热之附子配伍，则寒性被制而存其走泄泻下之性，两药相伍，制性存用，共奏温里通便之效。至此，按理无需再选用其他药物了，原因是根据本方证之病因病机，附子、大黄相伍，其温里通便之力已可达到治疗目的了。之所以选用细辛，系借其散寒止痛，并辛温宣通之性以增强附子温散寒凝之力，并可协助附子以制药大黄之寒性而又不阻碍大黄走泄之性，为佐药。

原方作者张仲景创制大黄附子汤时，对于大黄、附子的用量亦甚深究。与麻黄附子细辛汤（《伤寒论》）相比，"麻黄附子细辛汤中附子只用一枚，此方附子则用三枚，所以然者，麻黄、附子、细辛是三味温药，只有相助而不相制，故附子一枚已足。此方大黄苦寒，且系三两，若只用附子一枚，岂不为大黄牵制……"（《古方八法举隅》）。

本方煎液浓缩成200ml，用作保留灌肠，隔天1次，7次为一疗程，治疗慢性肾炎尿毒症，症见大便不畅或便秘，伴腹胀，恶心，眩晕，苔白腻，脉弦紧属于浊阴上逆者。

【临床应用】

1. 运用要点　本方主要用于治疗寒积内阻之便秘。临证以便秘，脐腹冷痛或胁下偏痛，苔白，脉紧弦为辨证要点。

2. 随症加减　便秘甚者，加火麻仁、郁李仁；腹痛甚者，加元胡、槟榔。

3. 现代应用　现代常用于慢性胆囊炎、肠梗阻、尿毒症属于寒积便秘者。

4. 注意事项　大黄用量不宜超过附子，以便"制性存用"。大黄用法，按原方之意是大黄与附子、细辛同煎，但据临床报道：大黄亦可后下。大黄后下时，其用量可减轻。

5. 应用经验　陈瑞林运用大黄附子汤加味治疗胆道结石取得好的疗效。
［陈瑞林. 大黄附子汤加味治疗胆道结石32例. 湖南中医杂志, 1998, 14（3）：57－58］

增液汤

【出处】《温病条辨》

【组成】玄参一两　麦冬八钱　生地八钱

【用法】水煎服（原方水八杯，煮取三杯，口干则与饮令尽，不便，再作服）。

【功用】滋阴清热，润燥通便。

【主治】津亏肠燥证。症见大便秘结，口渴，舌干，脉细稍数，或沉而无力等。

【方解】本方是为阳明温病，阴津大伤，大便秘结者而设。温病迁延日久，或素体阴虚，使液涸肠燥，肠失濡润，传导不利，故大便秘结，即所谓"无水行舟"；阴津亏损，津不上潮，故口渴，舌干；阴虚内热，故舌红，脉细数无力，此证乃"液干多而热结少者"，其治不可用承气汤重竭其津，当用增液润燥之法，"增水行舟"。方中重用玄参为君，其性咸寒润下，善滋阴降火，润燥生津。麦冬甘寒体润，大有滋阴润燥之功；细生地滋阴壮水，清热润燥，共为臣佐。三药合而用之，大补阴津，即以增水，水满则舟自行。全方药少力专，"妙在寓泻于补，以补药之体，作泻药之用，既可攻实，又可防虚"（《温病条辨》）。

【临床应用】

1. 运用要点 本方主要用于治疗津亏肠燥的便秘证。临证以大便秘结，口渴，舌干，脉细稍数为辨证要点。

2. 随症加减 津伤热结甚者，可加大黄、芒硝以清热泻下，名增液承气汤；若阴虚牙痛可加牛膝、丹皮以凉血、泻火、解毒；对于胃阴不足，舌质光绛，口干唇燥者，亦可使用本方加入沙参、玉竹、石斛等以养阴生津。

3. 现代应用 现代常用于过敏性结肠炎、肛裂、痔疮、肠结核、慢性牙周炎、慢性咽喉炎、口腔溃疡、糖尿病等属阴津不足者。

4. 注意事项 阳明实热引起便秘，则非本方所宜。本方诸药均须重用，才能见效，正如原著所云："非重用不为功"。

5. 应用经验 安效先，孟景春分别运用增液汤治疗小儿便秘和便秘均获良效。[潘璐．安效先教授治疗小儿便秘经验．世界中西医结合杂志，2010，5（9）：745；韦堂军，龚婕宁．孟景春教授养阴法治疗便秘方药配伍经验．2012，(3)：236－237]

增液承气汤

【出处】《温病条辨》

【组成】玄参一两　麦冬（连心）八钱　细生地八钱　大黄三钱　芒硝一钱五分

【用法】水煎，大黄后下，芒硝冲服（原方水八杯，煮取三杯，先服一杯，不知，再服）。

【功用】 滋阴增液，泄热通便。

【主治】 热结阴亏便秘证。症见大便秘结，下之不通，脘腹胀满，口干唇燥，舌红苔薄黄干，脉沉细数。

【方解】 本方治证系因热结胃肠，阴液亏损所致。温邪最易伤阴，阳明温病，热伤津液，肠道失去濡润，则致燥屎不行。此属"无水舟停"之证，因此，虽用攻下法（此指温下或苦寒泻下）而不得通。惟甘凉濡润增液为主，辅以咸寒软坚润下，才是正道。方中玄参既甘寒滋阴降火，又咸寒软坚润燥，故重用为君。麦冬、生地黄甘寒多液，既滋阴增液，又有清热降火，共为臣药。三药相伍即为增液汤（《温病条辨》），有"增水行舟"之效，但本方与增液汤相比，尚有热结，故又选大黄、芒硝软坚润燥，泄热通便。

原著《温病条辨》指出，阳明温病，大便秘结，若属津液枯竭，水不足以行舟而燥屎不下者，可服增液汤以增水行舟；若再不下，是燥结太甚，则宜增液承气汤以滋阴增液，泄热通便。说明增液承气汤之主治证是阳明温病腑实之邪未去，而津液已伤者。如若腑实之邪已去，仅是液枯便秘者，则宜增液汤。

【临床应用】

1. 运用要点 本方主要用于治疗热结阴亏，无水行舟的便秘证。临证以大便秘结，下之不通，口干唇燥，舌红苔薄黄干，脉沉细数为辨证要点。

2. 随症加减 肠中热结不甚者，可去大黄、芒硝，以免克伐伤正；气滞腹胀加厚朴、枳实；产后血虚阴亏者，加当归、苁蓉；兼气虚而见神疲、短气者，加人参、黄芪。

3. 现代应用 现代常用于习惯性便秘、痔疮便秘、慢性结肠炎等属于热结阴亏者。

4. 注意事项 本方使用时，中病即止，不可过剂；阳虚便秘者忌用。

5. 应用经验 殷学超和郭佳堂运用增液承气汤加味治疗糖尿病性便秘获得佳效。[殷学超，郭佳堂. 增液承气汤加味治疗糖尿病性便秘. 辽宁中医药大学学报，2008，10（11）：90]

济川煎

【出处】《景岳全书》

【组成】 当归二至五钱　牛膝二钱　肉苁蓉（酒洗去咸）二至三钱　泽泻一钱半
升麻五至七分或一钱　枳壳（虚甚者不必用）一钱

【用法】 水煎，空腹服（原方水一盏半，煎七分，食前服）。

【功用】 温肾益精，润肠通便。

【主治】 肾虚便秘。症见大便秘结，小便清长，腰酸膝软，苔白，脉
沉迟。

【方解】 肾开窍于二阴，司理二便。若肾阳虚弱，气化无力，开阖失司则
小便清长；小便量过多，水液偏渗于膀胱，大肠失去水液之濡润则致大便秘
结。治之既要温肾益精以培本，又要润肠通便以治标。方中肉苁蓉性味咸温，
质润而降，既能补肾益精，又能润肠通便，故此重用为君。当归辛苦温润，
养血润肠，既能助君药之温肾，又能助君药以增强润肠通便之效；牛膝补肝
肾，强腰膝，并能引药力下行以通便，共为臣药。既然是小便清长，何以又
用利水渗湿之泽泻？究其理，小便清长乃肾虚气化失职，开阖失常，浊阴不
降所致，故在重用肉苁蓉、当归以补肾润肠的前提下，少少用之，甘淡泄浊，
降浊气以输膀胱，并取"浊去精生"之意，肾浊去，肾精生，则小便清长自
除；欲降先升，故又用升量升麻以轻宣升阳，清阳得升，浊阴自降；枳壳下
气宽肠，助肉苁蓉以通便，三药共为佐使。综观本方之用药，应是寓通于补，
寄降于升之剂。方名"济川"，乃济助河川之水以行舟之意。

【临床应用】

1. 运用要点　本方主要用于治疗肾虚便秘。临证以大便秘结，小便清长，
腰酸膝软，苔白，脉沉迟为辨证要点。

2. 随症加减　若无肉苁蓉，可用熟地或锁阳代之。肾虚肠燥便秘日久，
一般可去泽泻之渗利，加锁阳、火麻仁以润肠通便。

3. 现代应用　现代常用于老年习惯性便秘、慢性肾上腺皮质功能低下症
（阿狄森病）、慢性肾炎尿毒症、前列腺肥大而致之排大便障碍等属于肾虚精

亏者。

4. 应用经验　连建伟教授擅长运用济川煎加减治疗便秘。[张卓文，连建伟. 连建伟教授治疗便秘六法举隅. 实用中医内科杂志，2010，(7)：8-9]

大承气汤

【**出处**】《伤寒论》

【**组成**】大黄（酒洗）四两　厚朴（去皮，炙）八两　枳实五枚　芒硝三合

【**用法**】水煎服，其中大黄后下，芒硝溶化（原方四味，以水一半，先煮二物，取五升，去滓，纳大黄，煮取二升，去滓，纳芒硝，更上微火一二沸，分温再服。得下，余勿服）。

【**功用**】峻下热结，行气导滞。

【**主治**】①阳明腑实证。症见数日不大便或泻下清臭粪水，发热（不恶寒，反恶热），腹胀腹痛，按之腹痛加剧，烦躁不安，神志模糊（甚则神昏谵语），目中不了了，睛不和，舌质红，苔黄燥起刺或焦黑燥裂，脉沉实。②热厥、痉病、发狂等由于里热实积所致者。

【**方解**】本方原为阳明腑实证而设。所谓阳明腑实证，系指外邪内传阳明之腑（胃与大肠），入里化热，与肠中燥屎相搏，壅结肠道所致。里热炽盛，故见发热（不恶寒，反恶热）舌红，苔黄燥。热盛则伤大肠之津，令大肠之粪块成为燥屎，燥屎与热邪相搏于大肠，则致腑气不通，不通则痛，故见便秘、腹痛拒按。热扰心神，故见神志模糊（甚则神昏谵语），目中不了了（看物体时模糊不清），睛不和（两眼直视）。前人将以上证候归纳为"痞、满、燥、实"。"痞"是指胸脘闷塞，"满"指脘腹胀满，均为腑气不通所致；"燥"指胃肠伤津燥结，燥屎不下；"实"指正邪俱实，症见腹痛拒按，舌苔黄燥起刺或焦黑燥裂，脉沉实有力。需要指出的是，本方证的主要病机是"热邪与燥屎相搏"，此为"有形之邪"。因此，不能纯用"清法"，单用"清法"则燥屎不去。只能"清法"与"下法"相伍，即所谓"寒下"之法，才是正道。另外，此时热已炽盛而阴津已伤，治宜尽快引邪外出，热无出路则更伤阴津，因此，立法选药之时，需要注意的另一个问题是疗效要快，此即"急下存阴"之意（所谓"急下存津"亦是此意）。方中大黄苦寒降泄，既能

泻下，又以清热，以除胃肠热结，可消除致病之因，故为君药。大黄虽能泻下攻积，但欠润燥软坚之力，单用大黄仍不能达到"急下"的目的，故又选用咸寒而擅于软坚润燥（屎）的芒硝为臣，与大黄相须为用，以增强清热、泻下之力。"芒硝先化燥屎，大黄继通地道"（《古今名医方论》），这就是二药相伍的机制，阳明腑气不通，故又选用善于下气导滞，消痞除满的厚朴、枳实为佐，与大黄、芒硝相伍，共奏急下存阴之效。

前人将阳明腑实证、热结旁流证并列为大承气汤的主治证，其实"热结旁流"亦属阳明腑实证，只是表现不同而已，一者便秘，一者下利粪水（旁流）。后者虽有下利粪水，但其病因（热结）不去，故此亦宜寒下之法，此即"通因通用"之意。

六腑以通为用，胃气以降为顺，本方泻下、行气并举，承顺胃气下行，故曰"承气"，正如《温病条辨》所说："承气者，承胃气也……曰大承气者，合四药而观之，可谓无坚不破，无微不入，故曰大也。"

【临床应用】

1. 运用要点 本方主要用于治疗热结胃肠之便秘证。临证以便秘不通，或下清臭粪水，腹胀腹痛拒按，舌红苔黄，脉沉实为辨证要点。

2. 随症加减 口干咽燥者，加玄参、生地、麦冬；腹痛甚者，加桃仁、元胡、槟榔。

3. 现代应用 现代常用于急性单纯性肠梗阻、粘连性肠梗阻、蛔虫性肠梗阻、急性胆囊炎、急性胰腺炎、急性阑尾炎、急性细菌性痢疾等属于阳明腑实者。

4. 注意事项 本方泻下力强，易伤正气，凡年老、体弱以及孕妇等均应慎用。

5. 应用经验 刘日才在临床上运用大承气汤治疗阳明腑实证的便秘，取得良好疗效。[姜海华，刘日才.《伤寒杂病论》关于便秘的治法浅谈.第三届浙江省中西部科技论坛论文集（第六卷 中西医分卷）.2006：2]

小承气汤

【出处】《伤寒论》

【组成】大黄四两　厚朴二两　枳实三枚

【用法】上三味，以水四升，煮取一升二合，去滓，分温二服。初服当更衣，不尔者，尽饮之。若更衣者，勿服之。

【功用】轻下热结。

【主治】①阳明腑实热结轻证。症见便秘，腹胀痛，发热，苔黄，脉滑数。②痢疾初起。症见泻下不畅，里急后重，腹痛，苔黄，脉数属于热结旁流之轻证者。

【方解】本方为治疗阳明腑实热结之轻证。本方治证为阳明腑实热结轻症，故于大承气汤中去芒硝之苦寒泄泻；而用枳、朴，泻热之力较调胃承气汤为弱，但通腑之力又较调胃承气汤为强。但所用枳、朴之量，较大承气汤为小，又无芒硝，故泻热通腑之力，皆逊于大承气汤，故此名曰"小承气汤"。方中大黄苦寒，泻热通便，厚朴苦辛而温，行气散满，枳实苦而微寒，破气消痞，诸药合用，可以轻下热结，除满消痞。

【临床应用】

1. 运用要点　本方主要用于治疗阳明腑实热结轻证。临证以便秘，腹胀痛，发热，苔黄，脉滑数为辨证要点。

2. 随症加减　大便燥结明显者，加芒硝、玄参；腹痛甚者，加桃仁、槟榔。

3. 现代应用　现代常用于急性单纯性肠梗阻、粘连性肠梗阻、蛔虫性肠梗阻、急性胆囊炎、急性胰腺炎、急性阑尾炎、急性细菌性痢疾等属于阳明腑实热结之轻症者。

4. 注意事项　若更衣者，勿服之，即中病即止，不可过用，以免损伤正气。

5. 应用经验　蔡炳勤运用小承气汤治疗腹部术后疲劳综合征取得佳效。[何军明，黄有星，仇成江，等．蔡炳勤教授运用肝脾相关理论治疗腹部术后

疲劳综合征. 新中医, 2010, 42 (11)：131 - 132]

调胃承气汤

【出处】《伤寒论》

【组成】大黄四两　芒硝半升　甘草（炙）二两

【用法】上作一服，水二盅，煎至一盅，食前服。

【功用】缓下热结。

【主治】①阳明腑实证。症见发热，便秘，口渴，苔黄干，脉滑数。②胃有积热之牙龈肿痛，或口舌生疮，或牙龈出血，鼻出血。

【方解】本方是治疗阳明腑实轻证及胃热牙龈肿痛的常用方剂。方中药仅三味，然配伍恰当。君以大黄苦寒以泄热通便，荡涤肠胃；臣以芒硝咸寒以泻下除热，软坚润燥；佐以炙甘草调和大黄、芒硝攻下泄热之方，使之和缓。邹澍云本方其所以名"调胃承气"，其承气之功皆在于大黄。本方与大、小承气汤相比，泻下导滞之力弱，尤适于症轻而体弱者。由于本方能调和肠胃，承顺胃气，驱除肠胃积热，使胃气得和，气机相接，从而诸症蠲除，故名"调胃承气汤"。

【临床应用】

1. 运用要点　本方常用于治疗阳明腑实便秘证。临证以发热，便秘，口渴，苔黄干，脉滑数为辨证要点。

2. 随症加减　腹胀者，加枳实、厚朴；口干咽燥者，加玄参、生地、麦冬。

3. 现代应用　现代常用于急性单纯性肠梗阻、粘连性肠梗阻、蛔虫性肠梗阻、急性胆囊炎、急性胰腺炎、急性阑尾炎、急性细菌性痢疾等属于阳明腑实症轻或胃有积热者。

4. 注意事项　虚寒性便秘忌用。

5. 应用经验　任德广运用调味承气汤加味治疗胸腰椎骨折后腹胀便秘，取得满意的疗效。[任德广. 中西医结合治疗胸腰椎骨折后腹胀. 江苏中医药, 2002, 23 (10)：50]

大陷胸汤

【出处】《伤寒论》

【组成】大黄（去皮）六两　芒硝一升　甘遂一钱匕

【用法】上三味，以水六升，先煮大黄，煮二升，去滓，纳芒硝，煮一二沸，纳甘遂末，温服一升。得快利，止后服（现代用法：水煎，溶芒硝，冲甘遂末服）。

【功用】泻热逐水。

【主治】结胸证。症见从心下至少腹硬满而痛不可近，大便秘结，日晡小有潮热，或短气躁烦，舌上燥而渴，脉弦紧，按之有力。

【方解】本方为治疗水热结实之大结胸证而设。水饮与邪气互结于胸腹之间，气机壅滞，正气受阻，津液不能敷布，故舌上燥而渴，下则肠燥便秘；水饮与邪热互结于胸腹之间，壅塞不通，不通则痛，故见心下硬满而痛，甚则从心下至少腹硬满而痛不可近；客气动扰于膈，膈为邪踞，升降被阻，故见短气、躁烦；水热互结，津液不能敷布则肠燥而大便秘结，舌燥而渴，颇似阳明腑实证，但自心下至少腹硬满痛而不可触近，则非阳明腑实证，而为结胸证，故当日晡阳明气旺时，经气与邪气相争，虽潮热而不甚热。正如柯琴所言："夫胸中者，太阳之都会，宗气之所主，故名气海。太阳为诸阳主气，气为水母，气清则水精四布，气热则水浊而壅瘀矣。……水结于胸，上焦不通，则津液不下，无以润肠胃，故五六日不大便，因而舌干口渴、日晡潮热。"（《伤寒来苏集·伤寒附翼》卷上）水结胸腹而见脉沉紧，按之有力，乃正实邪盛之证。根据《素问·至真要大论》"热者寒之"、《金匮要略·水气病脉证并治》"有水，可下之"的原则，应予峻攻之剂，急泻其实，治宜急泻其热，破结逐水之法。

方中甘遂尤善峻下逐水，使结于胸腹之水与热从大小便而去。《珍珠囊》言其"直达水气所结之处，乃泻水之圣药。水结胸中，非此不能除"。故用为君药。辅以苦寒之大黄荡涤胸腹之邪热；芒硝咸寒，泻热通滞，润燥软坚，二药相须为用，以泻热破积，软坚通滞，共为臣佐药。仲景以三味峻药相伍，力大峻猛，功专效宏，共奏逐水泻热之效。

【临床应用】

1. 运用要点 本方主要用于治疗结胸证。临证以腹部硬痛不可近，大便秘结，日晡小有潮热，舌上燥而渴，脉弦紧，按之有力为辨证要点。

2. 随症加减 腹痛甚者，加桃仁、槟榔、木香；纳差者，加麦芽、谷芽。

3. 现代应用 现代常用于胸腔积液、急性胆囊炎、胆石症、急性胰腺炎、急性肠梗阻、急性阑尾炎、流行性出血热等属于热邪与水饮互结而正气不虚者。

4. 注意事项 泻后应注意调理脾胃，以缓中补虚，健脾益气，可用四君子汤等，或进食糜粥以养胃气。孕妇及年老体虚者忌服。

5. 应用经验 曹颖甫运用大陷胸汤治湿痰在上所致不饥不食等大陷胸汤证获得良效。[高宇，张公奇. 曹颖甫运用经方峻猛剂的临证经验. 现代中医药，2008，28（6）：1-2]

大黄牡丹汤

【出处】《金匮要略》

【组成】大黄四两　牡丹一两　桃仁五十枚　冬瓜子半升　芒硝三合

【用法】水煎服（原方上五味，以水六升，煮取一升，去滓，纳芒硝，再煎沸，顿服之）。

【功用】泻热破瘀，散结消肿。

【主治】肠痈初起证。症见右下腹疼痛拒按，甚或局部有痞块，或右足屈而不伸，伸直则牵引痛剧，发热、恶寒、自汗出，舌苔黄腻，脉滑数者。

【方解】肠痈是指肠内发生痈肿而出现腹部疼痛等为特征的一种病证。具体包括大肠痈与小肠痈，临证尤以大肠痈为多见。肠痈多因湿热、气滞、血瘀等留于肠中，气血郁阻所致。本方所治之肠痈初起证，乃因湿热邪毒瘀结肠中，气血凝结而成，盖大肠为传导之官，六腑以通为用。若湿热内蕴肠中，与气血相博结，气血郁滞，瘀热壅郁而成痈肿，腑气受阻而不通，故见右下腹疼痛拒按，甚至局部有痞块，右足屈而不伸；右下腹为阑门所居，属肠痈好发部位，邪气壅滞于此，故疼痛多发于此；湿热之邪阻滞气血，营卫失调，邪正相争，故见发热、恶寒；肠胃湿热蕴结，湿浊上泛，则舌苔黄而腻；证属湿热邪盛，故脉滑数有力。证为湿热郁结，气血瘀滞，以致瘀热内结于肠，正如陈功实《外科正宗》所云："气血乖违，湿动疾生，多致肠胃痞塞；运化不通，气血凝滞而成。"故其治法当泻热破瘀，散结消痈。方中大黄苦寒降泄，归脾、胃、大肠、肝、心经，其清热泻火，荡涤肠中热毒作用尤强，且能活血化瘀以通滞，尤宜用于热结瘀滞之内痈证；桃仁苦平入血，破血散瘀与大黄相配，泻热逐瘀，解毒散结中又能通降下行，使瘀热邪从下而解，两药共为君药。用芒硝清热泻下，软坚散结，协助大黄荡涤实热而速下；牡丹皮凉血散瘀，"疗痈肿"（《神农本草经》），助君药活血逐瘀而通滞，"以治肠痈"（《本草纲目》），俱为臣药。冬瓜仁清肠中湿热，排脓散结消痈，为佐药。诸药合用，共奏泻热破瘀，散结消痈之效，用之可使热结通而痈自散，血行畅而肿痛消，诸症自愈。

【临床应用】

1. 运用要点　本方常用于治疗肠痈初起证。临证以右下腹疼痛拒按，或右足屈而不伸，伸直则牵引痛剧，舌苔黄腻，脉滑数为辨证要点。

2. 随症加减　若热毒壅盛者加银花、蒲公英、红藤、败酱草等以增强清热解毒之力。

3. 现代应用　现代常用于慢性阑尾炎、盆腔炎、慢性前列腺炎、肠梗阻、急性胆囊炎、化脓性扁桃体炎、嵌顿性内痔，其他如血栓性外痔、输精管结扎后局部感染等属于瘀热内结成痈者。

4. 应用经验　聂文华、杜玉兰运用大黄牡丹汤加减治疗术后的腹胀便秘，取得良好的效果。[聂文华，杜玉兰．大黄牡丹汤加减治疗术后腹胀46例临床观察．中医药研究，1995，（1）：25－26]

温脾汤

【出处】《备急千金要方》

【组成】大黄四两　人参　甘草　干姜各二两　附子大者一枚

【用法】水煎服，其中大黄后下（原方五味，㕮咀，以水八升，煮取二升半，分三服，临熟下大黄）。

【功用】泻下寒积，温补脾阳。

【主治】寒积腹痛。症见脐腹冷痛，喜温喜按，便秘或下利日久不止，手足不温，苔白不渴，脉沉弦而迟。

【方解】本方治证虽有便秘与下利之不同，但其病机均为脾阳不足，寒积内结。此时，正虚而邪实，单纯温补则积滞不去，单纯泻下则更伤脾阳，温下之中辅于温补，方为合拍。方中附子走而不守，温壮脾阳以散寒凝；大黄泻下，其性虽属苦寒，但与辛热之附子相伍，制性存用，则奏温下之效，两药共为君药，此乃仿张仲景大黄附子汤之法而用药。干姜辛热，既能温脾散寒，又可增强附子对大黄的制约，为臣药。然本方证尚有脾阳不足，故又选用人参、甘草补益脾胃之阳气，并使大黄下不伤正，为佐药。甘草并能调和诸药，兼以为使药。诸药合用，具有寓温补于攻下之中的配伍特点，是温补泻下法的代表方。

原方作者对大黄、附子之用量亦甚有考究，与大黄附子汤（《金匮要略》）相比，本方有干姜之温，故此，附子减量；有干姜之守（干姜守而不走），故此，大黄加量，并且后下。

本方之立法既然是温脾止痛，何不仿理中汤（《伤寒论》）之法以干姜为君药？这是因为温脾汤证的病机既有脾阳不足，又有冷积停滞，治之既需温补脾阳，又需泻下冷积，据此，惟大辛大热，走而不守的附子方能胜任。叶天士所言"脾为柔脏，惟刚药可以宣扬驱浊"（《临证指南医案》），即是此意。

《备急千金要方》有两首温脾汤，"卷十三"之温脾汤其组成尚有芒硝、当归、攻下之力较强，用治寒积便秘；本书所录用之温脾汤出自"卷十五"，亦治寒积腹痛，但大便自利，故此删去芒硝、当归。两首温脾汤皆为温下之剂，但其症有异，用药、用量则有差异，这种用药法度，亦值得效学。

【临床应用】

1. 运用要点 本方主要用治寒积之腹痛便秘证。临证以脐腹冷痛，喜温喜按，便秘，手足不温，脉沉弦而迟为辨证要点。

2. 随症加减 久痢赤白，苔灰腻者，此为冷积甚，可加肉桂以温散冷积，调和血气。此时，宜以当归易人参、甘草，以增强行血之力；腹部胀痛属于气滞者，加木香以行气止痛。

3. 现代应用 现代常用于慢性肾功能不全、尿毒症、幽门梗阻、急性肠梗阻属于寒积者。

4. 应用经验 余成栋等运用温脾汤治疗因脾阳不足、冷积内停所致的便秘，取得很好的疗效。[余成栋，吴同伟，赵文韬．温脾汤临床运用4则．新中医，2007，(11)：63-64]

凉膈散

【出处】《太平惠民和剂局方》

【组成】大黄　朴硝　甘草各二十两　山栀子仁　薄荷（去梗）　黄芩各十两　连翘二斤半

【用法】上药共为粗末，每服10g，加竹叶3g，水煮，少许蜂蜜冲服，饭后服（原方为粗末，每服二钱，水二盏，入竹叶七片，蜜少许，煎至七分，去滓，食后温服；小儿可服半钱，更随岁数加减服之，得利下，住服）。

【功用】泻火通便，清上泄下。

【主治】膈热证。症见胸膈烦热，身热口渴，面赤唇焦，口舌生疮，咽痛吐衄，溲赤，便秘或大便不畅，舌红苔黄，脉数。

【方解】本方为膈热证而设。热邪炽盛于胸膈，故见胸膈烦热，身热口渴，溺赤，舌红脉数。火性上炎，故见口舌生疮，咽痛吐衄。邪热灼伤胃津，故见便秘，面赤唇焦。综观病机，上焦（胸膈）热聚，此为无形之热；中焦（胃）热结，此为有形之热，因此，立法上，有形之热则非下不可，无形之热则非清莫属，故以清、下二法合用（以清为主）最为恰当。方中连翘既能清热，又能透热，故重用为君。黄芩、栀子清泄上焦胸膈郁热；大黄、芒硝清泻中焦胃腑热结，四药相伍，令无形、有形之热得以分消，共为臣药。薄荷、竹叶辛凉轻清，助连翘以表心胸之热，为佐药。虽有便秘，但无腹痛胀满，阳明腑实证尚未全具，因此，治之则只宜缓下而不能峻攻，故又用甘草、蜂蜜缓和硝、黄之急下，并使泻下而不伤胃，为使药。综观全方，清上之中兼以泻下，使上焦热得以清解，中焦之实由下而去，上下分清，各走其位。

【临床应用】

1. 运用要点 本方主要用治上、中二焦热盛之便秘证。临证以胸膈烦热，口舌生疮，咽痛吐衄，便秘，溲赤，舌红苔黄，脉数为辨证要点。

2. 随症加减 出疹期而见疹色深红，目赤身热，鼻干口渴，舌红苔黄，脉数属于胃热发斑者，可用本方去朴硝、大黄，加石膏、牛蒡子以清透肺胃热毒；咽喉红肿焮痛，伴壮热烦躁，口渴欲饮，大便不燥属于热毒壅阻上焦者，可用本方去朴硝、大黄，加石膏、桔梗以清利咽喉。

3. 现代应用 现代常用于胸膜炎、心肌炎、胆囊炎、扁桃体炎、气管炎等热邪炽盛于胸膈者。

4. 注意事项 硝、黄属寒凉峻下之品，若无阳明腑实证（大便不燥），可以不用朴硝、大黄、以免败胃，或则引邪陷里而入太阴脾经。

5. 应用经验 江克明运用凉膈散加减治疗因中二焦邪火热毒盛所致的便秘等症取得良好的效果。［江克明．凉膈散的新效用．中成药研究，1981，（4）：46］

大柴胡汤

【出处】《伤寒论》

【组成】柴胡半斤 黄芩 芍药三两 半夏（洗）半升 枳实（炙）四枚 大枣（擘）十二枚 生姜五两

【用法】水煎服，大黄后下（原方八味，以水一斗二升，煮取六升，再煎，温服一升，日三服）。

【功用】和解少阳，兼泻阳明。

【主治】少阳阳明并病。症见往来寒热，胸胁苦满，郁郁微烦，呕吐不止，心下痞硬或心下满痛，大便不解或下利不畅，舌质红，苔黄，脉弦数有力。

【方解】按原方作者之意，本方证系因少阳病不解，而邪热又已内传阳明所致。邪犯少阳则枢机不利，故见往来寒热，胸胁苦满，郁郁微烦；邪犯阳明则腑气不通，以致胃气上逆而见呕吐不止；再得邪热已入阳明之腑，故又见便秘或下利不畅，腹痛等阳明腑实证，其机制与大承气汤证（《伤寒论》）

相同，但病情较轻。既然有阳明腑实证，则宜用下法，现少阳阳明并病，在治法上，则宜以和解少阳为主，兼以清泄腑实。方中柴胡为君，配伍臣药黄芩以和解少阳。大黄、枳实内泄腑实，亦为臣药。邪热在肝胆肠胃，故又选用白芍，一与柴胡相伍，舒泄肝胆之郁热，一与枳实相伍，理气和血，柔肝缓急止痛。生姜之所以重用，一是借其辛散之性，助柴胡以透解少阳之邪，正如《医宗金鉴》所云："柴胡得生姜之倍，解半表之功捷。"二是和胃止呕。半夏散结消痞满，与生姜相伍，又可和胃止呕，共为佐药。大枣为使药，与生姜相伍以调和营卫。综观全方，重用柴胡、生姜而轻用大黄，可知原方作者立法之意是透解少阳之邪热宜捷，泻阳明之腑实可缓。

【临床应用】

1. 运用要点 本方主要用于治疗邪犯少阳，兼热结阳明之证。临证以往来寒热，胸胁苦满，呕吐，心下痞硬，大便不解，舌质红，苔黄，脉弦数为辨证要点。

2. 随症加减 本方虽有阳明腑实证，但未成大实，病情尚轻，故于大承气汤中去芒硝、厚朴。肝内胆管结石、胆结石属肝胆湿热（热重于湿）者，可用本方去生姜之走表，加鸡内金、海金沙以化石解郁。

3. 现代应用 现代常用于胃及十二指肠溃疡、急性胰腺炎、胆囊炎及胆道感染、肠系膜淋巴结炎、胆石症等属于少阳阳明并病者。

4. 应用经验 刘渡舟运用大柴胡汤加减治疗因肝胃火气交郁，气血阻塞不通所致的便秘等症，取得满意疗效。［刘渡舟，聂惠民，傅世垣．伤寒挈要．北京：人民卫生出版社，1983］

木香槟榔丸

【出处】《儒门事亲》

【组成】木香　槟榔　青皮　陈皮　莪术烧　黄连各一两（各30g）　黄柏　大黄各三两（各90g）　香附（炒）　牵牛各四两

【用法】研末为丸，每服6g，每日2~3次，生姜汤或温开水送下。亦可作汤剂，水煎服，用量按原方比例酌定（原方为细末，水丸如小豆大，每服三十丸，食后生姜汤送下）。

【功用】行气导滞，攻积泻热。

【主治】湿热积滞。症见脘腹痞满，大便秘结，或下痢赤白，里急后重，舌苔黄腻，脉沉实等。

【方解】本方所治之证，系饮食不节，积滞内停，气机壅阻，生湿蕴热而成。积滞内停，气机不畅，故脘腹痞满胀痛；积滞留而不去，生湿蕴热，内结于中，腑气不通，则大便秘而不行；或湿热下迫于肠，清浊相混，酿生痢疾，故见下痢赤白，里急后重。治宜行气导滞以消痞满，攻积泻热以除积滞。方中木香、槟榔行肠胃之气而化滞，既消脘腹胀满，又除里急后重，为君药，并以名方。大黄、牵牛攻积导滞，泄热通便，使积滞从大便排出，香附、青皮疏肝理脾，行胸腹之滞气，助木香、槟榔行气导滞，共为臣药。君臣相配，行气与泻下并施，相须为用，相辅相成。莪术行气消胀；陈皮理气和胃，二者共助君臣药之行气破积；因积滞内停，生湿蕴热，故配以黄连、黄柏清热燥湿，且又厚肠止痢，以上皆为佐药。综观全方，以行气导滞为主，兼以泄热通便，使积滞得化，腑气得通，湿热无留着之地，诸症则可消除。

【临床应用】

1. 运用要点 本方主要用于治疗湿热积滞之便秘证。临证以脘腹痞满，大便秘结，舌苔黄腻，脉沉实为辨证要点。

2. 随症加减 腹痛甚者，加元胡、川楝子；纳差者，加麦芽、谷芽。

3. 现代应用 现代常用于胆囊炎、胰腺炎、肠伤寒、细菌性痢疾、急性胃肠炎、消化不良等属湿热食积，气机痞塞者。

4. 注意事项 本方法破气攻积之力较强，宜于积滞较重而形气俱实者，虚人老人慎用。

5. 应用经验 殷士杰运用木香槟榔丸加减治疗因梗阻性急腹症所致的便秘等症，取得满意效果。[殷士杰. 木香槟榔丸治疗梗阻性急腹症二则. 江苏中医杂志，1982，（6）：3]

黄龙汤

【出处】《儒门事亲》

【组成】大黄三钱 芒硝四钱 枳实二钱 厚朴一钱 甘草一钱 当归三钱

人参二钱

【用法】 上方加生姜10g、大枣2枚、桔梗5g，水煎，芒硝冲服（原方以水二盏，姜三片，枣二枚，煎之后再入桔梗一撮，热沸为度）。

【功用】 攻下热结，补气养血。

【主治】 阳明腑实，气血不足证。症见下利清水，色纯青，秽臭，或便秘，脘腹胀满或腹痛拒按，身热口渴，口舌干燥，谵语，甚则循衣撮空，神倦少气，舌苔焦黄或焦黑，脉虚。

【方解】 本方原治热结旁流而兼气血两虚之证。后世医家用治温疫病应下失下，邪实正虚者。以上两种证候，其病机均为邪热入里与肠中糟粕互结，兼之气血不足，故见便秘，腹痛拒按，谵语撮空，舌苔焦黑，或则下利不畅，色青味臭，虽然得泻而腹痛不减，即"热结旁流"证；素体气血不足，或里热实证误治而耗伤气血，均见神倦少气，脉虚。此时，虚实并见，单纯攻下则正气不支，单纯补之则邪热更甚，惟攻补兼施（以攻为主），方为两全。方中大黄泻下清热为君药。芒硝润燥软坚，增强君药清热泻下之力，为臣药。枳实、厚朴行气导滞，当归、人参补养气血，与君、臣药相伍，共奏泻下而不伤气血之效，共为佐药。生姜、大枣、甘草和胃，使硝、黄之寒下而不败胃，"上窍开，下窍泄"（《医学三字经》），故又选用桔梗以奏开肺气而通肠腑之效，以上四药共为佐使药。诸药合用，共奏攻下扶正、邪正兼顾之效。

本方原作者立法选药的意图是：用大承气汤法邪以存正气，参、归、草、枣扶正以助祛邪。

【临床应用】

1. 运用要点 本方主要用于治疗阳明腑实，气血不足证。临证以便秘，或下利清水，腹胀痛拒按，神倦少气，舌苔焦黄或焦黑，脉虚为辨证要点。

2. 随症加减 饮食减少者，加鸡内金、麦芽、谷芽；腹痛甚者，加元胡、川楝子。

3. 现代应用 现代常用于单纯性肠梗阻、细菌性痢疾、慢性肾炎尿毒症等属于阳明腑实而兼气血不足者。

4. 注意事项 只见阳明腑实而气血不虚者不宜使用。

5. 应用经验 邓祥雄等以黄龙汤加减治疗腹腔病变术后导致便秘，取得

很好的疗效。[邓祥雄，严子雄，李玲.黄龙汤加减治疗腹腔病变术后导致便秘32例.吉林中医药，1999，(5)：26]

导赤承气汤

【出处】《温病条辨》

【组成】赤芍三钱 细生地五钱 生大黄三钱 黄连三钱 黄柏二钱 芒硝一钱

【用法】水五杯，煮取二杯，先服一杯，不下再服。

【功用】清心泻肠，清热泻下。

【主治】阳明腑实，小肠热盛证。症见大便不通，小便赤痛，心烦渴甚，脉左尺牢坚者。

【方解】本方是治疗大肠、小肠积热所致的大便不通、小便赤痛的常用方。因火热内炽，肠腑不通，故大便不通、脉沉实有力；小肠热盛，下注膀胱，故小便涓滴，色赤且痛；心与小肠相表里，小肠热上犯心，则心烦口渴。方中大黄、芒硝清热泻火，攻泻大肠腑实，为君药；臣以黄连、黄柏泻心与小肠之热；佐以生地、赤芍清热养阴，以滋膀胱之液。

【临床应用】

1. 应用要点 本方主要用于治疗阳明腑实，小肠热盛证。临证以大便不通，小便赤痛，心烦，脉左尺牢坚为辨证要点。

2. 随症加减 腹胀痛者，加枳实，厚朴；尿频尿急尿痛甚者，加金钱草、车前子、淡竹叶。

3. 现代运用 现代常用于习惯性便秘、不完全性道梗阻等各类便秘伴有小便赤痛等属阳明腑实，小肠热盛者。

三仁承气汤

【出处】《通俗伤寒论》

【组成】大麻仁（炒香）三钱 松子仁（研透）三钱 枳实（炒香）一钱半 大腹皮二钱 杏仁（勿研）三钱 生川大黄（蜜炙）一钱 油木香五分 猪胰（略炒）一钱

【用法】水煎温服。

【功用】缓下脾脏结热。

【主治】胃燥脾约，液枯便秘。症见大便不通，小便频数，口干，舌红苔黄少津，脉细数。

【方解】本方是治疗胃燥脾约，液枯便秘证的常用方剂。脾、胃以膜相连，膜者，脂膜也；上济胃阴，下滋肠液，皆脾所司。若发汗或利小便太过，加上饮食或情志失调，则易出现胆火炽盛，烁胃熏脾，胃中燥而烦实，实则大便难，其脾为约，约则脾之脂膜枯缩矣。故君以麻、杏、松仁等多脂而香之物，濡润脾约，以滋胃燥；然胃热不去，则胆火仍炽，又必臣从生大黄、枳实，去胃热以清胆火，所谓釜底抽薪是也；佐以油木香、大腹皮者，以脾气喜焦香，而油木香则滑利脂膜，脾络喜疏通，而大腹皮又能直达脾膜也；妙在使以猪胰，善去油腻而助消化，以洗涤肠中垢浊。此胃燥脾约，液枯便闭之良方。

【临床应用】

1. 应用要点 本方主要用于治疗胃燥脾约，液枯便秘证。临证以便秘，尿频，口干，舌红苔黄少津，脉细数为辨证要点。

2. 随症加减 饮食减少者，加麦芽、谷芽、鸡内金；腹痛者，加元胡、川楝子。

3. 现代运用 现代常用于老年性便秘、习惯性便秘、热病后大便秘结等属胃燥脾约，液枯便闭者。

苁蓉润肠丸

【出处】《金匮翼》

【组成】肉苁蓉二两　沉香二两　麻子仁三两

【用法】上为细末，用麻子仁汁打糊为丸，如梧桐子大。每服70丸，空腹时用米饮下。

【功用】补肾纳气，润肠通便。

【主治】肾虚便秘。症见大便秘结，或行便无力，小便清长，腰酸膝软，或气逆喘嗽者，舌淡苔白，脉沉迟。

【方解】 本方是治疗中老年人肾虚便秘证的常用方剂。因为肾开窍于二阴，主二便，大便的传导须通过肾气的激发和滋养才能正常发挥作用。故而肾虚可见大便秘结，或行便无力；肾与膀胱相表里，肾虚则膀胱失约，故可见小便清长；腰为肾之府，肾虚则腰酸膝软，肾主纳气，肾虚或可见气逆喘嗽者；舌淡苔白，脉沉迟为肾虚之证。

方中肉苁蓉味甘咸，性温而质润，既能温肾益精以治其本，又能润肠通便治其标，为君药；臣以麻子仁润肠通便，与君药相配，润肠通便之力骤增；大便不通，腑气阻滞，故佐以沉香行气通便，并使胃肠通降下行以助通便。三药合用，养阳行阴，对于肾虚便秘有极大的疗效。

【临床应用】

1. 应用要点 本方主要用于治疗肾虚便秘。临证以大便秘结，小便清长，腰酸膝软，舌淡苔白，脉沉迟为辨证要点。

2. 随症加减 腰痛明显者，加牛膝、桑寄生、熟地；腹胀痛者，加枳实、桃仁；胃纳差者，加麦芽、谷芽。

3. 现代运用 现代常用于老年性便秘、习惯性便秘等属肾虚便秘者。

4. 应用经验 王京文医师通过临床观察发现苁蓉通便汤治疗老年性便秘有良好效果。[王京文，王爱强，王飙．苁蓉通便汤治疗老年性便秘的临床观察．中国康复理论与实践，2004，10（9）：561]

当归郁李仁汤

【出处】《兰室秘藏》

【组成】郁李仁一钱 皂角仁一钱 枳实七分 秦艽五分 麻仁五分 当归梢五分 生地黄五分 苍术五分 大黄（煨）三分 泽泻三分

【用法】除皂角仁别为末，水三盏，煎至一盏，去滓，入皂角仁末调，空心、食前服之。

【功用】清热止血，润肠通便。

【主治】痔漏便秘。症见患痔燉肿，肛门坠痛，兼下血，大便干燥，舌红苔黄，脉洪大，按之则涩。

【方解】 本方常用于用于痔漏便秘。大肠热盛，灼伤津液，津枯则大便干燥；津枯血行不畅成瘀，瘀热互结，发为痔疮，见患痔燉肿，肛门坠痛；热盛又能迫血妄行，故可见下血；舌红苔黄，脉洪大，按之则涩为肠府热盛伤津之象。

方中郁李仁甘平而质润，润肠通便，又能行肠中气滞，腑气顺而大便通；皂角能托毒排脓，消肿止痛，取其仁又能润肠通便，为治疗痔疮便秘常用药，两药均为君药；枳实行气通便，助君药通下之力，当归养血活血，润燥通便，既能助君药润肠通便之力，为臣药；麻仁润肠通便，生地黄养阴润肠通便，两药助君药润下之力，并少佐大黄泻热通便；秦艽清虚热；苍术健脾以助通便；泽泻泻湿浊，有助于通导大便。诸药合用，能清热止血，润肠通便。

【临床应用】

1. 应用要点 攻润相合，以润为主，润而不腻，下而不伤正。主要用于治疗痔漏便秘。临证以患痔燉肿，大便干燥，舌红苔黄，脉洪大按之涩为辨证要点。

2. 随症加减 出血较多者，加生地、白茅根、地榆、槐花；口干口苦者，加公英、白花蛇舌草。

3. 现代运用 现代常用于脱肛、痔疮、肛瘘等所致便秘，习惯性便秘等属大肠热盛者。

4. 应用经验 周毅运用应用当归郁李仁汤加减治疗肛门病术后便秘，效果显著。[周毅. 当归郁李仁汤加减治疗肛门病术后便秘. 大肠肛门病外科杂志，2003，9（4）：269]

二仁丸

【出处】《校注妇人良方》

【组成】 杏仁（去皮、尖，面炒黄）　麻仁（别研）　枳壳（去瓤，面炒为末）诃子（炒，去核，为末）各等份

【用法】 上药用炼蜜为丸，如梧桐子大。每服 20～30 丸，温水下。未利，增加用量。

【功用】 祛风润燥，润肠通便。

【主治】 风秘证。症见大便燥结难行，口干喜饮，干咳，舌红苔少苔，脉

细数。

【方解】 本方为治疗风秘证之常用方。肝为木，肺为金，风木不藏，燥金不敛，大肠燥结不降，故而见大便燥结难行；燥热伤肺，肺失宣降，故口干喜饮，干咳；舌红苔少苔，脉细数为阴虚燥热之象。

方中杏仁苦温而质润，入肺与大肠经，入肺能祛风降肺止咳，入大肠能润肠通便，为君药；麻仁润肠通便，助杏仁润下之力，为臣药；佐枳壳行气通滞，行肠腑之积滞，破气通便；诃子敛肺阴，助杏仁下气止咳，降肺制风行水。诸药合用，使风去燥除，大便得下，诸症自除。

【临床应用】

1. 应用要点 本方主要用于治疗风秘证。临证以大便燥结难行，口干喜饮，干咳，舌红苔少苔，脉细数为辨证要点。

2. 随症加减 口干咽燥明显者，加沙参、玄参、玉竹；便秘甚者，加大黄、芒硝。

3. 现代运用 现代常用于老年性便秘、习惯性便秘等属风燥犯肺，大肠津枯者。

威灵仙丸

【出处】《鸡峰普济方》

【组成】 黄芪（蜜炙，切）一两 威灵仙（去土，洗）五钱 枳实一两

【用法】 上为细末，炼蜜为丸，如梧桐子大。每次20丸，生姜汤下。又将紫苏子、麻仁研水取汁，煮粥服之。

【功用】 补气养血，润肠通便。

【主治】 肠燥便秘证。症见年高之人，大便秘结，口干喜饮，皮肤干燥，面色苍白无华，舌淡苔少，脉细弱。

【方解】 本方常用于治疗年老正气不足，肠燥之便秘证。脾为后天之本，生血之源，由于年高之人，脏腑虚衰，气血化生不足，津液亏损，大肠失润润，故而顺降不利，大便秘结，口干喜饮，皮肤干燥；气血两虚不能上荣于面，故见面色苍白无华；舌淡苔干少，脉细弱为气血两虚之象。方中黄芪甘温，擅入脾胃之经，益气扶正，为君药；威灵仙能通经络，消癖积，消骨鲠，

软坚通便，为臣药。枳实行气消痞通滞，能通降胃肠之气以助泻下通便，为方中佐药。三味合用，补气扶正，软坚润肠通便。

【临床应用】

1. 应用要点　本方主要用于治疗年老正气不足，肠燥之便秘证。临证以便秘，口干，面色苍白，舌淡苔少，脉细弱为辨证要点。

2. 随症加减　神疲乏力者，加党参、五指毛挑；口干者，加生地、玄参、麦冬；便秘甚者，加火麻仁、郁李仁。

3. 现代运用　现代常用于老年性便秘、习惯性便秘等属肠燥便秘者。

厚朴三物汤

【出处】《金匮要略》

【组成】厚朴八两　大黄四两　枳实五枚

【用法】上三味，以水一斗二升，先煮二味，取五升，纳大黄，煮取三升，温服一升，以利为度。

【功用】行气泄满，去积通便。

【主治】肠胃实热，腑气壅塞之便秘。症见腹部胀满疼痛且大便不通，无矢气，心烦口渴，尿赤，舌红苔黄，脉沉实有力。

【方解】本方为小承气汤之演变方，为治疗气滞腑实所致便秘之常用方。实热内积肠胃，腑气壅塞，气滞重于积滞，故可见大便不通，腹部胀满疼痛；实热内盛，热伤阴津，故见心烦口渴，尿赤。治当行气泄满，去积通便。方中重用厚朴为君，行气消胀除满，能通降胃肠之气以助通便；枳实为臣，破气消痞，与厚朴合用能承顺胃气下行之用，使塞者通，闭者畅；又佐以大黄泻热导滞，去积通便。三药相合，使气行痞消，积除便通，则腹满胀痛等症可自愈。

【临床应用】

1. 应用要点　本方主要用于治疗肠胃实热，腑气壅塞之便秘。临证以便秘，心烦口渴，尿赤，舌红苔黄，脉沉实有力为辨证要点。

2. 随症加减　口干咽燥者，加玄参、生地、麦冬；大便坚硬者，加玄参、芒硝。

3. 现代运用 现代常用于急慢性肠炎、肠易激综合征、肠梗阻、老年性便秘、习惯性便秘等属胃肠实热，腑气不通者。

4. 应用经验 田萍医师运用加味厚朴三物汤治疗中医属于食积、积聚、胃脘痛的胃石症有较好的疗效。[田萍，单文声.加味厚朴三物汤治疗胃石症.山东医药，2002，42（11）：36]

厚朴七物汤

【出处】《金匮要略》

【组成】厚朴半斤　甘草三两　大黄三两　大枣十枚　枳实五枚　桂枝二两
生姜五两

【用法】上七味，以水一斗，煮取五升，温服八合，日三服。

【功用】攻下里实，兼解表寒。

【主治】外感风寒，阳明腑实之便秘。症见腹部胀满疼痛且大便不通，发热，饮食如故，口干，舌红苔黄，脉浮数有力。

【方解】本方是治疗阳明腑实之便秘，兼外感风寒病证的常用方剂。外感风寒邪气，邪正相争，故见发热（恶寒），表邪未解，邪气入阳明，从阳化热，故见脉数；热迫大肠，实热内结，腑气壅滞则腹满、大便秘结；实热内盛，灼伤津液，故见口干。治当表里双解，以攻下里实为主，兼散表寒。方中以重用厚朴为君，行气除满通腑；臣以大黄、枳实行气除满、通腑泻热，两药与君药合用治里实；桂枝辛温以散表寒，生姜、大枣合用调和营卫，和桂枝合用走表散邪、调和营卫以解未尽之表邪。诸药合用，表里兼治，诸症自除。

【临床应用】

1. 应用要点 本方主要用于治疗外感风寒，阳明腑实之便秘。临证以便秘，发热，口干，舌红苔黄，脉浮数有力为辨证要点。

2. 随症加减 若胃气上逆而呕吐者加半夏降逆止呕，若见下利者，为里实积滞已下，腑气已通，或兼脾气已伤，故可去大黄以免苦寒伤中阳，若寒多者，是表邪较重，则增加生姜用量以散表寒。

3. 现代运用 现代常用于急慢性肠炎、肠伤寒等属外感风寒，阳明腑实者。

4. 应用经验 李广林医师运用加味厚朴七物汤治疗腹部术后早期炎性肠梗阻，临床疗效佳。[李广林．加味厚朴七物汤治疗腹部术后早期炎性肠梗阻64例．陕西中医学院学报，2011，34（2）：52－53]

己椒苈黄丸

【出处】《金匮要略》

【组成】 防己　椒目　葶苈子（熬）　大黄各一两

【用法】 上四味，末之，蜜丸为梧子大，先食饮服一丸，日三服。

【功用】 涤饮泻热，前后分消。

【主治】 肠间饮聚成实之便秘。症见腹部胀满，大便秘结，肠间沥沥有声，口舌干燥，舌红苔白滑，脉滑数。

【临床应用】 本方临床上常用于治疗肠间饮聚成实之便秘证。水饮结聚肠间，阻碍肠中气机，腑气不通，故见大便秘结，腹部胀满；肺与大肠相表里，大肠不畅，可致肺气郁结，使气不布津，津不上承，故口舌干燥；水饮内停，饮走肠间，故可闻及肠间"沥沥有声"，病属脏腑结饮化热，气机壅滞的实证，治宜涤饮泻热，前后分消。

方中以大黄为君，泻热荡实，推饮于后；臣以葶苈子皆苦味能泄，既能入肠道助大黄泻热逐饮以助通便，又能入肺以通肺气，散郁结；防己清湿热，利水小钟；椒目利水降气，与葶苈子合用能利水而导饮于前。诸药合用，使饮消热去，气机通畅，津液上达，则诸症自愈。

【临床应用】

1. 应用要点 本方主要用于治疗肠间饮聚成实之便秘。临证以腹胀，便秘，肠鸣，口舌干燥，舌红苔白滑，脉滑数为辨证要点。

2. 随症加减 腹水明显者，加大腹皮、泽泻、茯苓；大便干结者，加芒硝、玄参；胃纳差者，加麦芽、谷芽。

3. 现代运用 现代常用于急慢性肠炎、肠伤寒、肝硬化腹水、胸腔积水等属肠间饮聚成实者。

4. 应用经验 周文荣医师运用葶苈大枣泻肺汤合己椒苈黄丸加减治疗胸

腔积液取得良好的疗效。[周文荣．葶苈大枣泻肺汤合己椒苈黄丸加减治疗胸腔积液．浙江中西医结合杂志，2011，21（1）：38－39]

大黄牵牛散

【出处】《素问病机气宜保命集》

【组成】 大黄—两　牵牛（头末）半两

【用法】 上为细末，每服三钱。有厥冷，合用酒调；无厥冷而手足烦热者，蜜汤调下，食后以微利为度。此谓不时而热者，湿热也（凡用大黄半两至一两而大便不通利者，加麝少许，调于药中，则大便必大走也）。

【功用】 清热通腑，泻下通便。

【主治】 胃肠积热，大便秘结。症见大便秘结，口干口苦，舌红苔黄，脉数。

【方解】 本方临床上常用于治疗胃肠积热，大便秘结证。由于火热之邪充斥胃肠，与胃肠中的积滞和燥屎相结，从而导致大便不通。治疗时当清热通腑，泻下通便。方中用苦寒的大黄为君药，能清热泻火，通导大便；再以牵牛子为臣药，该药也属苦寒之品，既助大黄泻热泻火，又可泻下逐水。两者合用，共奏清热通腑，泻下通便之功。

【临床应用】

1. 应用要点　本方主要用于治疗胃肠积热，大便秘结。临证以大便秘结，口干口苦，舌红苔黄，脉数为辨证要点。

2. 随症加减　大便干结较重者，加芒硝、枳实；腹胀痛者，加枳实、厚朴、桃仁；胃纳差者，加麦芽、谷芽。

3. 现代应用　现代常用于急慢性肠炎、消化不良、急性胆囊炎、胰腺炎等属热结腑实者。

半硫丸

【出处】《太平惠民和剂局方》

【组成】 半夏（汤浸七次，焙干，为细末）　硫黄（明净好者，研令极细，用柳木槌子杀过）各等份

【用法】上药以生姜自然汁同熬，入干蒸饼末搅和匀，入臼内杵数百下，丸如梧桐子大。每次 15 ~ 20 丸，空腹时用温酒或生姜汤送下，妇人醋汤下。

【功用】除积冷，暖元脏，温脾胃，进饮食。

【主治】肾虚冷秘。症见大便秘结，腹部冷痛，喜温喜按，渴喜温饮，四肢不温，神疲纳呆，舌淡苔白，脉细弱。

【方解】本方临床上可用于治疗脾肾虚寒，大便不通之寒秘证。命火衰微，胃浊不降，腑气不通，故见大便秘结；肾阳不足，温煦失职，故见腹部冷痛，喜温喜按；阳气虚不能达四末，故四肢不温；肾为先天，脾为后天，先天不足，而致后天失养，脾虚则神疲纳呆；舌淡苔白，脉细弱为脾肾虚寒盛之征象。治疗上应当温脾暖肾，散寒通便。方中以酸、温之硫黄为君药，益火消阴，润肠滑便；配以和胃而通阴阳之半夏为臣，使胃与大肠之通降皆得复其常，则诸症自除。

【临床应用】

1. 应用要点 本方主要用于治疗肾虚冷秘。临证以便秘，腹部冷痛，四肢不温，舌淡苔白，脉细弱为辨证要点。

2. 随症加减 大便秘结较甚者，加大黄、附子；腹胀痛者，加枳实、厚朴；饮食减少者，加鸡内金、麦芽、山楂；乏力者，加党参、黄芪。

3. 现代运用 现代常用于慢性肠炎、功能性消化不良、肠易激综合征等属肾虚冷秘者。

七圣丸

【出处】《太平惠民和剂局方》

【组成】川芎半两　肉桂（去粗皮）半两　木香（生）半两　羌活（去芦）半两　槟榔（生）半两　郁李仁（去皮）一两　大黄（蒸，焙；一分生用）一两

【用法】上为细末，炼蜜为丸，如悟桐子大。每服 15 ~ 20 丸，温开水送下，食后临卧时服。

【功用】疏风化痰，润肠通便。

【主治】风气壅盛，痰热搏结之便秘。症见大便秘结，小便赤涩，头目昏重，脘腹痞闷，口干咽燥，舌红苔厚腻，脉滑数。

【方解】本方临床上常用于治疗风气壅盛，痰热搏结之便秘。肝木不藏，风气壅塞，上攻犯肺，加之痰热互结，肺气不宣，津液不行而致肠燥便秘，症见大便秘结，小便赤涩，口干咽燥；风气上犯清窍，则头目昏重；痰热互结，腑气不同，结于脘腹，则见脘腹痞闷；舌红苔厚腻，脉滑数为风气壅盛，痰热搏结之证。

方中大黄苦寒通降，入大肠，泻热通便，并可荡涤肠中积滞之痰饮，为君药；臣以郁李仁润肠通便，与大黄相须为用，助大黄泻下之力；川芎祛风行气活血；槟榔消积破水，肉桂温蕴下焦之火，木香行气止痛，羌活驱风散邪，上药均为佐药。本方寒温并用，攻补兼施，三焦并调，除便秘而和风痰热盛。

【临床应用】

1. 应用要点 本方主要用于治疗风气壅盛，痰热搏结之便秘。临证以便秘，尿赤，头目昏重，脘腹痞闷，舌红苔厚腻，脉滑数为辨证要点。

2. 随症加减 腹痛者，加桃仁、元胡；饮食减少者，加麦芽、谷芽。

3. 现代运用 现代常用于急慢性肠炎、功能性消化不良、肠易激综合征、肠伤寒等属风气壅盛，痰热搏结者。

大圣浚川散

【出处】《医学纲目》引张子和方

【组成】大黄一两（煨） 甘遂半钱 牵牛一两（头末） 木香三钱 郁李仁一两 芒硝三钱半

【用法】上为细末，姜汤调下。量儿大小用之。

【功用】通便逐水。

【主治】水热停积。身热盛，烦渴，大便难，小便赤涩，脉沉数。

【方解】本方有通导大便，攻逐水饮的作用，临床上可用于各种积滞证。邪热与水饮之邪停于胃肠，阻滞气机，胃肠通降气机失调，故见大便难；邪热与水饮停于肌肤，困郁阳气，故见身热；邪热与饮邪滞于内，三焦气化失调，故见小便赤涩；脉沉数。

方中以大黄为君，苦寒泻下燥热，荡涤肠中积滞；臣以甘遂通泻利水；

牵牛泻下逐水，与甘遂相须为用，使泻下逐水之力倍增；郁李仁润肠通便；芒硝软坚通便清热，两药助君臣泻下之力，木香行气和胃，上药均为佐药。诸味行水泄水药并行，配合大黄为阳明之先，行气通路，功在除阳水之疾。

【临床应用】

1. 应用要点 本方主要用于治疗水热停积证。临证以身热盛，烦渴，大便难，小便赤涩，脉沉数为辨证要点。

2. 随症加减 水肿甚者，加泽泻、车前子；腹痛者，加木香、元胡。

3. 现代运用 现代常用于急慢性肠炎、肝硬化腹水、胸腔积液等属水热停积者。

厚朴汤

【出处】《素问病机气宜保命集》

【组成】厚朴（姜制）　白术各五两　半夏一两　枳实（炒）一两　陈皮（去白）二两　甘草（炙）二两

【用法】上为粗末，每服三五钱，水一盏半，加生姜五片，大枣三个，煎至一盏，去滓，空心温服。

【功用】健脾和胃，行滞通便。

【主治】胃虚气滞之便秘。症见大便秘结，不能饮食，脘腹嘈杂，小便清利，舌淡苔白，脉细。

【方解】本方临床上常用于治疗胃虚气滞之便秘。脾气主升，胃气主降，胃气虚则通降之力削弱，加之气滞不行，故见大便秘结；脾胃虚不能腐熟与运化水谷，饮食积滞于内，故不能饮食，脘腹嘈杂；脾胃气虚不能固涩津液，故见小便清利；舌淡苔白，脉细为脾胃气虚兼有气滞之象。

方中厚朴有行气宽中，消胀除满之功，能承顺胃气之通降，使腑气得下以助通便；白术健脾燥湿和胃，与厚朴合用，一补胃虚，一行气滞，标本兼治，共为君药；枳实通泻滞气，助厚朴行气通腑之力；半夏降逆止呕，陈皮行气和胃，上药均为佐药；甘草调和诸药，补气调中，为佐使之用。本方用于脾胃气虚而有兼有气滞不行，健脾利湿通气并行，法仲景厚朴生姜半夏甘草人参汤之义。

【临床应用】

1. 应用要点 本方主要用于治疗胃虚气滞之便秘。临证以大便秘结，不能饮食，脘腹嘈杂，舌淡苔白，脉细为辨证要点。

2. 随症加减 胃脘痞满甚者，加枳实、槟榔；胃纳差者，加麦芽、谷芽、神曲。

3. 现代运用 现代常用于急慢性肠炎、功能性消化不良、肠易激综合征等属胃虚气滞者。

大五柔丸

【出处】《千金方》

【组成】 大黄　芍药　枳实　苁蓉　葶苈　甘草　黄芩　牛膝各二两　桃仁一百枚　杏仁四十枚

【用法】 上为末，炼蜜为丸，如梧桐子大，每服三丸，酒送下，每日3次。加至二十丸。

【功用】 调和脏腑，润肠通便。

【主治】 脏腑不和，肠道失润之便秘。症见大便秘结，口干咽燥，舌淡红，苔少，脉弦。

【方解】 本方临床上常用于治疗脏腑气机失调，肠道失润之大便秘结。此证多因内有瘀血积滞，停水湿热，脏腑功能不协调导致大便秘结，饮食减少，或口干咽燥等症。

方中用药较为复杂，大黄为君，泻下攻积，清热泻火，解毒止血。配合芍药柔肝舒筋，缓急止痛；枳实行气消痞，以助通便，两药合药为臣药。佐以肉苁蓉功能补肾阳，益精血，润肠通便；葶苈通泻水积；黄芩泻三焦实火；牛膝引火下行，滋肾养阴；桃仁祛瘀活血；杏仁行气降肺。甘草为使，调和诸药。

【临床应用】

1. 应用要点 本方主要用于治疗脏腑不和，肠道失润之便秘。临证以大便秘结，口干咽燥，舌淡红，苔少，脉弦为辨证要点。

2. 随症加减 腹痛者，加桃仁、元胡；饮食减少者，加麦芽、谷芽。

3. 现代运用　现代常用于急慢性肠炎、功能性消化不良、肠易激综合征等属脏腑阴阳失和，肠道失润者。

更衣丸

【出处】《先醒斋医学广笔记》

【组成】　朱砂（研如飞面）五钱　　芦荟（研细）七钱

【用法】　滴好酒少许为丸。每服一钱二分，好酒送下。朝服暮通，暮服朝通，须天晴时修合为妙。

【功用】　泻火通便，宁心安神。

【主治】　肝火上炎，大肠燥热之便秘。症见大便秘结，目赤易怒，头晕心烦，口干口苦，睡眠不安，舌红苔黄，脉弦数。

【方解】　本方常用于治疗肝火上炎，大肠燥热之便秘。本方证多因情志不遂，肝郁化火，肝火上炎，兼大肠燥热内盛，灼伤津液，导致大便不通；肝火循经上犯头目，故见目赤易怒，头晕口干口苦；肝火上扰心神，则心烦，睡眠不安；舌红苔黄，脉弦数为肝火内盛之象。

方中芦荟苦寒，泻下通便，兼清肝火，为君药；臣以朱砂甘寒，清热泻火，宁心安神。因芦荟气味秽恶，故用好酒少许以辟秽和胃。合用而有泻火、通便、安神之功。古人入厕必更衣，故名"更衣丸"。

【临床应用】

1. 应用要点　本方主要用于治疗肝火上炎，大肠燥热之便秘。临证以大便秘结，易怒，头晕心烦，口干口苦，舌红苔黄，脉弦数为辨证要点。

2. 随症加减　腹胀痛者，加枳实、厚朴、桃仁；胃纳差者，加麦芽、谷芽、内鸡金。

3. 现代运用　现代常用于急慢性肠炎、功能性消化不良、肠易激综合征、不完全性肠梗阻等属肝火上炎，大肠燥热者。

枳实大黄汤

【出处】《万病回春》

【组成】 枳实 大黄 槟榔 厚朴各二钱 木香（另研）五分 甘草三分

【用法】 上锉1剂，水煎服。

【功用】 消食导滞，泻热通便。

【主治】 食积化热之便秘。症见大便秘结，脘腹胀痛，嗳腐吞酸，口臭，舌红苔黄腻，脉滑数。

【方解】 本方治疗食积化热之便秘之常用方。饮食不节，积滞内存，郁而化热，阻滞气机，胃肠通降无力，故见大便秘结；积滞停于胃，胃气不舒，故见脘腹胀痛；脾胃之气升降失司，浊气不降，故见嗳腐吞酸，口臭；舌红苔黄腻，脉滑数为胃中食积化热之象。

方中以大黄为君，泻热通便，荡涤胃肠之积滞，恢复胃肠通降之功；臣以槟榔味辛温，既消食滞，又能下胃气，与大黄合用则下气通便之力骤增；枳实行气消痞，佐厚朴功能食积气滞；两药合用助大黄以通降胃肠之气以助通便；木香行气止痛，上药均为佐药。甘草益气调中，调合诸药，为佐使之用。本方效法仲景承气方，通泻便秘，解阳明病之燥结。

【临床应用】

1. 应用要点 本方主要用于食积化热之便秘。临证以便秘，腹胀痛，口臭，舌红苔黄腻，脉滑数为辨证要点。

2. 随症加减 便秘甚者，加芒硝、玄参；腹痛明显者，加木香、槟榔。

3. 现代运用 现代常用于急慢性肠炎、消化不良、不完全性肠梗阻、肠易激综合征等属食积化热者。

4. 应用经验 杨大男医师运用加味枳实大黄汤肛滴治疗腹部术后麻痹性肠梗阻疗效明显。[杨大男，吕基广. 加味枳实大黄汤肛滴治疗腹部术后麻痹性肠梗阻86例疗效观察. 新中医，2004，36（9）：28-29]

六磨汤

【出处】《世医得效方》

【组成】 槟榔　沉香　木香　乌药　大黄　枳壳各等份

【用法】 上药于擂盆内各磨半盏，和匀温服。

【功用】 行气降逆，通便导滞。

【主治】 气滞之便秘。症见腹胀，胁腹痞满或腹中胀痛，大便秘结，纳食减少，舌苔薄腻，脉弦。

【方解】 本方为治疗气滞便秘之常用方。肝气郁结，气机壅滞，腑失通利，大肠传导失司，故见便秘；气机壅滞，脾胃升降功能失职，则腹胀，胁腹痞满，不通则痛，故可见腹中胀痛，纳食减少，舌苔薄腻，脉弦为气滞之象。方中大黄泻热通便，破气行滞，为君药；木香调气，乌药顺气，沉香降气，槟榔、枳壳破气；五药能行各个脏腑之气，使气顺，升降、推动之功恢复，俱为臣药。诸药合用，共奏行气降逆，通便导滞之功。

【临床应用】

1. 运用要点　本方主要用于治疗气滞之便秘。临证以腹胀，大便秘结，纳食减少，舌苔薄腻，脉弦为辨证要点。

2. 随症加减　若腹部胀甚，可加厚朴、柴胡、莱菔子以助理气；若便秘腹痛，舌红苔黄，气郁化火，可加黄芩、栀子、龙胆草清肝泻火；若气逆呕吐者，可加半夏、陈皮、代赭石；若七情郁结，忧郁寡言者，加白芍、柴胡、合欢皮疏肝解郁；若跌仆损伤，腹部术后，便秘不通属气滞血瘀者，可加红花、赤芍、桃仁等药活血化瘀。

3. 现代应用　现代常用于肠易激综合征、慢性肠炎、功能性便秘、老年性便秘、腹部术后便秘等属于气滞者。

黄芪汤

【出处】《太平惠民和剂局方》

【组成】 绵黄芪 陈皮（去白）各半两

【用法】 上味细末，每服三钱，用火麻仁一合烂研，以水投取浆一盏，滤去滓，于银石器内煎，侯有乳起，即入白蜜一大匙，再煎令沸，调药末，空心、食前服。秘甚者不过两服愈。常服即无秘涩之患，此药不冷不燥。

【功用】 润肠益气通便。

【主治】 气虚秘。症见大便秘涩，少气乏力，神疲倦怠，懒言，舌淡苔白，脉细。

【方解】 本方为治疗气虚便秘之常用方。肺与大肠相表里，脾主运化，肺脾气虚，大肠传导无力，故可见大便秘涩，少气乏力，神疲倦怠，懒言，舌淡苔白，脉细为气虚之象，治以益气润肠通便。方中黄芪能入肺、脾经，补脾肺之气，为君药；麻仁质润，入大肠经，润肠通便，为臣药；陈皮理气通便，煎煮法加入白蜜以润肠通便，为佐药。诸药合用，益气、润肠、通便，大便得下，诸症自除。

【临床应用】

1. 运用要点 本方主要用于治疗气虚便秘证。临证以大便秘涩，少气乏力，神疲倦怠，懒言，舌淡苔白，脉细为辨证要点。

2. 随症加减 若乏力汗出者，可加白术、党参助补中益气；若排便困难，腹部坠胀者，可合用补中益气汤升提阳气；若气息低微，懒言少动者，可加生脉散补肺益气；若肢倦腰酸者，可用大补元煎滋补肾气；若脘腹痞满，舌苔白腻者，可加白扁豆、薏苡仁健脾祛湿；若脘腹胀纳差者，可加炒麦芽、砂仁以和胃消导。

3. 现代应用 现代常用于肠易激综合征、慢性肠炎、功能性便秘、老年性便秘、腹部术后便秘等属于气虚者。

润肠丸

【出处】《仁斋直指方》

【组成】杏仁（去皮、尖，略炒）　枳壳（浸，去瓤，炒）　麻仁　陈皮各半两　阿胶（炒）　防风各二两半

【用法】上为末，炼蜜为丸，桐子大。每服五十丸，老者苏子煎汤送下，壮者荆芥泡汤送下。

【功用】润肠行气通便。

【主治】肠燥便秘。症见大便干涩，舌红，苔微黄少津，脉数。

【方解】本方为治疗肠燥便秘之常用方。阴液不足，大肠干燥，传导失司，故见大便干涩；舌红，苔微黄少津，脉数为肠燥之象。治当以行气润肠通便。方中麻仁质润，入肠道，润肠通便，为君药；杏仁入肺、大肠经，能宣肺气，助大肠行气传导之功，且其质润，能主麻仁润肠通便之力，为臣药；防风宣肺，阿胶滋阴补血润肠，枳壳、陈皮行气通便，上药为佐药。诸药合用，共奏润肠行气通便之功。

【临床应用】

1. 运用要点　本方主要用于治疗肠燥便秘。临证以大便干涩，舌红，苔微黄少津，脉数为辨证要点。

2. 随症加减　若面白，眩晕甚，加玄参、何首乌、枸杞子养血润肠；若手足心热，午后潮热者，可加知母、胡黄连等以清虚热；若阴血已复，便仍干燥，可用五仁丸润滑肠道。

3. 现代应用　现代常用于肠易激综合征、慢性肠炎、功能性便秘、老年性便秘、腹部术后便秘等属于肠燥气滞者。

老人便秘方

【出处】赵恩俭验方（《首批国家级名老中医效验秘方精选》）

【组成】黄芪30g　银花20g　威灵仙10～20g　白芍20g　麻仁20g　肉苁蓉20g　厚朴3～10g　当归20g　酒大黄3～10g

【用法】 水煎服，1 日 1 剂，酒大黄不后下，此方可连服，待大便调顺再停药。

【功用】 益气养液，润肠导滞。

【主治】 老年虚证便秘。症见病人年老体虚，大便秘结，日久难愈，大便数日一行，量少而干，舌红苔少，脉细数。

【方解】 老人便秘与一般习惯性便秘不同，因年事既高，阴虚血燥、气虚不运，肠道失润，传导失职而致便秘；舌红苔少，脉细数为阴虚血燥之象。此方以黄芪之补气，归芍之养血，麻仁、肉苁蓉之润燥以治本，以其本虚也，且皆于通便有利；厚朴行气，酒大黄缓降，不后下免其致泻伤中等弊，方从"青麟丸"等方化裁而来；威灵仙通气利脏腑以治标，佐以银花清脏腑之热而不伤正。若大便数日不下，燥热明显，可加玄明粉 3 ~ 5g 冲服，得便下即止，不可过量。威灵仙"宣通五脏，去腹内冷滞，心腹痰水"，故胸腹不利，痰水气滞，脏腑不通之证皆有良效。

【临床应用】

1. 运用要点 本方主要用于治疗老年虚证便秘。临证以秘结，日久难愈，气短懒言，舌红苔少，脉细数为辨证要点。

2. 随症加减 大便连日得畅，可减酒大黄；便燥严重加玄明粉 3 ~ 5g 冲入；气虚重加党参 20g；腹胀重加木香 10g；腰腿酸软加杜仲 10g、牛膝 10 ~ 15g。

3. 现代应用 临床主要常用于老年人便秘，亦可用于习惯性便秘等表现为大肠津亏燥热之患者。

4. 应用经验 赵恩俭名老中医常用该方治疗老年人便秘，取得较好的效果。[张丰强，郑英主编. 首批国家级名老中医效验秘方精选. 国际文化出版社，北京，1996]

施氏通便方

【出处】 施汉章验方（《首批国家级名老中医效验秘方精选》）

【组成】 白术 30 ~ 50g 火麻仁 10g 杏仁 10g 决明子 10g 番泻叶 3g

【用法】 每日 1 剂，水煎 2 次分服。

【功用】 健脾润肠通便。

【主治】习惯性便秘。症见大便秘结，腹胀不适，口干口苦，舌红苔微黄，脉数者。

【方解】便秘一症，临床多见，其原因多种多样，病机亦错综复杂。古有风秘，冷秘，气秘，热秘，虚秘等症。治疗当审证求因才能收到疗效。施汉章老中医认为此病主要原因为脾阳不足，脾虚不能为胃行其津液，胃失和降，糟粕传导失常，于是久停肠内而成此症。浊阴不降，清阳不升，食少纳呆，腹胀不休。脾为阴土，宜健宜升；胃为阳土，宜通宜降，故用白术健脾益气而滋润为主药，因肺与大肠相表里，故用质润决明子、火麻仁为君通腑润肠；肺与大肠相表里，故臣以杏仁开肺润通；佐以小剂量番泻叶通下，推动糟粕向下运行。如此脾气振奋，津液输布正常，健运通下，则便秘自愈。

【临床应用】

1. 运用要点 本方常用于治疗大便燥热的习惯性便秘。临证以大便秘结，口干口苦，舌红苔微黄，脉数为辨证要点。

2. 随症加减 口燥咽干明显者，加玄参、生地、麦冬；饮食减少者，加麦芽、谷芽；腹痛者，加桃仁、槟榔。

3. 现代应用 临床主要常用于习惯性便秘、老年人便秘等表现为脾阳不足之患者。

4. 应用经验 施汉章名老中医常用该方治疗习惯性便秘、老年人便秘，均取得较好的效果。[张丰强，郑英主编. 首批国家级名老中医效验秘方精选. 北京：国际文化出版社，1996]

调脾通结汤

【出处】岑鹤龄验方（《首批国家级名老中医效验秘方精选》）

【组成】白术30g　苍术30g　枳壳10g　肉苁蓉20g

【用法】用适量清水先将药物浸泡30分钟，每剂煎2次，每次慢火煎1小时左右，将2次煎出的药液混合，每日1剂，1次温服。

【功用】调中润肠通便。

【主治】适用于各种虚证便秘，如习惯性便秘，全身虚弱致排便动力减弱引起的便秘等。

【方解】本方为治疗虚证引起便秘之经验方。虚而无力，大肠传导无力而致便秘。此方用大剂量之苍、白术为君，健脾补脾，敷布津液；臣以苁蓉养血润肠；佐以枳壳调畅气机，以助大肠推动之力，故可用于各种虚秘。现代有人根据《伤寒论》174 条"伤寒八九日，风湿相搏，身体疼烦，不能自转侧，不呕不渴气脉浮虚而涩者，桂枝附子汤主之。若其人大便硬，小便自利者，去桂枝加白术汤主之"，以大剂量白术（可用至60g）治疗各种便秘，均有良好的通便作用，能使干燥坚硬之大便变润变软，容易排出，并不引起腹泻。

【临床应用】

1. 运用要点 本方适用于各种虚证便秘，如习惯性便秘，全身虚弱致排便动力减弱引起的便秘等。

2. 随症加减 便秘较甚者，加大黄、芒硝；气血不足者，加黄芪、当归。

3. 现代应用 临床主要常用于习惯性便秘、老年人便秘等表现为脾虚不能运化之患者。

4. 应用经验 岑鹤龄名老中医常用该方治疗习惯性便秘、老年人便秘等，均取得较好的效果。[张丰强，郑英主编. 首批国家级名老中医效验秘方精选. 北京：国际文化出版社，1996]

养血润肠煎

【出处】 王正公验方（《首批国家级名老中医效验秘方精选》）

【组成】 生首乌（用鲜者更好）15g　生当归9g　生赤芍9g　火麻仁15g

【用法】 煎服，每日 1 剂，小火水煎分 2 次服，此方药性和平，服后并不立即起下泻作用，一般服药二三天后，大便开始从颗粒状变为条状，须连续服用，待便秘症状基本解除后才能停药。

【功用】 养血润肠，增液通便。

【主治】 血虚肠燥之便秘。症见大便三四天甚至七八天一行，粪便干硬呈粒状，面色多苍白或潮红，或有眩晕，心悸，口干，烦热不寐，脉多细数或细软，色质多红而少津。或舌质淡而津干。

【方解】 本方为治疗血虚肠燥便秘之经验方。血虚肠燥，大肠失润，传导功能受损，故见便秘，症见大便三四天甚至七八天一行，粪便干硬呈粒状；血虚肌肤失养，故面色多苍白，阴虚火旺，故亦可见面色潮红；血虚清窍失养，故眩晕，心悸；口干，烦热不寐，脉多细数或细软，色质多红而少津，或舌质淡而津干为血虚肠燥之象。

方中生首乌味甘，性微温，能补肝肾而益精血，润肠通便，为君药。当归性味甘温，是养血补血的要药，《本草备要》谓之"润燥滑肠"，与首乌合用，养血润肠之力倍增，为臣药。生赤芍味苦性凉，有清热凉血之功效，能下气泻肝，通顺血脉，与首乌、当归配伍即有养血补血，又有下气活血的作用，火麻仁润肠通便以治标，二药为佐药。本方用药虽少，但配伍精当，针对血虚津枯肠燥的病机侧重养血润燥滑肠，辅以下气活血通脉，针对血虚枯肠燥的病机侧重养血润燥滑肠，辅以下气活血通脉，所以能图徐徐缓下之功，治本而见长效。

【临床应用】

1. 运用要点 本方主要用于治疗血虚肠燥之便秘。临证以粪便干硬呈粒状，口干，烦热不寐，舌红而少津，脉细数为辨证要点。

2. 随症加减 产后或手术后，症见面色萎黄或苍白，头晕目眩，乏力等血虚证候较显著者可加入生地黄、白芍、红枣，待大便成条后再加入党参、黄芪益气生血；如见气虚者可加党参、黄精；热病后津液耗伤而见舌红津少，口干唇燥，脉细弦或细数者，可选加石斛、生地、玄参、麦冬、天花粉、瓜蒌仁等益胃生津之品；如肝阴虚阳偏亢者，可选加桑椹子、生地黄、女贞子、滁菊等；如见咳嗽，咽干，低热，面红火升，脉细数，舌红等肺虚者加入南北沙参、天麦冬、瓜蒌仁、杏仁等；如见脘腹痞胀、纳呆消化不良者加入陈皮、佛手、鸡内金、麦芽，如见嗳气上逆者加旋覆花、代赭石；如见心悸，不寐等心阴虚者加入柏子仁、淮小麦、枣仁、玉竹等；老年人如兼见阳气衰者加入肉苁蓉12g。

3. 现代应用 临床主要常用于产后、术后便秘、习惯性便秘、老年人便秘等表现为血虚津枯肠燥之患者。

4. 应用经验 王正公名老中医常用该方治疗产后及术后便秘、习惯性便秘、老年人便秘等，均取得较好的效果。[张丰强，郑英主编．首批国家级名老中医效验秘方精选．北京：国际文化出版社，1996]

方剂索引

推荐图书

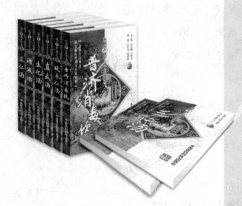

❀《难病奇方系列丛书第四辑》(31本)

诠释经典方剂，
探究临床应用与作用机制。

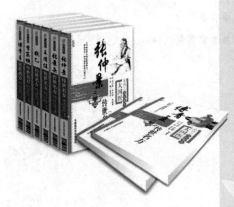

❀ 国医传世名方系列（10本）

全面公开大国医首创妙方，
带给读者一场方剂学的豪门盛宴。

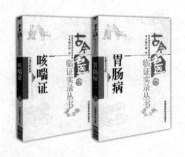

❀《古今名医临证实录丛书》(22本)

集古今医家经验之大成，开卷有益。
展各家专病诊治之绝学。醍醐灌顶。